ÜBER DIE

# EMBOLIE

DER

# ARTERIA CENTRALIS RETINAE.

---

Von

**Dr. med. R. FISCHER,**

AUGENARZT IN LEIPZIG.

LEIPZIG,

VERLAG VON VEIT & COMP.

1891.

Druck von Metzger & Wittig in Leipzig.

# Vorwort.

Ueber blande Embolie der Arteria centralis retinae enthält die Literatur seit der ersten Veröffentlichung Albrecht von Gräfe's aus dem Jahre 1859 eine grosse Zahl casuistischer Mittheilungen. Wenn ich gleichwohl einen weiteren Beitrag hierzu liefere, so thue ich es deshalb, weil der von mir beobachtete Fall in mehr als einer Beziehung lehrreich erscheint. Nicht nur der erfreuliche Erfolg der Behandlung und die Art der Vorgänge, welche zur Wiederherstellung der Netzhautcirculation führten, auch so manche andere Angabe der Krankengeschichte verdient, denke ich, volle Beachtung; ich nenne z. B. den Anfangs vorhandenen temporalen Gesichtsfeldrest, dann das zurückbleibende centrale Scotom und die Ringform desselben, weiterhin das Verhalten des Farbensinnes und das Ergebniss der entoptischen Versuche, auch die Quelle des Embolus.

Um mir die einzelnen Symptome meines Falles, das Wesen derselben, ihre Entstehungsweise und ihre gegenseitigen Beziehungen völlig klar zu machen, sah ich mich genöthigt, die sonst gesammelten Erfahrungen über die Embolie der Centralarterie eingehend zu studiren, und dabei entstand die vorliegende Abhandlung. Ueberdies schien mir eine umfassende Untersuchung und Darstellung des Gegenstandes um so mehr am Platze zu sein, als immer wieder von verschiedenen Seiten, so zuletzt 1884 von Hirschberg, 1885 von Schnabel und Sachs darauf hingewiesen worden ist, dass das klinische Bild der Erkrankung noch in vielen der wichtigsten Punkte der Erläuterung und Ergänzung bedürfe. Den Hauptzweck habe ich jedoch nicht ganz erreicht; denn an nicht wenigen Stellen bleibt der Zusammenhang der Erscheinungen unsicher oder dunkel. Andererseits brachte mir die Arbeit manches, was für die Ophthalmologie wie für die Physiologie und allgemeine Pathologie von Interesse und der Publication werth sein dürfte.

Leipzig, im September 1890.

Der Verfasser.

# Inhalt.

# I. Krankengeschichte der Frau B.

Aufnahmebefund. Am 18. Februar 1889 kam Frau B. wegen einer plötzlich entstandenen Erblindung des rechten Auges zu mir. Vor zwei Stunden, während sie sitzend und dabei ein wenig vornüber gebeugt, mit leichter Arbeit beschäftigt war, hatte sie mit einem Mal bemerkt, dass mit dem rechten Auge etwas vor sich ging. Sie schloss sofort das linke, und es stellte sich heraus, dass sie mit dem rechten nicht mehr sehen konnte; es war „ganz schwarz" vor dem rechten Auge. Wie sie jedoch später fand, hatte sie nach rechts hin noch etwas Lichtschein; ob derselbe von Anfang an erhalten war, weiss sie nicht bestimmt. Der Zustand blieb dann unverändert. Nur stellten sich zuweilen vor dem rechten Auge rasch wechselnde Lichterscheinungen ein; sie sah hier und da farbige Punkte und bunte Fädchen auftauchen und bald wieder verschwinden. Ausserdem klagte sie über ein Gefühl von Spannung in den Augenlidern, „als ob diese nicht recht zureichten."

Bei der Untersuchung erwies sich das linke Auge in allen Beziehungen als gesund und zeigte bei Emmetropie volle Sehschärfe.

Rechts ist vom Gesichtsfeld nur noch eine kleine Stelle, welche nach aussen vom Fixirpunkte liegt, vorhanden; hier wird Hell und Dunkel unterschieden und auf ein Fuss Entfernung die Bewegung der Hand, wenn auch nicht sicher, wahrgenommen. Im Uebrigen erscheint der Kranken das Gesichtsfeld gleichmässig schwarz. Reflexempfindlichkeit ist nachweisbar, aber äusserst schwach. Die Pupillen sind auf beiden Seiten gleich weit und gleich beweglich. Spannung des Augapfels wie links. Ueberhaupt ist äusserlich nichts Pathologisches zu entdecken. Die Bewegungen des Auges erfolgen ebenso frei und ausgiebig wie links, ohne Beschwerden und man kann, wie sich weiterhin zeigte, den Augapfel wie unter normalen Verhältnissen in die Augenhöhle hineindrücken, ohne Schmerzen hervorzurufen.

Die Augenspiegeluntersuchung ergiebt vollkommen klare Medien und emmetropische Einstellung. Der Hintergrund, im aufrechten Bild mit dem Coccius'schen Planspiegel untersucht, erscheint in der Peripherie ebenso gefärbt und fein gekörnt wie links. Am hinteren Pol dagegen ist das Roth des Augengrundes in weiter Ausdehnung durch einen grauen Nebel, durch eine leicht wolkige Trübung der Netzhaut verschleiert. Diese Trübung ist in einem ringförmig den gelben Fleck umfassenden Gebiet am dichtesten und nimmt hier mehr ein weissliches Aussehen an; doch schimmert auch hier das normale Roth noch durch. Nach dem Mittelpunkt des Ringes hin verliert sie rasch an Dichtigkeit und lässt eine nicht scharf begrenzte, kreisrunde, rothleuchtende Stelle von etwa einem halben Papillendurchmesser Breite frei. Im Centrum dieser ungetrübten Partie ist ein kleiner gelblichweisser, schwachglänzender Fleck, der Reflex der Netzhautgrube, sichtbar. Nach der Peripherie hin nimmt die Trübung in allen Richtungen gleichmässig und ganz allmählich ab. Nur am Sehnerveneintritt erfährt sie noch einmal eine Unterbrechung; sie wird in der unmittelbaren Nachbarschaft der Papille rings um diese herum sehr gering und schwebt dort nur wie ein zarter Hauch über dem Roth des Augengrundes. Die Sehnervenscheibe selbst sieht blass und gelblichweiss, dabei matt und trübe aus. Der Rand der Papille tritt nach aussen hin, wo er durch einen schmalen schwarzen Pigmentsaum scharf gekennzeichnet ist, deutlich hervor, ist aber sonst, namentlich da, wo ihn die grossen Gefässe überschreiten, leicht verschleiert. Die Blutgefässe sind in der Netzhaut langgestreckt, spärlich verzweigt, äusserst dünn und haben nirgends eine Andeutung eines helleren Streifens längs ihrer Mitte. Sie enthalten eine zusammenhängende, schmale, dunkelrothe Blutsäule, bis auf zwei Venen oberhalb der Papille. In diesen kommen dicht hintereinander mehrfache kurze, scharf abgesetzte Unterbrechungen des Blutfadens vor, der sich dem zu Folge anscheinend aus rothen und farblosen Cylinderchen zusammensetzt. Von der Netzhauttrübung werden die Gefässe, an denen überhaupt eine Füllung bemerkbar ist, fast nur in der Nähe des gelben Fleckes und auch da nirgends vollständig verhüllt. Die grossen Venen scheinen sich durch eine noch dunklere Farbe und vielleicht etwas grössere Breite von den Arterien zu unterscheiden. Nach der Peripherie hin nehmen sie ebenso wie die Arterien sehr langsam an Durchmesser ab, so dass die Gefässe noch verhältnissmässig weithin sichtbar bleiben.

Ein höchst auffallendes Bild liefern die Gefässe auf der Sehnervenscheibe. Die Gefässpforte ist durch eine dichte weisse Wolke verdeckt; von dieser ausgehend stellen der ganze obere und untere arterielle Hauptast und ebenso das Anfangsstück ihrer ersten Zweige, d. h. der Art. temporalis und nasalis sup., sowie der Art. temp. und nas. inf., schneeweisse Stränge dar, deren Breite mehr beträgt als dem Durchmesser einer normalen Blutsäule in diesen Gefässen entsprechen würde. Die Begrenzung der weissen Stränge ist etwas verschwommen. Auch die vier peripheren Enden, welche bis auf eins (Nasal. sup.) gerade noch über den Papillenrand hinaus in die Netzhaut reichen, sind nicht scharf abgeschnitten. Unmittelbar an dieselben schliessen sich die dünnen rothen Blutfäden an. Die Stränge sehen blendend weiss aus; hier und da finden sich jedoch mitten in dem Weiss kleine graue oder graublaue Fleckchen, besonders deutlich am unteren Hauptast. Noch zwei andere Gefässe auf der Papille, von denen das eine nach einwärts, das andere nach unten aussen verläuft, zeigen sich in ähnlicher Weise verändert, jedoch mit dem Unterschied, dass sich hier von der Peripherie her der dünne Blutfaden ohne Unterbrechung und ohne Aenderung in Breite und Farbe durch den „weissen Strang“ hindurch fortsetzt, bis er kurz vor dem Porus opticus unter dem dichten Schleier daselbst verschwindet. Auch erscheinen diese weissen Bänder zu beiden Seiten der schmalen Blutsäule gleichmässig blendend weiss, ohne jene grauen Flecken.

Auf der Sehnervenscheibe treten ausserdem einige Venenstämme zu Tage und zwar sind sie hier noch etwas dünner als in der Retina. Man kann sie centralwärts nicht bis zur Gefässpforte verfolgen, da sie von den weissen Strängen bald verdeckt werden. Kleinere Gefässe sind auf der Papille nicht vorhanden.

Von einer Bewegung des Blutes in den Netzhautgefässen lässt sich kein Zeichen auffinden, insbesondere nicht an den beiden Venen mit den Unterbrechungen der Blutsäule. Fingerdruck auf den Augapfel bringt keinerlei sichtbare Veränderungen an den Gefässen, weder Verschmälerung noch Pulsation hervor; ebensowenig hat die Aufhebung des Druckes einen Einfluss. Nur wenn ich, erst zufällig, dann mit Absicht, den Finger unter gleichmässigem Druck langsam auf dem Bulbus hin- und herführte, verschoben sich öfters jene kleinen Blutcylinder ein wenig, bald vorwärts, bald rückwärts.

Endlich konnte ich mit Hülfe des Augenspiegels die Stelle der Netzhaut, welche einiges Sehvermögen bewahrt hatte, genau feststellen. Es war dies ein gerade die Sehnervenscheibe umschliessendes Gebiet, ein ununterbrochener Ring von höchstens $^1/_3$ PD Breite. Ich liess das Flammenbild auf dem Augenhintergrund wandern. Während es auf dem grössten Theil desselben nicht gesehen wurde, rief es immer eine zweifellose Lichtempfindung hervor, wenn es jene Stelle betrat; die Flamme selbst, d. h. ihre Form, wurde nicht erkannt, sondern nur ein verschwommener heller Fleck wahrgenommen. Die innere Grenze der lichtempfindlichen Zone fiel mit dem Sehnervenrand zusammen. Lag das Flammenbild auf der Papille, so wurde nichts von ihm bemerkt; das diffuse Licht, welches sich hierbei noch auf die Umgebung ausbreiten musste, schien nicht hinzureichen, um eine Empfindung auszulösen. Ueberschritt aber die Flamme den Papillenrand auch nur zum Theil, so wurde immer sofort bestimmt Lichtschein angegeben. Die äussere Grenze des Ringes war schwankend und nicht scharf, entfernte sich aber nirgends mehr als $^1/_3$ PD weit vom Sehnerven.

Nach diesem Befund handelte es sich um eine ganz acute einseitige Erblindung unter dem reinen Bilde einer vollständigen Aufhebung des retinalen Arterienstromes ohne Behinderung des Abflusses in der Centralvene, und deshalb lag der Gedanke an eine plötzliche Verstopfung der Hauptschlagader der Netzhaut am nächsten.

Behandlung und ihr Erfolg. Bei dem Druckversuch war mir aufgefallen, dass die kleinen Blutcylinder oberhalb der Papille zuweilen ihren Ort wechselten, wenn ich den Finger auf dem Augapfel hin und her bewegte. Diese Beobachtung veranlasste mich zu dem Versuch, durch Reiben des Auges auf den obturirenden Pfropf, den ich gerade an der Theilungsstelle der Art. centr. ret. vermuthete, einzuwirken, ihn zu lockern, zu verschieben und so vielleicht wieder eine Blutzufuhr zur Retina zu ermöglichen. Ich setzte beide Zeigefinger auf das geschlossene Auge auf und führte den einen unter gleichmässigem Druck in allen Richtungen hin und her, während der andere ihm entgegenwirkte und den Bulbus fixirte. Von Zeit zu Zeit sah ich mit dem Augenspiegel nach, ob etwa die Gefässe eine Aenderung erfahren hätten. Als ich zu dem Zweck einmal die Finger vom Auge wegnahm, rief die Kranke aus, nach unten hin sei es ganz hell geworden. Der Augenspiegel zeigte normale, wenn nicht übermässige Füllung des oberen Hauptastes der Centralarterie mit seinen Verzweigungen und ebenso der Venen der oberen Netzhauthälfte. Von dem weissen Strang, den die Arterie gebildet hatte, war keine Andeutung mehr vorhanden. Die arterielle Blutsäule begann etwa in der Mitte der Papille. Von da nach abwärts verhielten sich die Gefässe noch ganz so wie früher. Die Trübung der Netzhaut war in der oberen Hälfte nicht geringer als in der unteren. Aber mit dem Flammenbild war oben überall Lichtempfindung nachzuweisen.

Ich hatte Anfangs nicht auf Erfolg gerechnet; nunmehr durfte ich weiter hoffen. Um zu sehen, in welcher Weise sich die Umwandlung des Augenspiegelbildes vollzog, massirte ich von nun an den Bulbus nur mit einem Finger und betrachtete dabei andauernd den Augenhintergrund. Ich kam jedoch so nicht zum Ziel, da bei Anwendung eines stärkeren Druckes die Spiegeluntersuchung sehr erschwert, fast unmöglich wurde. Ich begann deshalb wieder in der Weise wie zuerst. Aber lange Zeit blieb alles beim Alten, auch als ich nun vorzugsweise die untere Hälfte des Augapfels bearbeitete. Endlich machte sich jedoch wieder ein bedeutender Fortschritt bemerklich. Die weissen Stränge waren vollständig verschwunden. Von der sichtbaren Theilungsstelle der Centralarterie aus trat jetzt der untere Hauptast gleichfalls als normal breite rothe Blutsäule hervor. Letztere ging ohne Unterbrechung, nur unter physiologischer Breitenabnahme, in den einen Zweig des Hauptastes, in die Art. nasal. inf. und in deren Verästelungen über, und in dem ganzen Verbreitungsgebiet dieser Arterie war das Sehvermögen bereits wieder erwacht. Von der Art. temp. inf. war nur ein kurzes Anfangsstück mit Blut angefüllt. Darauf folgte an Stelle des früher dort vorhandenen Blutfadens ein grauweisser Strang von einer Breite, wie sie bei normaler Füllung des Gefässes der Blutsäule zukommen würde; die äussere Begrenzung der ersten, Blut enthaltenden Strecke setzte sich geradlinig in die des grauen Stranges fort. Dieser hatte eine Länge von mehr als 1 PD und an ihn schloss sich wieder ein dünner Blutfaden an, der nur schwierig durch die dichte Netzhauttrübung am hintern Pol hindurch verfolgt werden konnte. Durch anhaltendes Reiben gelang es, den grauweissen Pfropf allmählich noch weiter zu treiben, bis er schliesslich gerade unterhalb des gelben Fleckes lag als langer, dünner, grauer Faden, leicht nach oben concav gekrümmt, durch die Netzhauttrübung verschleiert, von der Umgebung kaum, im umgekehrten Bild gar nicht zu unterscheiden. Weiter rückwärts war die Arterie gut gefüllt und ebenso erschienen einige andere Arterien, die ebenfalls aus der Temp. inf. durch Theilung hervorgegangen waren, ganz normal. Als ich jetzt den Netzhautgefässen von der Papille aus bis in ihre Verästelungen genau nachging, stiess ich auch in einem horizontalen Aste der Art. temp. sup. nahe oberhalb der Macul. lut. auf eine Unterbrechung, ähnlich der an der unteren Arterie beschriebenen; nur war hier der Pfropf viel kürzer, von der Trübung stärker verdeckt und hob sich noch weniger von der Umgebung ab. Alle übrigen kleineren Arterien, insbesondere in der Netzhautperipherie, schienen vollkommen durchgängig zu sein. Die beiden Gefässe, welche ursprünglich auf der Papille von breiten weissen Streifen begleitet waren, erwiesen sich jetzt als Venen, nämlich als Vena temp. inf. und Vena mediana. Die Netzhauttrübung hatte sich inzwischen bereits sichtlich verringert; nur in der Gegend der Macul. lut. war sie durchaus unverändert und der rothe Fleck daselbst sah genau so aus wie im Anfang.

Die Kranke hatte jetzt, beinahe drei Stunden nach der Erblindung, im grössten Theil des Gesichtsfeldes nicht bloss Lichtschein, sondern sie konnte auch schon die Gegenstände im Zimmer erkennen, nur sah sie alles „streifig“. Die Mitte des Gesichtsfeldes jedoch erschien ihr noch gleichmässig schwarz.

Das lange dauernde Massiren hatte zu keinerlei Beschwerden, nicht einmal zu Röthung des Auges geführt. Der Bulbus war aber fühlbar weicher als der linke geworden.

Weiterer Verlauf. Drei Stunden später war der Augenspiegelbefund nicht mehr ganz derselbe. Die Trübung am gelben Fleck hatte an Dichtigkeit zugenommen und verdeckte nach unten hin an einer kleinen Stelle das Roth des Augengrundes vollständig. Die beiden Pfröpfe waren nun ganz unsichtbar, die verstopften Arterien schienen sich allmählich in dem grauen Nebel zu verlieren. Im Uebrigen war die Netzhauttrübung noch weithin nach vorn zu bemerken, aber nur als ganz zarter Schleier. Die Papille sah im Vergleich zu der des linken Auges matt und blass aus. Die Gefässfüllung unterschied sich nicht von der in der linken Retina. Die Venen hatten eine auffallend dunkle Farbe.

Was die Netzhautfunction anlangt, so wurde bei der Augenspiegeluntersuchung das Flammenbild von der Kranken überall hell und scharf gesehen, ausser am hintern Pol. Dort brachte es in einem Bezirk, der nach Lage und Ausdehnung mit dem Gebiet der dichtesten Netzhauttrübung zusammenfiel, nicht einmal Lichtschein hervor. Diese blinde Stelle war in horizontaler Richtung ungefähr 2 PD breit, der senkrechte Durchmesser betrug etwas mehr. Ihr Mittelpunkt wurde annähernd von der Netzhautgrube gebildet, deren Reflex noch als ein matter gelblicher Fleck kenntlich war. Stellte ich das Flammenbild gerade auf diesen ein, so nahm die Patientin einen ganz schwach leuchtenden Punkt „mit bläulichem Schein“ wahr. Von der Wiederkehr eines minimalen Sehvermögens an diesem Ort wusste sie bisher noch nichts. Aber bald nach der letzten Untersuchung vor drei Stunden hatte gerade im Centrum des Gesichtsfeldes, inmitten des schwarzen Fleckes — wie sie sagte, an einer erbsengrossen Stelle — ein „Glitzern“ begonnen, das ihr den Eindruck macht, als ob sie auf ein Gewirr feinster Krystalle blickt oder durch eine gefrorene Fensterscheibe sieht. Diese Erscheinung bestand seitdem gleichmässig bei geschlossenem wie bei geöffnetem Auge fort, ohne dass durch das Glitzern hindurch etwas von den äusseren Gegenständen sichtbar geworden wäre. Jetzt, einmal darauf aufmerksam gemacht, sah die Kranke auf hell beleuchtetem weissem Papier, gerade da, wohin sie das Auge richtete, einen kleinen „dunkeln“ Fleck, wo eine Spur des Weiss durchschimmerte, während die Umgebung noch tief schwarz erschien. Ausserhalb des Scotoms hatte sich das Gesichtsfeld noch weiter aufgehellt, von einem streifigen Aussehen der Objecte war nicht mehr die Rede. Das Scotom selbst schien kleiner als vor drei Stunden zu sein. Seine äussere Grenze konnte die Kranke ohne weiteres auf weissem Papier aufzeichnen, und zwar umschrieb sie in 40 cm Entfernung eine senkrecht stehende Ellipse von 7.5 cm Breite (nahezu = $11^0$) und 9·5 cm Höhe ($13^1/_2{}^0$). Der Fixirpunkt lag mehr als 5 mm unterhalb der Mitte des senkrechten Scotomdurchmessers.

Ich nahm jetzt von neuem die Massage des Auges auf ganz kurze Zeit vor. Unmittelbar danach wurde das Glitzern viel geringer, dafür die objective Lichtempfindung an dieser Stelle heller. Und im Laufe der nächsten Stunden blieb auch das übrige Scotomgebiet nicht mehr ganz finster; beim Blick auf weisses Papier hatte Patientin da und dort einen hellen Schimmer „als ob etwas da wäre". Das Reiben des Auges schien die Spannung, welche vorher zu normaler Höhe zurückgekehrt war, wieder etwas herabgesetzt zu haben. Die Netzhautgefässe waren danach erweitert. Auf dem Circulus iridis minor entdeckte ich jetzt zwei feine Blutpunkte, den einen gerade nach oben von der Pupille, den andern nach unten. Nach einer später an demselben Tag wiederholten Massage kamen auf der Regenbogenhaut zwei weitere punktförmige Hämorrhagien, ebenfalls auf dem Circulus minor, die eine aussen, die andere innen oben, zum Vorschein.

Am nächsten Morgen, 19. Februar, hat die Sehnervenscheibe wieder die normale Röthung und Durchsichtigkeit. Die Netzhauttrübung ist überall völlig zurückgebildet bis auf die Gegend des gelben Fleckes, wo sie sich nicht vermindert hat und ein Gebiet von mehr als 2 PD Breite einnimmt; die Begrenzung ist nicht ganz scharf. Der rothe Fleck in der Mitte der Trübung hebt sich weniger leuchtend als im Anfang ab. Der Foveareflex dagegen hat jetzt einen deutlichen Glanz. Die Gefässe sind so breit wie links, die Venen nicht mehr ungewöhnlich dunkel. Die kleinen Zweige, welche von der Papille zur Macul. lut. hinziehen, werden nach kurzem Verlauf in der Netzhaut von der Trübung mehr und mehr ververschleiert. Die beiden verstopften Arterien scheinen als feine rothe Fäden durch die Trübung ununterbrochen hindurch zu ziehen, doch sind sie nicht sicher zu verfolgen.

Das Sehvermögen der Peripherie ist anscheinend so gut wie links. Im Centrum hat das Glitzern ganz aufgehört. Das Flammenbild sieht die Patientin dort ziemlich scharf in seiner Form; von einer Blaufärbung erwähnt sie nichts. Im Scotomgebiet wird die Flamme gerade unterhalb der Netzhautgrube gar nicht, sonst aber überall als diffuser Lichtschein wahrgenommen; das weisse Papier schimmert sicher etwas durch. Die Farbenempfindung prüfte ich mit den WOLFFBERG'schen Tuchscheiben von 15 mm Durchmesser, in etwa 40 cm Entfernung. Es wird central Blau erkannt, ebenso Roth, dies hat jedoch mehr einen gelblichen Ton; Gelb erscheint rein weiss, Weiss bläulichweiss, Grün ganz dunkel, fast schwarz, ohne Beimischung von Grün, letzteres wird jedoch bei hellerer Beleuchtung angeblich ebenfalls empfunden. Jenseits des Scotomes haben sie alle den richtigen Ton und behalten ihn nach der Peripherie hin ungefähr normal weit bei; gröbere Unregelmässigkeiten der Farben- und Aussengrenzen sind nicht bemerkbar.

Am Abend tritt der Foveareflex hell glänzend und scharf in Halbmondform hervor. Das centrale Gebiet, in welchem die Form der Augenspiegelflamme unterschieden wird, scheint sich etwas ausgedehnt zu haben. Da, wo sie nur einem verschwommenen hellen Fleck gleicht, hat sie jetzt einen auffallenden bläulichen Schein.

20. Februar. Seit dem Erwachen sieht Frau B. im Scotom rings um die helle Mitte herum andauernd einen Ring von Farben. Letztere sind nicht regelmässig angeordnet, sondern es scheinen kleine Felder von verschiedener Farbe und Ausdehnung wirr durcheinander zu liegen, vielleicht auch fortwährend zu wechseln und hie und da in einander zu verschwimmen. Eine genauere Beschreibung vermag die Kranke nicht zu geben. Den Farbenring vergleicht sie der Grösse und Form nach mit einer querovalen Etikette auf einem daliegenden Brillenfutteral, welche 3 cm breit und 2 cm hoch ist. Die Uebereinstimmung gilt für etwa 40 cm Entfernung; bei grösserer Annäherung, um etwa 10 cm, oder weiterer Entfernung macht die Patientin zu ihrer eigenen Ueberraschung mit Bestimmtheit die Beobachtung, dass die Farbenfigur dann kleiner und grösser wird als die Etikette. Im Centrum erkennt sie die Farben (Wolffberg 15 mm Durchmesser) richtig, auch Grün; eine Verwechselung von Grün und Blau begeht sie niemals, auch später nicht, selbst bei Prüfung mit weniger reinen Pigmenten. Weiss erscheint bläulichweiss, Gelb rein weiss. Die einzelnen lateinischen Buchstaben von Snellen D = 2 werden in 30 cm fast sämmtlich entziffert. Die Netzhauttrübung hat entschieden abgenommen. Die beiden verstopften Arterien sind als ununterbrochene rothe Streifen durch die Trübung hindurch sichtbar. — Massage des Auges. Bald nach Beendigung derselben verschwindet der Farbenring. Dagegen breitet sich die hellere objective Lichtempfindung in der Mitte allmählich weiter aus.

Nachmittag zeichnet die Patientin das Scotom wieder auf. In 40 cm Abstand ist die äussere Begrenzung dieselbe geblieben wie am 18. Februar. Die innere Grenze, die sie nunmehr auch deutlich wahrnimmt, bildet ebenfalls eine Ellipse, aber der grösste Durchmesser ist horizontal gerichtet, er misst etwa 3 cm, die Höhe nicht ganz 2 cm. Der Fixirpunkt liegt etwas oberhalb der Mitte dieser Figur. Patientin liest jetzt Snellen D = 1·5 Text langsam in 25 cm. Ueber die Farben wird genauer ausgesagt, dass nicht die ganze 15 mm-Scheibe, sondern nur eine kleine

Stelle gerade da, wohin das Auge sieht, ganz so gefärbt erscheint, wie auf dem andern Auge, während im übrigen Theil der Scheibe die schon am 19. Februar constatirten Veränderungen zu Tage treten. Im Ringscotom selbst verlieren die Probeobjecte ihre Farbe, die Flamme sieht dort bläulich aus.

21. Februar. Netzhaut am gelben Fleck weniger grauweiss, aber noch matt und undurchsichtig. Foveareflex schön hellglänzend. Das Flammenbild wird central auf einer grösseren Fläche, dem gestern gezeichneten freien Gebiet etwa entsprechend, in scharfer Form und unverfärbt gesehen. Sowie die Flamme die getrübte Netzhautpartie betritt, nimmt sie einen bläulichen Schein an; ihre Form verliert sie nur in einer schmalen mittleren Zone des Ringes, unten jedoch an einer breiteren Stelle. Ueber das Sehvermögen im Scotom, wenigstens in der Nähe seines inneren Randes giebt die Aussage der Kranken einigen Aufschluss, dass ihr in fast 2 m Entfernung auf dem Zifferblatt der Wanduhr die Zahlen III bis mit IX deutlich sind, wenn sie den Blick auf den Mittelpunkt richtet, während die oberen Zahlen von X bis II ganz fehlen. Der Fusspunkt der nahezu 3 cm hohen Zahlen steht auf einem Kreis von 13 cm Durchmesser, die meisten Zahlen liegen also vollständig im Scotomgebiet. Von Druckschrift wird Snellen D = 1·0 in 25 cm gelesen. Beim Sehen mit beiden Augen stört das Scotom wenig, Patientin hat nur das Gefühl, als ob das rechte Auge nicht ganz geöffnet wäre.

22. Februar. Snellen D = 0·8 mühsam. Sonst alles wie bisher. Abends ist jedoch eine wesentliche Veränderung festzustellen. Der Foveareflex bildet einen geschlossenen Ring von ausgezeichnetem Glanz. Der rothe Fleck, in welchem der Reflex liegt, war schon in den letzten Tagen weniger hell leuchtend roth als im Anfang hervorgetreten; jetzt ist auch er bis an den Reflex heran grau getrübt, doch nur so, dass das Roth überall noch durchscheint. Diese graue Verfärbung macht sich schon dadurch bemerklich, dass ich beim Aufsuchen der Fovea innerhalb der Netzhauttrübung jetzt zuweilen an der Fovea vorbeigehe, also wirklich suchen muss, während ich sie vorher immer sofort traf. Sie ist aber auch mit einer auffallenden Functionsstörung verbunden. Wenn ich gerade die Mitte des Flammenbildes auf den Foveareflex bringe, so erscheint nur diese Mitte hell und in natürlicher Farbe, die Spitze und die Basis dagegen, welche in die Trübung hineinreichen, bläulich, wie die ganze Flamme im übrigen Scotomgebiet. Ebenso ist es, wenn Patientin die Mitte der zum Ophthalmoskopiren benutzten Flamme direct fixirt; blickt sie dagegen nach einer weit entfernten Flamme, so hat dieselbe im Ganzen eine bläuliche Färbung, aber bei Annäherung verliert sich allmählich das Blau des fixirten Punktes. — Der übrige Augenspiegelbefund ist unver-

ändert. Unmittelbar nach der Massage sind die Gefässe wie gewöhnlich etwas dilatirt, die Papille mehr geröthet als vorher.

23. Februar. Die graue Trübung des rothen Fleckes hat zugenommen, nur oben schimmert noch eine Spur Roth durch. Der Foveareflex ist unverändert scharf, hellglänzend, ringförmig. Liegt das Flammenbild gerade auf der Netzhautgrube, so erscheint die Mitte wiederum hell und in natürlicher Farbe, die Basis matter und weniger deutlich, dabei bläulich, die Spitze ganz undeutlich, verschwommen, bläulich. Entfernte Flamme gleichmässig blau. Snellen 0·8 wird in 25 cm langsam gelesen, Snellen D = 6 in 3 m. Scotomgrenzen subjectiv aussen wie bisher, innen weniger sicher. Gerade Linien erscheinen im Centrum und im Scotom, soviel sie sichtbar sind, in allen Richtungen wirklich gerade, Parallelen durchweg parallel, die Buchstaben nicht verzerrt, die Objecte weder vergrössert, noch verkleinert. Auch durch spätere, speciell darauf gerichtete Untersuchungen konnte Metamorphopsie immer ausgeschlossen werden.

24. Februar. Sehvermögen wie am 23. Februar. Foveareflex weniger hell glänzend. Sehnervenscheibe bereits früh etwas mehr als normal geröthet. Abends Röthung deutlicher, dabei der nasale Rand weniger scharf.

Ich hatte bisher das Reiben des Auges täglich zweimal vorgenommen, von nun an unterliess ich es.

25. Februar. Beim Blick auf weisses Papier erscheint der Scotomring angeblich heller als bisher und der Unterschied zwischen ihm und dem Centrum fast verschwindend, nur eine winzige Stelle genau in der Mitte soll noch viel heller sein. Von einer bestimmten inneren Grenze des positiven Scotomes ist nicht mehr die Rede, während sich der periphere Rand noch scharf abhebt. In 3 m einzelnes von Snellen 5.

Die Röthung der Papille und die Undeutlichkeit ihrer nasalen Grenze sind noch vorhanden. In der Gegend des gelben Fleckes ist das Grau wesentlich zurückgetreten, dafür hat die Trübung ein röthlich-bräunliches Aussehen und die Netzhaut ist immer noch matt und undurchsichtig. Foveareflex verwaschen, undeutlich.

26. Februar. Papille weniger roth. Sonst Hintergrund kaum verändert. In 4·5 m Snellen 6 gut, in 25 cm Snellen 0·8. Am Zifferblatt ist jetzt auch die X vollständig klar.

28. Februar. Abgesehen von einer kleinen centralen Stelle, wo die Farben richtig empfunden werden (nur für Grün ist dies manchmal, namentlich bei ungünstiger Beleuchtung, fraglich), erscheinen im Scotom Grün = Grau, Roth = Bräunlich, Blau = Weisslichblau, Weiss mit einem „Rosaschein“ oder mit „Violett“, Gelb = Weiss. Netzhaut nirgends mehr grau

getrübt. Umgebung der Fovea aber noch auffallend dunkel. Das Flammenbild wird dort nicht mehr bläulich, nur etwas dunkler.

2. März. Der ganz helle Fleck in dem freien Scotomcentrum hat sich vergrössert, er ist für etwa 75 Schritt Entfernung so gross, dass gerade ein ganzes menschliches Gesicht mit einem Male zu überblicken ist, während am 26. Februar nicht viel mehr als ein Auge wahrgenommen wurde. Die Röthung der Papille ist verschwunden, die innere Grenze wieder ganz deutlich. Macula sehr dunkel. Fovearefiex fehlt.

4. März. Am Zifferblatt ist die II ebenfalls sichtbar, doch weniger scharf als die III bis X. Die Grenze des centralen Gebietes, in welchem Blau (2 mm Durchmesser, in 40 cm Abstand) den richtigen Ton behält, fällt nahezu mit der am 20. Februar gezeichneten, jetzt verwischten inneren Scotomgrenze zusammen. Für die übrigen Farben ist der normale Bezirk höchstens „stecknadelkopfgross“. An der peripheren Scotomgrenze verändern alle Farben ungefähr gleichzeitig ihr Aussehen, nur oben schwanken die Angaben häufiger und stärker. Nahe oberhalb des Fixirpunktes liegt ferner ein querovales Gebiet, in welchem sämmtliche Pigmente farblos werden, aber noch durch wechselnde Helligkeit von dem schwarzen Sammt zu unterscheiden sind.

6. März. Die Gegend des gelben Fleckes wird klarer und heller. Fovearefiex sichtbar, aber unregelmässig zackig und nicht so glänzend wie früher.

10. März. Der Hintergrund anscheinend durchaus normal. Die Gegend der Macul. lut. ist dunkel bräunlichroth, kaum dunkler als links. Der Fovearefiex stellt einen mattgelblichen verwaschenen Fleck dar. Die kleinen Arterien am oberen und unteren Rand des gelben Fleckes, die in der ersten Zeit nachweislich durch Ueberreste des Pfropfes verstopft waren, zeigen nirgends eine Unterbrechung oder eine Einkerbung oder Verjüngung der rothen Blutsäule. Die Farbe der Papille wie links. In 6 m wird Snellen 6 gelesen, weniger gut als links. Jäger Nr. 1 langsam in 20 cm. Das Scotom wird auf hellem Grund wie bisher als dunkler Fleck mit hellem Centrum wahrgenommen, immer noch so, als ob ein Schatten auf den Grund fiele. Bei schwächerer Beleuchtung wird er unsichtbar. Auch auf farbigen Flächen tritt der Fleck hervor, als Schatten, aber zugleich unter Veränderung des Farbentones. Die Gesichtsfeldaufnahme mittelst der Wolffberg'schen Proben von 15 mm Durchmesser ergiebt fast genau dieselben Aussen- und Farbengrenzen wie links. Nur unten scheint die Rothgrenze etwas hereingerückt zu sein, vielleicht auch die Grüngrenze. Gerade an dieser Stelle war nun eine nähere Vergleichung der beiden Gesichtsfelder möglich. Ich brachte die Sehprobe in der Medianebene, gleichweit von beiden Augen entfernt, an die unteren Aussen- und Farben-

grenzen und verdeckte unter andauernder Controle der unveränderten Sehaxenlage abwechselnd das eine und das andere Auge. So konnte ich feststellen, dass rechts alle Grenzen nicht ganz so weit nach unten reichten als links, sie waren sämmtlich um mehrere Grad hereingerückt, am meisten für Roth (10°).

Ich machte nun den Versuch, der Kranken das Scotom entoptisch zur Anschauung zu bringen. Die PURKINJE'sche Aderfigur war ihr links bei Bewegung einer Flamme seitlich vor dem Auge sofort deutlich. Das gefässfreie Centrum erschien ein wenig heller als der übrige Grund, ohne einen wandernden Randschatten. Rechts trat die Figur ebenso leicht auf. Aber im Centrum waren in weiter Ausdehnung, wenigstens oberhalb des Fixirpunktes, keine Gefässschatten sichtbar, doch war auch nicht ein dem Scotom entsprechender dunkler Fleck, ein Schatten vorhanden. Die Mitte mit dem Fixirpunkt war hell, röthlich; ihn umschloss ein buntfarbiger Saum. Die Farben ordneten sich nicht etwa in concentrischen Kreisen, überhaupt nicht regelmässig an, wenn es sich auch einige Male zu wiederholen schien, dass der äussere Rand blau aussah. Die Angaben hierüber waren aber unsicher und schwankend. Die Farben selbst schienen auch zu wechseln, ebenso die Helligkeit der Mitte. Der farbige Fleck war ferner viel kleiner als das Scotom. Die Vergleichung mit den Gefässschattendurchmessern oder eine sonstige Messung führte zu keinem Ergebniss, die Kranke zeichnete aber nachträglich den Umriss der farbigen Figur als ein queres Oval von 3 cm Breite und 1·5 cm Höhe auf. Der gesetzmässig mit der Verschiebung der Lichtquelle verknüpfte Ortswechsel der Aderfigur wird stets richtig wahrgenommen. Der farbige Fleck nimmt aber nicht daran Theil, sondern bleibt immer da, wohin das Auge gerade sieht. Wenn sodann die Kranke eine feine Oeffnung vor dem Auge hin und her bewegte, während sie auf einen hellen Grund blickte, so wurden im linken Auge die Gefässe in der bekannten Weise sichtbar, rechts sah sie gar keine, dafür aber um den Fixirpunkt herum, an Stelle der Farben im ersten Versuch, concentrische Ringe, welche aus „gewundenen Ranken“ bestanden, ganz anders als die Gefässschlängelungen im linken Auge. Eine genauere Beschreibung oder eine Zeichnung davon zu liefern, war der Patientin nicht möglich. Sie wusste auch nicht zu sagen, wie sich ihr in beiden Versuchen der übrige Theil des Scotomgebietes darstellte, nur fehlten dort die Gefässschatten. Spätere Wiederholungen brachten keine weitere Aufklärung.

24. März. Die Aufnahme des Scotoms hat vollkommen das frühere Resultat. Es ist noch positiv, mit scharf begrenzter Peripherie und allmählichem Uebergang nach innen zu; es erscheint als eine dichte Regenwolke am grauen Himmel u. s. w. und verschwindet beim Bick ins

Dunkle. Sind beide Augen geöffnet, so macht es sich kaum noch störend bemerklich.

14. April. Die Sehnervenscheibe, insbesondere ihre äussere Hälfte ist nicht blass geworden, die Gefässe sind nicht verengt. An Stelle des Fovеareflexes ein verwaschener gelblicher Fleck. Farbe der Macul. lut. wie links. Sehvermögen wie bisher. Snellen 6 in 6m, mit cyl. — 60 | angeblich so gut wie links. In der Nähe beim Lesen macht sich der Unterschied in der Leistungsfähigkeit beider Augen mehr geltend. Jäger Nr. 1 wird rechts nur langsam, fast wortweise gelesen, links fliessend und in viel grösserem Abstand. Der geringere Werth des rechten Auges offenbart sich ferner darin, dass das linke Auge unter einem nicht zu überwindenden Prisma stets direct fixirt, während das rechte abweicht. Die Muskelverhältnisse, bei deren Untersuchung diese Beobachtung gemacht wurde, sind übrigens in allen Beziehungen normal. Das Scotom bedingt ganz die früheren subjectiven und objectiven Erscheinungen. — Die Blutungen auf der Regenbogenhaut, welche lange Zeit unverändert geblieben waren, sind jetzt noch sichtbar, nur stark verfärbt, und lassen sich von den natürlichen bräunlichen Pigmentflecken, wie sie auf der linken Iris vorhanden sind, nicht unterscheiden. Nur der Bluterguss, der gerade nach oben von der Pupille lag und viel früher als die übrigen das frische rothe scharfbegrenzte Aussehen verlor, ist spurlos verschwunden.

Allgemeinzustand. Ueber das Allgemeinbefinden der Frau B. ist folgendes nachzutragen. Sie ist 38 Jahre alt und war immer gesund und kräftig. Die Menstruation, die sie seit ihrem 18. Jahre hat, ist regelmässig, nur öfters mit Kopfschmerzen verbunden. Achtmal hat Patientin concipirt. Das erste Kind wurde ausgetragen, starb aber nach 4 Wochen; Todesursache unbekannt. Das zweite Mal Frühgeburt im 7. Monat. Das Kind lebte einige Minnten. Vor und bei der Geburt starker Blutverlust. 3. Normale rechtzeitige Geburt. Das Kind, jetzt 15 Jahre alt, ist angeblich gesund, nur häufig von Kopfschmerzen geplagt. 4. Frühgeburt im 7. Monat. Das Kind lebte wenige Minuten. 5. und 6. Abort im 5. und 2. Monat. 7. und 8. rechtzeitige Geburt. Die Kinder leben (10 und 7 Jahre alt), anscheinend gesund.

Seit fast zwei Jahren leidet Frau B. an Schwindelanfällen, welche allmählich an Häufigkeit und Stärke zugenommen haben. Die Anfälle beginnen ohne erkennbare Veranlassung mit Schwindelgefühl und Uebelkeit. Es wird ihr dabei schwarz vor den Augen oder es stellt sich lebhaftes Flimmern ein und sie sieht „Perlschnuren“ oder „farbige Punkte“. Sie muss sich anhalten, um nicht umzusinken, oder sich niedersetzen. Die Gedanken vergehen ihr und sie weiss eine kurze Zeit nichts von sich und ihrer Umgebung.

Hierauf können sich die Anfälle beschränken und sind dann rasch beendet. Häufiger aber treten noch heftige Kopfschmerzen, besonders im Hinterkopf hinzu, und es kommt weiterhin zu Erbrechen. Patientin muss dann längere Zeit, $^1/_2$ Stunde und mehr, ruhen; hinterher bleiben Kopfschmerzen, Uebelkeit und Mattigkeit für mehrere Stunden zurück. Im letzten Jahre hatte Patientin während der Anfälle öfters auch Doppelbilder.

Manchmal sind die Anfälle mit Hitzegefühl im Kopf verbunden, manchmal wurde das Gesicht blass. Meist wurde aber weder das eine, noch das andere bemerkt. Krämpfe sind nie vorgekommen.

Ausserhalb der Anfälle hat Patientin zuweilen Kopfschmerzen, auf der einen oder andern Seite, namentlich früh nach dem Aufstehen, angeblich ganz so wie ihre Mutter, die im Uebrigen wie der Vater gesund ist. Seit einiger Zeit ist sie ferner äusserst reizbar und schreckhaft geworden.

Vor einem Jahre soll eine kleine Stelle oberhalb des rechten inneren Augenwinkels spontan und auf Druck sehr empfindlich gewesen sein. Damals entleerte sich längere Zeit aus dem rechten Nasenloch Eiter und Blut, und beim Schneuzen schmerzte jene Stelle, auf welche Patientin dadurch zuerst aufmerksam wurde. Jetzt scheint der ganze obere Augenhöhlenrand, besonders nach einwärts von der Incisur. supraorbit., noch etwas druckempfindlich zu sein. In der Nasenhöhle nichts Pathologisches. Ebenso ist am übrigen Körper, abgesehen von zahlreichen Varicen an den Beinen, nichts Krankes nachzuweisen; namentlich hatten wiederholte Untersuchungen der Blutgefässe und des Herzens, letztere auch von Hrn. Dr. Weber vorgenommen, kein positives Ergebniss.

Harn ohne Sediment, ohne Eiweiss und Zucker. Oefters etwas Obstipation.

Ich verordnete innerlich Jodkali, für den Tag ungefähr 1,5. Seit Beginn dieser Medication ist nur ein einziger Anfall, wie es scheint, ein besonders schwerer wiedergekehrt, und zwar am frühen Morgen des 22. Februar, also am 4. Tag der Behandlung. Patientin fühlt sich jetzt im Ganzen wohler. Zur Zeit der Menstruation tritt noch ein spannendes Gefühl, ein Ziehen im Kopf, namentlich auf der rechten Seite auf, wie es vorher schon öfters der Fall war.

Die Krankengeschichte schliesst im Juni 1889 ab. Weder im Allgemeinbefinden, noch in Bezug auf das Auge war bis dahin eine weitere Aenderung zu constatiren. Im September starb Patientin im Anschluss an einen neuen Abort im zweiten Monat. Doch erhielt ich die Nachricht zu spät, um die Section vornehmen zu können.

## II. Ursachen der einseitigen Netzhautanämie.

Bei der ersten Untersuchung am 18. Februar hatte ich angenommen, dass die plötzliche einseitige Erblindung durch eine Verstopfung der Hauptschlagader der Netzhaut entstanden sei.

Das ganze Centralgefässsystem war äusserst blutarm, in zwei Venen die Blutsäule stellenweise unterbrochen und eine Bewegung des Blutes nirgends nachzuweisen. Zwar gerade da, wo die Strömung am leichtesten sichtbar gemacht werden kann, in der Nähe der Gefässpforte, entzogen sich die Blutsäulen fast sämmtlich der Beobachtung. Aber der negative Befund an den noch sichtbaren Gefässstrecken, deren Blutgehalt bei dem Druckversuch, besonders auch bei dem Aufhören des Druckes, nicht wechselte, zeigte schon deutlich den Stillstand des Stromes an. Beweisend erschien das Verhalten der vereinzelten Blutcylinder, an denen ich keine einer regelrechten Strömung entsprechende Verschiebung zu entdecken vermochte. Eine hochgradige Behinderung, wenn nicht Aufhebung der arteriellen Blutzufuhr war sonach zweifellos vorhanden.

Gefässcompression. Diese Kreislaufstörung konnte nun kaum durch einen krankhaften Vorgang verursacht sein, welcher die Lichtung der Centralarterie durch Druck von aussen her verengt. Abgesehen von Geschwülsten würden in dieser Weise Blutungen und entzündliche Ergüsse in der Umgebung der Arterie einwirken. Durch fulminante Neuritis geht das Sehvermögen sehr rasch, in wenigen Stunden oder Tagen verloren. In einem Fall v. Gräfe's hatte sich schon im Verlauf einer einzigen Stunde eine totale Amaurose ausgebildet. Ja selbst ganz plötzlich kann eine hochgradige Amblyopie (oder gar Amaurose?) bei verschiedenen Formen der Neuritis auftreten — auf welche Weise, ist freilich noch unaufgeklärt. Dass jedoch entzündliche Ergüsse jemals augenblicklich, ohne Vorboten, durch Netzhautischämie zu Erblindung führen, ist fast nicht denkbar. Es wird immer einiger Zeit bedürfen, bis sie zu einer solchen Höhe anwachsen, dass sie die Arterie ganz comprimiren und so die Function der Retina vernichten; sollten sich aber inzwischen der steigende Druck im Sehnerven oder andere begleitende Veränderungen nicht durch ein einziges Zeichen verrathen? Ich glaube deshalb in meinem Fall der plötzlichen Entstehung der Erblindung immerhin einigen Werth beilegen zu dürfen. Die Patientin hat mit einem Mal die Empfindung, dass mit dem rechten Auge etwas geschieht; sofort prüft sie dasselbe näher und findet es bereits erblindet. Obwohl sie eine nicht geringe Beobachtungsgabe besass, wäre es nicht ganz unmöglich, dass sich die Functionsstörung allmählich unbemerkt entwickelt hatte und dann erst zufällig entdeckt wurde, als irgend eine Sensation am Auge die Untersuchung desselben veranlasste. Allein wahrscheinlicher ist es doch, dass die Erblindung sogleich in voller Höhe einsetzte und dass demnach die Netzhautanämie nicht durch entzündliche Compression der Centralarterie, sondern auf anderem Wege zu Stande gekommen war.

Aber beides, entzündliche Ergüsse und Extravasate, musste ich vor allem deshalb ausschliessen, weil nicht allein die Arterien, sondern auch die Venen blutarm waren. Wie sollte die Centralvene, die in unmittelbarer Nachbarschaft der Arterie in einer gemeinsamen bindegewebigen Scheide mit ihr verläuft, die ferner dünnwandiger als die Arterie ist und einen niedrigeren Blutdruck besitzt — wie sollte sie einer Compression entgehen, durch welche die Arterie verschlossen wird? Es ist eher wahrscheinlich, dass sie noch stärker und früher als die Arterie unter dem Druck leidet. Ein Druck, der in beschränkter Richtung vorzugsweise auf die Arterie einwirkt, etwa eine umschriebene Blutung im Sehnervenstamm, kommt hier kaum in Betracht, da zur völligen Compression der Arterie schon relativ hohe Druckgrade, also ausgedehnte Ergüsse erforderlich sein werden. Ein gleichzeitiger plötzlicher Verschluss beider Gefässe würde aber eine Ueberfüllung der Venen zur Folge haben; denn die Arterien entleeren bis zum Ausgleich des Druckunterschiedes nachträglich noch einen Theil ihres Inhaltes in die Venen. Und bei allmählicher Absperrung der Gefässe an der Druckstelle würde die Venenstauung ebenfalls nicht ausbleiben, weil in der Vene der Strom voraussichtlich ein stärkeres Hinderniss als in der Arterie findet und zudem weniger Kraft, dasselbe zu überwinden, besitzt, so dass der Zufluss trotz seiner Verminderung bis zuletzt den Abfluss überwiegen würde. Die Verengerung, welche an den Netzhautvenen bei retrobulbärer Neuritis zuweilen ebenso wie an den Arterien zu Tage tritt, steht hiermit nicht unbedingt im Widerspruch; ganz unabhängig von Compression kann dies vielleicht dadurch bedingt sein, dass entzündliche oder andersartige Vorgänge in der Wand der Centralarterie lediglich die Blutzufuhr hemmen.

Die Voraussetzungen, die ich soeben gemacht habe, sind aber weder ausschliesslich, noch allgemein gültig. Vor allem ist die Vene nicht immer und überall so eng, wie es dargestellt wurde, mit der Arterie verbunden. Vossius[1] hat in 10 Fällen festgestellt, dass die Art. und Ven. centr. ret. 10—12 mm vom Auge entfernt unmittelbar hinter einander, die Vene gewöhnlich dem Auge näher als die Arterie, in den äusseren unteren Quadranten des Sehnerven eindringen. Dem stehen aber nicht wenige

[1] *Archiv für Ophthalmologie.* 29. 4. S. 119.

Angaben anderer Untersucher gegenüber, nach welchen, abgesehen von sonstigen Unterschieden, der gegenseitige Abstand der Eintrittsstelle der beiden Gefässe beträchtlichen Schwankungen unterliegt. Die Vene senkt sich manchmal erst viel näher am Auge in den Nerven als die Arterie. Nach KUHNT[1] ist sogar eine Differenz bis zu 7 mm beobachtet worden. In solchen Fällen könnte wohl einmal die Arterie allein ohne Beeinträchtigung der Vene einem starken Druck ausgesetzt sein. Ferner kann, was auch VOSSIUS einmal unter den 10 Fällen sah, die Vene im Nervenstamm in einem besondern Canal, durch mehrere Nervenbündel von der Arterie getrennt, verlaufen, eine Abweichung, die gelegentlich nicht ohne Einfluss bleiben wird. Doch selbst wenn der gemeinschaftliche Verlauf beider Gefässe im Nerven die Regel bildet, so ist immer noch eine arterielle Compressionsanämie ohne venöse Stauung möglich, dadurch dass die Arterie ausserhalb des Nerven einen Druck erleidet, von welchem die Vene nicht mit betroffen wird wegen einer andern Verlaufsrichtung und wegen der vielfachen und weiten Anastomosen, die sie sofort nach dem Austritt aus der äusseren Sehnervenscheide eingeht und welche zuweilen selbst ein Urtheil darüber, wohin die Vene eigentlich mündet, erschweren. Es fehlt nicht an klinischen Beobachtungen bei Orbitalaffectionen, welche auf diese Weise gedeutet werden dürften. Doch steht mir ein anatomischer Beleg hierfür nicht zu Gebote. Dagegen ergab in einem bei BERLIN[2] mehrmals citirten Fall von DEMME, in welchem nach einer Schussverletzung des Schädels die Art. und Ven. centr. ret. ausgesprochene Blutleere zeigten, die Section, dass die Art. ophthalm. noch vor ihrem Eintritt in den Canal. opt. durch einen Bluterguss vollständig comprimirt wurde. Wenn man sich endlich vorstellt, dass ein Extravasat im Sehnerven durch totale Zerreissung der Centralarterie entsteht, die schon an sich sofort den Zufluss zur Retina sistirt, so würden unter Umständen die Netzhautvenen doch noch Zeit finden, sich zu entleeren, ehe der Venenstamm durch Compression unwegsam wird.

Allein trotz dieser möglichen Ausnahmen bleibt das Verhalten der Venen das wichtigste Merkmal für die Unterscheidung zwischen Compression und einer andersartigen Behinderung des Arterienstromes. Namentlich ist es auch von Bedeutung für die Frage, ob etwa eine Sehnervenblutung vorliegt. Das Vorkommen der letzteren ist durch die anatomische Untersuchung gar nicht selten erwiesen. Doch fehlen dann häufig Angaben über die Centralgefässe. Oder das Extravasat war öfters der Art, dass es auf die Circulation in jenen Gefässen keinen Einfluss

[1] *Archiv für Ophthalmologie.* 25. 3. S. 209.
[2] GRÄFE-SÄMISCH, *Handbuch.* VI. S. 574. 623.

ausübte. In andern Fällen führte es rasch zu Stauungspapille u. s. w. Wo es aber eine reine Kreislaufstörung in der Retina zur Folge hatte, war der Voraussetzung entsprechend venöse Hyperämie vorhanden. Die sicheren Beispiele hierfür sind freilich nicht zahlreich. BERLIN[1] führt zwei Fälle von traumatischen Blutungen in den Scheidenraum an (TALKO und SPURGIN); in beiden (?) wurde die Erweiterung der Netzhautvenen anatomisch nachgewiesen. Ferner berichtet v. BERGMANN[2] über eine Kopfverletzung mit ausgedehntem Bluterguss in die Schädelhöhle. Die Scheiden beider Sehnerven waren, links wohl mehr als rechts, blutig infiltrirt. Im Leben hatte man bei der Augenspiegeluntersuchung links eine Stauung der Netzhautvenen constatirt. Fraglich ist, ob folgende Beobachtung LEBER's[3] ein weiteres Beispiel bildet: Gleich nach einer innerhalb 24 Stunden entstandenen fast totalen Erblindung bei Sarkom der Augenhöhle sah er ausser einer leichten Trübung der Papillengrenze eine Hyperämie der Venen; nach der Herausnahme der Geschwulst wurde eine ausgedehnte Hämorrhagie in die Marksubstanz des Nerven vorgefunden. Sodann spricht BERLIN[4] davon, dass man in einer Reihe von Sehnervenblutungen, die nicht traumatischen Ursprungs waren, sondern meist im Gefolge von Pachymeningitis haemorrhag. beobachtet wurden (MANZ, SAMMT, FÜRSTNER), bei der ophthalmoskopischen Untersuchung regelmässig eine venöse Stauung und einigemale eine ausgesprochene arterielle Ischämie constatirte. Es war mir nicht möglich, nachzuprüfen, ob es sich hier in der That um reine Compressionswirkung des Extravasates handelte, wie es nach BERLIN's Worten der Fall zu sein scheint. Auch MAGNUS[5] betont in seiner Arbeit über die Sehnervenblutungen, die sich in der Hauptsache mit der „scharfen diagnostischen Trennung der Apoplexia nervi optici von der Embolia arteriae centralis retinae“ beschäftigt, die Wichtigkeit der Venenstauung für die Diagnose. Seine Darstellung ist jedoch nicht ganz zutreffend und enthält auffallende Widersprüche. Der Arbeit sind zwei Abbildungen beigefügt. Die erste giebt bis auf einige unnatürliche Züge den ophthalmoskopischen Befund eines Augenhintergrundes wieder, wie er wohl bei einer Sehnervenblutung mit Beeinträchtigung des Kreislaufs in den Centralgefässen erwartet werden darf; insbesondere sind die Netzhautvenen verbreitert und geschlängelt. Darunter steht eine Figur, die der ersten im Ganzen ähnlich ist. Nur

[1] GRÄFE-SÄMISCH, *Handbuch.* VI. S. 623.

[2] VOLKMANN's *Klinische Vorträge.* Nr. 190. 1881.

[3] *Klinische Monatsblätter für Augenheilkunde.* VI. 1868. S. 309; nach GRÄFE-SÄMISCH, *Handbuch.* V. S. 802. 901.

[4] GRÄFE-SÄMISCH, *Handbuch.* VI. S. 622.

[5] MAGNUS, *Die Sehnervenblutungen.* 1874.

fehlt an den Venen die Schlängelung und vor allem sind die Venen auf der Sehnervenscheibe bedeutend verengt, in der centralen physiologischen Excavation haardünn, kaum sichtbar, und werden erst jenseits des Papillenrandes, nach unten zu in 1 PD Entfernung, nach oben hin früher, ungefähr normal breit. Ehe ich die Beschreibung hierzu las, glaubte ich, die Zusammenstellung der beiden Bilder sollte gerade dazu dienen, die Aehnlichkeit und den Unterschied zwischen Sehnervenblutung einerseits und einer andersartigen, nicht auf Compression der Centralgefässe beruhenden Affection andrerseits, wahrscheinlich einer unvollständigen Verstopfung der Centralarterie, zu veranschaulichen. Aber Magnus bezeichnet auch den Fall, von welchem Figur II entnommen ist, als Apoplexia nervi optici totalis. Und in der dritten eignen Beobachtung einer angeblichen Sehnervenapoplexie, welche er mittheilt, Fall II, wird eine ähnliche, nur geringere Venenverengerung auf der Papille und dicht vor ihr geschildert. Magnus rechnet in der That dieses Verhalten der Venen zu den Symptomen der Sehnervenblutungen. Nachdem er „schon ganz erschöpfend durchgesprochen" hat, dass bei Sehnervenapoplexie die Venen eine Ueberlastung und Hyperämie zur Schau tragen, erklärt er, bisweilen (unter seinen drei Fällen freilich zweimal!) finde man auch eine äusserste Verengerung der papillaren Gefässabschnitte. Wie kommt aber Magnus zu der Aufstellung dieses Symptomes, das doch als Ausdruck einer Venenstauung oder genauer als Begleiterscheinung einer extraocularen Venencompression höchst ungewöhnlich und nicht so selbstverständlich erscheinen muss? Seine Darlegungen über die Apopl. nerv. opt. gründen sich, wie er selbst wiederholt sagt, im Wesentlichen auf seine eigenen experimentellen und klinischen Erfahrungen. Die beiden klinischen Beobachtungen, deren soeben Erwähnung geschah, können nun natürlich nicht als Beweis für das Vorkommen jenes Symptomes bei Sehnervenblutung gelten; denn in beiden Fällen bedarf die Diagnose selbst erst des Beweises, und ich halte sie für durchaus zweifelhaft. Vielleicht zwangen ihn aber die Ergebnisse seiner Experimente dazu, die eigenthümliche Venenverengerung im Auge ebenso wie die Venenerweiterung, die Venenstauung, als Zeichen eines Blutergusses in den Sehnerven und einer Drucksteigerung im Nervenstamm aufzufassen? Von seinen Thierversuchen kommen die sieben Durchschneidungen des Nerv. opt., welche er ausgeführt hat, für die vorliegende Frage nicht in Betracht. Bei den vier Unterbindungen des Nerven „machte sich die Zusammenschnürung der abführenden Netzhautvene natürlich durch erhebliche Stauungen und Schwellungen im Bereich sämmtlicher retinalen Venen geltend, welche auf der Papille gar nicht selten zu wirklichen kleinen Blutaustritten geführt hatten". Von einer Zuspitzung der Venen nach der Gefässpforte hin verlautet nichts. Wollte MAGNUS diese Versuche überhaupt für sein Krankheitsbild der Apopl. nerv. opt. verwerthen, so konnte er doch nicht durch sie auf den Gedanken gebracht werden, die Venencompression im Opticus könne mit einer Venenverengerung im Auge einhergehen. Aber selbst wenn letztere hierbei sichtbar gewesen wäre, so würde daraus noch nichts über die gleiche Wirkung durch Sehnervenblutung zu folgern sein. Denn es entwickelte sich ja eine „höchst exquisite Stauungspapille“, wobei eine wirkliche oder scheinbare Zuspitzung der centralen Venenenden durch die Schwellung des umgebenden Gewebes nichts Wunderbares wäre. Es bleiben nur noch die 15 Bluteinspritzungen in den Nerven übrig. Dieselben hatten äusserst dürftige Resultate, alles in allem folgende: zweimal drang das eingespritzte Blut bis in's Innere des Auges, auf die Innenfläche der Papille vor; dabei kam einmal eine vorübergehende Röthung der temporalen Papillenhälfte, „Stauungsröthung“ sagt MAGNUS, zum Vorschein. In einem dritten Fall endlich fand MAGNUS „die Retinalvenen gleich nach der Operation in ihrem papillaren Theil ganz beträchtlich verengt, während die ausserhalb der Sehnervenscheibe gelegenen Abschnitte derselben keine Abnahme ihres Calibers erkennen liessen“. Er fährt fort: „Es ist durch diese Ergebnisse unserer Injectionsversuche somit der Beweis geliefert, dass ... die centralen Gefässe des Nerven, wie es zu erwarten stand, einen je nach dem Umfang des Extravasates mehr minder erheblichen Druck zu erleiden haben, der durch Behinderung des venösen Abflusses zu Stauungen, sowohl in der Papille, wie in den retinalen Venen führen kann.“ Die Schlussfolgerung ist überraschend. Von der hier behaupteten Stauung in den retinalen Venen berichten die Injectionsresultate nicht das Geringste; dagegen wird das einzige positive Ergebniss an den Netzhautgefässen, die Verdünnung der Venen auf der Papille, mit Stillschweigen übergangen. Und trotzdem — der experimentelle Beweis ist geliefert u. s. w. Doch genug hiervon. Der thatsächliche Befund in dem zuletzt genannten Versuch ist der einzige, auf den sich MAGNUS berufen könnte, wenn er die Venenverengerung im Auge von einer Sehnervenhaemorrhagie herleitet. Wie soll man sich aber den Zusammenhang zwischen beiden vorstellen? MAGNUS meint, die Erscheinung hinge wohl mit der plötzlichen Erhöhung des Druckes im Nervenstamm zusammen und sei somit einfach als eine Compression anzusehen. Dem gegenüber erhebt sich nur die Frage, wie diese Fernwirkung des Extravasates im Sehnerven auf die nahezu freiliegenden Venen auf der Papille oder gar noch jenseits derselben in der Netzhaut erfolgen soll, zumal da wenigstens beim Menschen die Drucksteigerung im Nerven durch die Siebplatte eine Abgrenzung finden würde. Worauf die Zuspitzung der Venen nach der Gefässpforte hin wahrscheinlich beruht, wird weiter unten des Näheren erörtert. Danach ist es denkbar, dass dieses Symptom auch bei Sehnervenblutungen, nur nicht durch Compression von Seiten des Extravasates bedingt, ausnahmsweise vorkommt. Gleichwohl spricht es in der Regel eher gegen als für die Diagnose derselben. Merkwürdigerweise haben sich Andere die Anschauung von Magnus angeeignet und reden ebenfalls ohne Weiteres von Venenstauung durch Compression der Centralvene im Nervenstamm, obwohl die Netzhautvenen auf und nahe der Papille, deren Gewebe keine Infiltration oder Schwellung zeigt, abnorm dünn sind.

Doch halten wir daran fest, dass schmale Netzhautvenen nichts mit Compression des Centralvenenstammes ausserhalb des Auges zu thun haben, dass ferner ein freier Venenstrom bei Compression der Centralarterie nur ausnahmsweise unter bestimmten Verhältnissen möglich ist, und dass endlich in meinem Fall wenigstens manche dieser Ausnahmen, wie gewisse orbitale oder intracranielle Processe, nicht vorliegen, so scheint es geboten, nach einer anderen Ursache der Aufhebung des Arterienstromes als Druck von aussen zu forschen.

Gefässkrampf. In neuerer Zeit wird von manchen Seiten dem Krampf der Netzhautgefässe wiederum eine hohe Wichtigkeit für die Aetiologie von Sehstörungen verschiedenster Intensität und Dauer zugeschrieben. Doch mit welchem Recht?

In Thierversuchen haben die Einen gesehen, wie sich die Netzhautarterien nach Reizung des Halssympathicus verengten und nach Durchschneidung relativ wenig erweiterten. Andrerseits ist selbst eine bedeutende Zunahme der Gefässfüllung bei Reizung desselben Nerven beobachtet worden. Und manche leugnen wieder jede Beeinflussung des Netzhautkreislaufes durch den Sympathicus. Die Vasomotoren sollen vielmehr vornehmlich von dem Trigeminus herrühren. Doch auch die Ergebnisse der Experimente an diesem Nerven sind nicht eindeutig. Es erscheinen sonach die Verhältnisse der Innervation der Retinalgefässe überhaupt noch recht unklar.

Beim Menschen ist, was die anatomische Zusammensetzung der Netzhautgefässwände betrifft, wohl allgemein anerkannt, dass die Venen keine Muskulatur besitzen und dass letztere ebenso in den kleinen Arterien unter 0,05 mm Durchmesser durchaus vermisst wird. Dagegen hat die Centralarterie während ihres Verlaufes im Sehnerven eine relativ wohl entwickelte Muscularis, welche sich mit der Annäherung an die Siebplatte allmählich zuschärft und nach dem Durchtritt durch dieselbe sehr bald ganz verliert. Im Gegensatz zu den Arterien anderer Gebiete zeichnet sich also das Centralgefässsystem dadurch aus, dass in ihm die Muskeln gegenüber den sonstigen Bestandtheilen der Gefässwandung ganz zurücktreten. Gleichwohl scheint das Vorkommen von Krampfischämie der Netzhaut durch klinische Beobachtungen sicher gestellt zu sein.

Vor allen anderen ist ein Fall von RAYNAUD[1] mit periodischer localer Asphyxie der Hände und Füsse zu nennen. In demselben trübte sich in der Zwischenzeit zwischen den Anfällen jedesmal das Sehvermögen, besonders das des linken Auges, um sich erst mit Beginn des neuen Anfalles wieder aufzuhellen. Dabei waren links die Netzhautarterien an ihrem Ursprung auf der Papille dünner als in der Peripherie und zeigten von Zeit zu Zeit partielle Einschnürungen, so dass sie an solchen Stellen vorübergehend fadenförmig erschienen; die Venen, welche in weiter Ausdehnung pulsirten, waren, wie es scheint, ebenfalls verengt. Das rechte Auge bot einen ähnlichen, nur schwächer ausgeprägten Befund dar. Während der Asphyxieanfälle an den Extremitäten nahmen die Arterien der Retina wieder das normale Caliber an, jedoch nicht in ihrem ganzen Verlauf. Vielmehr blieben an ihnen jetzt noch hier und da umschriebene Verengerungen zurück, die sich zuweilen unter den Augen des Beobachters ausbildeten und dann wieder vergingen, um an einem anderen Gefäss von neuem zum Vorschein zu kommen. Bei einem zweiten Patienten RAYNAUD's fiel die Verdunkelung des Gesichts und die Verdünnung der retinalen Arterien zeitlich genau mit den Circulationsstörungen an den Händen zusammen. Die Annahme, dass hier die flüchtigen Erscheinungen in der Netzhaut auf activen Gefässcontractionen beruhten, wird schon durch ihr Zusammentreffen oder Alterniren mit den Gefässkrämpfen, welche die locale Asphyxie an den Extremitäten bedingten, einigermaassen gestützt, wiewohl die Differenz der beiden Fälle gerade in dem zeitlichen Verhalten der Krämpfe befremden muss. Namentlich aber kommt den Einschnürungen einzelner Strecken im ersten Fall, deren Wechsel zudem unmittelbar gesehen wurde, wirkliche Beweiskraft zu. Denn während eine gleichmässige Breitenabnahme der Arterien oder deren Zuspitzung nach der Gefässpforte hin, welch' letztere keineswegs mit der Vertheilung der Ringmuskulatur über das Centralgefässsystem zusammenzuhängen braucht, ebenso gut eine passive sein könnte, muss den Einschnürungen ein örtlicher, leicht wechselnder Vorgang an den Gefässen selbst zu Grunde liegen, und dieser ist nur in Muskelcontractionen zu suchen. Gewisse Veränderungen des Gefässinhaltes, an welche man allenfalls noch denken dürfte, waren nicht im Spiele, soviel das Referat über die Veröffentlichung RAYNAUD's erkennen lässt.

Sodann hat man sich bei Epileptikern im Hinblick darauf, dass mit

[1] *Archives générales de médecine.* 1874. 6. sér. 23. 1; nach NAGEL's *Jahresbericht.* 1874. S. 406.

den Anfällen ein Krampf intracranieller und öfters auch peripherer Arterien verbunden zu sein scheint, bemüht, das Verhalten der Netzhautgefässe während der Anfälle zu erforschen. Nicht selten war nun der Befund durchaus negativ oder es zeigten sich höchstens die Venen erweitert, eine Erscheinung, welche bei Epilepsie überhaupt das häufigste Symptom von Seiten des Augenhintergrundes darstellt. Ausnahmsweise begann der Anfall sogar mit einer vorübergehenden hochgradigen Hyperämie des ganzen Centralgefässsystems. In einigen Fällen jedoch wurde die erwartete Netzhautischämie angetroffen. So erwähnt Klein in seinem Lehrbuch der Augenheilkunde S. 447 ganz kurz eine eigene derartige Beobachtung, über deren Werth man sich freilich bei dem Mangel näherer Angaben[1] kein eigenes Urtheil bilden kann. Ferner hat Knies[2] 1877 auf der Heidelberger Ophthalmologenversammlung über einen 14 jährigen Knaben berichtet, welchen er im Status epilepticus zu untersuchen Gelegenheit hatte. Regelmässig 10—20 Secunden vor jedem Anfall, deren bis 500 in einem Tage wiederkehrten, stellte sich plötzlich eine auffallende Verengerung der Netzhautarterien ein, die erst mit Beendigung des Anfalles zurückging, worauf eine sehr erhebliche Dilatation der Venen folgte. Die Abnahme des Arteriendurchmessers glaubte ich Anfangs lediglich auf Krampf der Ringmuskeln zurückführen zu müssen. Der Fall schien mir besonders deshalb ein sicheres Beispiel für spastische Netzhautischämie zu sein, weil die Arterien schon vor dem Anfall dünn zu werden anfingen. Die Krämpfe der Körpermuskeln können die Circulation in der Retina beeinflussen, und zwar namentlich durch Behinderung des allgemeinen Kreislaufs. Die Unabhängigkeit des Centralgefässsystems gegenüber dem letzteren ist doch keine absolute und sodann nicht immer gleich gross. Schon unter physiologischen Verhältnissen beeinträchtig z. B. verstärkter Respirationsdruck, Einathmung wie Ausathmung, die Herzthätigkeit, und in Folge dessen können dabei die Netzhautarterien nachweislich enger werden, während sich die Venen je nach den Bedingungen erweitern oder verengern. Noch mehr wird sich im epileptischen Anfall die hochgradige Störung, die der allgemeine Kreislauf durch den Krampf der Körpermuskeln, vorzugsweise der Respirationsmuskeln, erfährt, gelegentlich an den Centralgefässen äussern. Ein derartiger Einfluss kommt natürlich in dem Fall von Knies nicht in Betracht, vorausgesetzt, dass die eigentlichen Anfälle wirklich später einsetzten, als die Veränderung der Netzhautarterien. Indessen ist ein Krampf der Central-

[1] Näheres vielleicht in *Allgemeine Wiener medicinische Zeitung.* 1876. Nr. 5; *Wiener medicinische Presse.* 1877. Nr. 2.

[2] Bericht in *Centralblatt für prakt. Augenheilkunde.* I. 1877. Beilage. S. 8.

gefässe damit noch nicht erwiesen. Ganz unabhängig von Gefässspasmus könnte acute Netzhaut- und Hirnanämie z. B. durch ungleiche Vertheilung des Blutes im Körper entstehen, z. B. dadurch, dass die Abdominalgefässe plötzlich erschlaffen und einen grossen Theil der gesammten Blutmenge in sich aufnehmen. Experiment wie Krankenbeobachtung scheinen diese Möglichkeit zu ergeben, und weiterhin wäre es nicht wunderbar, wenn auf diesem Wege ein epileptischer Anfall ausgelöst würde. Es liegt mir jedoch fern, für den Knies'schen Fall einen ähnlichen Zusammenhang zu behaupten oder gar das Gesagte auf die Epilepsie im Allgemeinen anzuwenden. Nur daran sollte erinnert werden, dass es nicht so leicht ist, zu sagen: das war Gefässkrampf und nichts anderes. Ueberdies sind hier, wie es scheint, nicht einmal alle bekannten Ursachen einer Netzhautischämie ausgeschlossen. So ist namentlich folgende gelegentliche Angabe der Krankengeschichte beachtenswerth. Die epileptischen Anfälle begannen damit, dass beide Augen nach links gewendet wurden, eine Bewegung, die allem Anschein nach gewöhnlich das Signal zur ophthalmoskopischen Untersuchung gab (oder wurde die Arterienverengerung auch schon vorher festgestellt?). Eine solche krampfhafte Augenmuskelcontraction wird aber den intraocularen Druck und damit die Breite der Netzhautgefässe zu beeinflussen vermögen, und dies im Knies'schen Fall um so mehr, als ja der Kranke, der sich in dem leicht zum Tode führenden Stat. epil. befand, schwerlich einen arteriellen Blutdruck von normaler Höhe besass; vermuthlich hätten sich die Centralgefässe auch schon beim geringsten Fingerdruck auf den Bulbus entleert. Ausserdem wäre aber noch mancher Zweifel zu beseitigen, ehe die Diagnose „Gefässkrampf" gesichert dasteht. Ob die aus dem Anfang der siebziger Jahre stammenden Beobachtungen Echeverria's, nach welchen ebenfalls zuweilen während des Prodromalstadiums, d. h. vor den Convulsionen, Anämie des Augenhintergrundes vorhanden war, mehr Beweiskraft besitzen, könnte wiederum nur eine eingehende Betrachtung derselben entscheiden; ich selbst habe über sie nur eine ganz kurze Notiz, ich weiss nicht mehr wo, gelesen und bin nicht einmal im Stande, anzugeben, ob es sich hier auch nur um Kranke im Stat. epil. handelte oder nicht. Ganz unsicher sind sodann die Mittheilungen über Blutleere der Netzhautarterien nebst venöser Hyperämie, welche erst nach dem Aufhören der Convulsionen und vor der Wiederkehr des Bewusstseins oder unmittelbar nach dem Anfall gefunden wurde. Soll hier ein isolirter Krampf der Netzhautarterien weiter fortbestehen? Oder hängt die Arterienverengerung nicht vielmehr von einer Störung der Herzthätigkeit und der ganzen Circulation ab? Darauf weist schon die Stauung in den retinalen Venen hin, die sich aus der Abnahme des Blutzuflusses zur Netzhaut allein nicht erklären lässt. Auch folgende Beobachtung JACKSON's[1] ist nicht überzeugend: derselbe sah nach MAUTHNER[2] in einem Fall von epileptiformen Convulsionen „während der Bewusstlosigkeit des Patienten die Sehnerven ausserordentlich blass, die Netzhautgefässe plötzlich allesammt verschwindend. Nach einer Weile wurden sie wieder sichtbar, und nun konnte man betrachten, wie das Bild mit den Athembewegungen wechselte. Während der Inspiration wurden die Gefässe unsichtbar, um während der Exspiration als rothe Linien wieder aufzutauchen.“ Hier müsste, von anderem noch abgesehen, ebenfalls wenigstens eine hochgradige Herabsetzung des allgemeinen Blutdruckes ausgeschlossen sein, ehe man einen Krampf der Netzhautarterien annehmen dürfte. Zudem legt JACKSON selbst dieser seiner Beobachtung „wegen deren Ungenauigkeit nur einen geringen Werth“ bei.

Bei anderen Erkrankungen mit ausgebreiteter Vasomotorenerregung ist Krampf der Centralgefässe bisher auch nur selten beobachtet worden, wenn überhaupt die wenigen Fälle der Art, die ich gefunden habe, als Beweis gelten können. So sahen SCHNABEL[3] und JÄGER einmal während des Froststadiums eines Wechselfieberanfalles eine enorme Verengerung der Netzhautarterien; mehr ist mir nicht bekannt. Ferner waren nach WALTON[4]. bei einer Hemicrania sympathicotonica die Retinalarterien auf der kranken Seite stark verengt — nur in den Anfällen oder dauernd? Und ähnlich berichtet LANDESBERG[5] nach Selbstbeobachtungen von einer „merklichen Verengerung“ der Netzhautarterien im Migräne-Paroxysmus. Hierher würde sodann folgender Fall BERGER's[6] gehören: Ein 36jähriges Fräulein, das seit 20 Jahren an linksseitigem Kopfschmerz und in der letzten Zeit an häufig sich wiederholenden Anfällen von linksseitiger Hemiparese und -anästhesie litt, erblindete über Nacht vollkommen am linken Auge. Bei normaler Spannung des Bulbus erschien im Augenspiegelbild die Papille blass, die Arterien langgestreckt, ihr Caliber auf $^1/_4$ reducirt, kleinere Aeste kaum mehr sichtbar, Venen nahezu normal, im Uebrigen der Hintergrund unverändert. Am 15. Tag kehrte sofort nach einer Paracentese etwas Sehvermögen wieder, das sich allmählich noch mehr hob, so dass Patientin nach 3 Wochen — inzwischen wurde eine zweite Paracentese ausgeführt — SNELLEN Nr. 4 lesen konnte. Gleichzeitig bildete sich die Ischämie zurück. — Es liegt nahe, den Grund

[1] *Ophth. Hosp. Rep.* IV. 1. S. 14.
[2] MAUTHNER, *Ophthalmoskopie.* S. 352.
[3] *Archiv für Augenheilkunde.* 15. 1885. S. 377.
[4] *Journ. of nerv. and ment. disease.* XI. July; nach NAGEL's *Ber.* 1884. S. 346.
[5] *Archiv für Augenh. und Ohrenh.* 7. 1878. S. 280.
[6] BERGER, *Mittheilungen aus der augenärztlichen Praxis.* München 1876. S. 21, nach NAGEL's *Bericht.* 1876. S. 350.

der Erblindung, wie es Berger thut, in einem von der vorhandenen „Sympathicusneurose" abhängigen Krampfe der Centralgefässe zu suchen. Die lange Dauer des Krampfes würde, glaube ich, zu keinen Bedenken Anlass geben. Denn unter physiologischen Bedingungen ist zwar bald eine Erschlaffung der contrahirten Muskulatur zu erwarten; daraus folgt aber nicht, dass sich pathologische Contractionen ebenso verhalten müssten, und es ist bekannt, wie lange oft selbst Contracturen von Skelettmuskeln bestehen bleiben. Immerhin giebt es einige Punkte in der Krankengeschichte, die sich einer anderen Auffassung des Falles weit besser unterordnen liessen. Möglich, dass schon der günstige Einfluss der operativen Herabsetzung des intraocularen Druckes nicht ganz ohne Bedeutung ist, da er wohl eher an die so erleichterte Ueberwindung eines mechanischen Stromhindernisses denken lässt als an die Beseitigung eines Krampfes. Namentlich aber war der Netzhautkreislauf trotz der Arterienenge wohl nie in hohem Grade beeinträchtigt; kam es doch nicht einmal zu secundären Folgeerscheinungen der Anämie in der Netzhaut, wie wir sie später näher kennen lernen werden. Bedenkt man nun, dass schon ein sehr schwacher Strom hinreicht, um die Function der Retina zu erhalten, so gelangt man zu der Vermuthung, die Erblindung hing vielleicht gar nicht von der Ischämie ab, sondern beide hatten vielmehr eine gemeinschaftliche Ursache; will man als solche bis auf Weiteres eine retrobulbäre Neuritis betrachten, so würde das Fehlen einer stärkeren Venenstauung nicht unbedingt dagegen sprechen. Ein Zusammenhang der Augenerkrankung mit den Anfällen wäre übrigens nicht ausgeschlossen.

In den bisher besprochenen Fällen von angeblich spasmodischer Netzhautischämie lieferte das gleichzeitige Vorkommen von Gefässkrämpfen ausserhalb des Auges eine Hauptstütze der Diagnose. Trotzdem blieb letztere fast immer zweifelhaft. Sehr gewagt erscheint sie mir aber in Fällen, welche diesen Anhaltspunkt nicht bieten.[1] Dem befriedigenden Erfolg der Behandlung mittelst des galvanischen Stromes vermag natürlich nicht Jedermann eine zu Gunsten des Krampfes entscheidende Beweiskraft zuzuerkennen. Und sieht man sich die Ischämien näher an, so stimmt manches nicht mit der angeblichen Angioneurose überein. Namentlich erweckt gleichzeitige Venenstauung berechtigte Zweifel an der Richtigkeit

[1] Auf die Chininamaurose, deren Besprechung man vielleicht hier erwarten könnte, habe ich trotz so mancher Beziehungen zur Embolie absichtlich nirgends Rücksicht genommen. Bei Embolie sind die Verhältnisse einfacher und klarer, und sie würden wohl das Verständniss der Chininamaurose fördern, wogegen ich mir hier von der Verwerthung der complicirteren und dunkleren Vorgänge nach der Chininintoxication keinen Nutzen versprach.

der Diagnose. Ueberfüllung der Venen folgt eben nicht schon aus der Abnahme des Blutstromes in der Centralarterie allein, sondern hat immer eine besondere Ursache. Besteht diese in einer allgemeinen Venenstauung, so wäre zu prüfen, ob zugleich der Arterienblutdruck gesunken und darin eine Erklärung für das Verhalten der Netzhautarterien gegeben ist. Wenn man aber nur eine örtliche Behinderung des Abflusses aus der Ven. centr. ret. voraussetzen darf, so würde die Annahme einer Compression beider Gefässe im Nervenstamm die Diagnose des fraglichen Krampfes ebenfalls überflüssig machen u. s. w. Ferner muss es immer auffällig erscheinen, wenn die Ischämie zwar mit Amaurose einhergeht, aber selbst bei einiger Dauer keine sichtbaren secundären Veränderungen verursacht. Sie ist dann schwerlich das Primäre, vielmehr dürfte sie nur die mehr nebensächliche Folge der die Amaurose bedingenden Affection darstellen. Die Richtigkeit dieser Auffassung ist freilich nicht immer so leicht zu erweisen wie in jenem Fall von „Krampfischämie“ mit hochgradiger Amblyopie, in welchem zu Anfang der Erkrankung bei schon beträchtlicher Sehstörung der Augenhintergrund, insbesondere die Gefässbreite, noch ganz normal war! Wie man hier das Leiden trotzdem auf Gefässkrampf zurückführen kann, ist mir unverständlich. Im Gegentheil lehrt dieses Beispiel, in anderen ähnlichen Fällen, von denen nur das spätere Stadium mit der Gefässverengerung beobachtet wird, das Wesen der Erkrankung gerade ausserhalb der Vasomotoren zu suchen. Gelegentlich finden sich sodann noch andere widersprechende Erscheinungen. Quaglino[1] erzählt von einem 25jährigen Mädchen, welches, während es stark schwitzte, linkerseits von einem heftigen kalten Luftstrom getroffen wurde. Die Folge war angeblich eine plötzliche bleibende Erblindung des linken Auges mit leicht weisslicher Verfärbung der Papille und beträchtlicher Verdünnung der Netzhautarterien. Dieser Augenspiegelbefund wird als reflectorische Krampfischämie gedeutet, welche die Ursache der Amaurose sein soll. Es bestanden jedoch ausserdem linksseitige periorbitale Schmerzen, leichte Ptosis, Mydriasis und erhöhte Spannung, Symptome, welche andere pathologische Vorgänge als blosse Gefässspasmen in diesem Fall vermuthen lassen; von den Netzhautvenen wird in dem Bericht nichts erwähnt. Die Diagnosen von Reflexgefässkrämpfen sind übrigens stets mit besonderer Vorsicht aufzunehmen. Wenn ferner eine Wöchnerin unmittelbar nach der Entbindung von einer doppelseitigen Erblindung, die sich in wenigen Tagen ganz oder theilweise wieder zurückbildete, unter den Erscheinungen einer Netzhautischämie befallen wurde, so kann man letztere ebenso gut oder besser, sei es direct, sei es indirect, von den unausbleiblichen Ver-

[1] *Annali di Ottalm.* II. p. 203; nach Nagel's *Ber.* 1872. S. 371.

änderungen des allgemeinen Kreislaufs durch die Geburt[1] herleiten, als von Gefässkrampf. Um diesen annehmbar zu machen, hat man an die Möglichkeit eines Zusammenhanges mit Contractionen der Uterusgefässe erinnert. Indessen führt wohl die Geburt oft zu vorübergehenden Erregungen des Vasomotorencentrums; dass sich aber der physiologische Vorgang an den Uterusgefässen jemals mit Krämpfen einzelner kleiner symmetrischer Gefässgebiete, wie der Netzhautarterien, verbindet, scheint sonst nicht beobachtet zu sein. — In anderen Fällen ist das Fehlerhafte der Diagnose so offenkundig, dass ich auf dieselben nicht erst eingehe. Manchmal möchte man jedoch die Krampfischämie vor der Hand für wahrscheinlich halten. So veröffentlicht Ramorino[2] einen durch Chinin geheilten Fall von periodisch auftretenden Sehstörungen, welche von einer hochgradigen Anämie des Sehnerveneintritts sowie der Arterien und Venen der Netzhaut begleitet waren; aus dem Bericht geht nicht hervor, ob es sich nur um eine Intermittens larvata handelte. Bei einem zweiten Kranken Ramorino's mit ähnlichen Anfällen fehlt der Augenspiegelbefund. Natürlich ist es dann nicht erlaubt, gleichwohl einen Kampf der Centralgefässe wie im ersten Fall zu diagnosticiren. Haben doch selbst da, wo allgemeine Gefässspasmen nicht vermisst werden, die Sehstörungen, die man nach dem Vorstehenden zunächst auf spastische Netzhautischämie zu beziehen berechtigt wäre, oft genug nachweislich ganz andere Ursachen. So kann z. B. bei Malaria im Fieberanfall oder an Stelle desselben eine vorübergehende Amaurose beider Augen oder nur des einen ohne Anämie des Augenhintergrundes entstehen (Dutzmann,[3] Königstein,[3] Peunoff[4] u. a.); manchmal war sogar Hyperämie des Sehnerven und der Netzhaut vorhanden, ein Befund, der während des Paroxysmus auch ohne jedes subjective Symptom nicht selten angetroffen wurde. Ebenso kommt bei Hemikranie einseitige Erblindung zweifellos peripheren Ursprunges vor ohne eine Spur von Krampf der Centralgefässe. Ferner zeigt der Augenspiegel bei Epilepsie während der Erblindungsanfälle, die öfters beobachtet werden, keine Veränderungen, speciell keine Gefässverengerungen. Allerdings bezieht sich dies nur auf die symptomatische Epilepsie, bei der alles auf den centralen Sitz der Amaurose und auf ihre

---

[1] Auf ungleicher Vertheilung des Blutes im Körper, auf Anhäufung desselben in den Abdominalgefässen scheinen z. B. die zuweilen vorkommenden Ohnmachten nach rasch verlaufenden Geburten zu beruhen.

[2] *Ann. di Ottalm.* VI. 1. S. 25; nach Nagel's *Ber.* 1877. S. 309. Vielleicht sieht der Fall im Original anders aus.

[3] Nach Leber, Gräfe-Sämisch. V. S. 961.

[4] Nach *Centralblatt für praktische Augenheilkunde.* III. 1879. S. 88. 120.

Entstehung durch temporäre Compression gewisser Gehirnbezirke oder der sie versorgenden Gefässe hinweist (LEBER). Aber bei idiopathischer Epilepsie scheinen transitorische Erblindungen, welche die Bedeutung rudimentärer epileptischer Anfälle haben könnten, überhaupt äusserst selten zu sein. Der Fall CHRISTENSEN's,[1] in welchem der Augenspiegelbefund Anfangs negativ war, betrifft offenbar keine reine Epilepsie. Aber auch die Beobachtung, welche KNIES[2] auf der Freiburger Neurologenversammlung 1888 mittheilte, ist in dieser Beziehung zweifelhaft. Nach ihm traten bei einem 35jährigen Mann, der seit $5^1/_2$ Jahren an Epilepsie litt, in letzter Zeit etwa alle 4—6 Wochen minutenlange Anfälle von Erblindung des rechten Auges auf; ohne jegliches Flimmern oder Regenbogensehen zog sich das Gesichtsfeld „vorhangähnlich" zusammen bis zu absoluter Erblindung, welche ungefähr eine Minute dauerte und darauf vollkommen zurückging. Der Bericht im Arch. f. Augenheilk. 19 S. 519 führt den Fall einfach als eine Bestätigung des früher erwähnten Befundes eines epileptischen Netzhautarterienkrampfes auf. Allein während der Dauer der Erblindung ist eine Augenspiegeluntersuchung niemals vorgenommen worden. Die venöse Hyperämie, welche auf der Retina, rechts in höherem Grade als links, in der freien Zwischenzeit zu constatiren war, hat mit einem etwa vorausgegangenen isolirten Krampf der Netzhautarterien nichts zu thun. Die Einseitigkeit der Erblindung soll den Spasmus besonders wahrscheinlich machen. Sie beweist aber, falls sie überhaupt sichergestellt ist, erstens nur den peripheren Ursprung der Sehstörung, peripher vom Chiasma ab gerechnet, ohne deshalb eine sichtbare Netzhaut- oder Papillenaffection zu verlangen, und zweitens lässt sie natürlich kaum eine directe Abhängigkeit vom allgemeinen Kreislauf zu, der ich dementsprechend auch in meinem Fall keine weitere Beachtung zu schenken brauchte. Worauf die Erblindungsanfälle beruhten, welche der verschiedenen Möglichkeiten gerade hier gegeben war, vermag ich freilich nicht zu entscheiden, nur sei auf die Bemerkung von KNIES hingewiesen, dass die Epilepsie wahrscheinlich durch Syphilis hervorgerufen war. Nach alledem möchte ich nicht mit KNIES behaupten, dass es sich hier nur um Arterienkrampf im rechten Auge handeln könnte, und die gleiche Vorsicht ist in jedem Beispiel von sogenannter Epilepsia retinae oder epileptiformer Amaurose geboten. Immerhin ist in allen solchen Fällen, wo ein Augenspiegelbefund nicht erhoben wurde, eine Krampfischämie der Retina nicht ausgeschlossen. Unverständlich muss es aber erscheinen, wenn trotz normaler Arterienbreite Gefässkrampf diagnosticirt

[1] *Ugeskr. f. Läg. R.* 3. Bd. 27. S. 225; nach NAGEL's *Ber.* 1879. S. 247.
[2] *Archiv für Psychiatrie.* XX. S. 569.

wird. So glaubt z. B. Schnabel[1] plötzliche hochgradige Sehstörungen, welche er häufig „bei Individuen mit weitverbreiteten und vielgestaltigen Erkrankungen der peripheren Nerven, besonders bei Hysterischen", in der Form hochgradiger Herabsetzung der centralen Sehschärfe, concentrischer Gesichtsfeldeinengung und Verminderung des Lichtsinnes beobachtet hat, als „Folge von Circulationsstörungen in der Netzhaut auf vasomotorischer Grundlage" ansprechen zu dürfen. Er konnte aber, wie ausdrücklich betont wird, an den sichtbaren Centralgefässen mit dem Augenspiegel keine Abnormität entdecken. Demgegenüber haben die Gründe, die er für die Annahme eines Gefässkrampfes vorbringt, die „Plötzlichkeit" der Erblindung und der spontanen Heilung sowie der höchst eclatante Einfluss von Amylnitrit-Einathmungen auf Sehschärfe u. s. w., auch die Art der Functionsstörung, keine Bedeutung. Die Fälle liefern vielmehr ebenfalls den Beweis, dass „die gleichzeitig an vielen Körperstellen auftretenden Gefässkrämpfe" nicht schon dazu berechtigen, die Sehstörung von einer Krampfischämie der Netzhaut herzuleiten. Kaum besser steht es mit der Annahme eines Krampfes da, wo nur eine auffällige Blässe der Sehnervenscheibe ohne merkliche Verschmälerung der sichtbaren Gefässe vorliegt, wie es z. B. zuweilen im epileptischen Anfall oder bei schweren Anämien ohne Sehstörung oder während des Bestandes vorübergehender Amblyopien unklaren Ursprunges constatirt wurde. Wie kann man diese Erscheinung „unbedenklich" als Krampfischämie bezeichnen, da doch die muskelhaltigen Gefässe in ihrem Durchmesser anscheinend ganz unverändert sind? Soll man etwa zu einem Spasmus der Capillaren seine Zuflucht nehmen? Die Contractilität des Gefässendothels will ich keineswegs leugnen. Doch wüsste ich nicht, warum die Blutleere der Papillencapillaren gerade eine active und nicht eine passive sein sollte, warum sie nur aus einem solchen Krampf und nicht ebenso gut oder besser aus rein physikalischen Verhältnissen erklärt werden dürfte. Letztere sind freilich auch noch ziemlich unklar. Wir werden aber später auf einiges zurückkommen, was für die fragliche Entfärbung der Papille nicht ohne Bedeutung zu sein scheint. Andererseits geht schon aus den Erörterungen über die ophthalmoskopischen Befunde bei Epilepsie hervor, wie wenig bei blosser Papillenblässe im Anfall ein Analogieschluss auf Krampfischämie gerechtfertigt wäre. Und was die übrigen Fälle betrifft, so giebt es da Uebergänge von der einfachen Blässe der Papille zu Trübungen derselben und zu leichten neuritischen oder neuroretinitischen Erscheinungen, welche ebenfalls eher an andere Vorgänge als Krampf denken lassen.

Im Ganzen entnehme ich aus dem vorliegenden Material, dass die

[1] *Archiv für Augenheilkunde.* 15. S. 397.

Diagnose einer retinalen Krampfischämie gewöhnlich auf recht schwacher Grundlage beruht und dass sie oft nur die Mangelhaftigkeit unserer Kenntnisse von den nicht direct sichtbaren Ursachen der Circulationsstörungen im Centralgefässsystem verräth.

Gefässverstopfung. In meinem Fall habe ich an die Möglichkeit eines Gefässkrampfes gar nicht gedacht. Man könnte denselben, will man ihn nicht einfach unberücksichtigt lassen, mit den Schwindelanfällen, von welchen die Patientin häufig heimgesucht wurde, in Zusammenhang bringen, da diese vielleicht von vasomotorischen Störungen innerhalb der Schädelhöhle hergeleitet werden dürften. Ich muss ferner zugeben, dass wiederholte starke Gefässspasmen durch die damit verknüpften Ernährungsstörungen eine Degeneration der Gefässwände, wenn auch nicht in gleicher Höhe und Form wie in meinem Fall, herbeizuführen im Stande sein würden. Aber eben die sichtbaren Gefässwandveränderungen waren es, welche geradezu auf eine anatomische Ursache der Blutleere der Netzhaut hinwiesen. Von vornherein war es klar, dass es sich nur um eine Verstopfung der Centralarterie handelte, und der erste Gedanke war Embolie. Aber die breiten blendendweissen Stränge, welche die grossen Gefässe auf der Sehnervenscheibe bildeten, schienen doch nicht dieselbe Bedeutung zu haben, wie die sonst nach Embolie zuweilen beobachteten hochgradigen Gefässwandveränderungen. Letztere gehören vor allem erst einer viel späteren Zeit, dem Stadium der Atrophie an; sie sehen ferner anders aus, sind nicht so grellweiss, nicht so breit, dagegen schärfer begrenzt, wie consistenter, und über einen grösseren Theil der Netzhautgefässe gleichmässiger ausgebreitet, und sie gleichen mehr denjenigen, welche sich bei neuritischer Atrophie oder bei chronischer retrobulbärer Neuritis vorfinden. Ich konnte mich also nicht davon überzeugen, dass die weissen Stränge nur die Folgeerscheinung einer Embolie darstellen sollten, sondern ich kam zunächst immer wieder darauf zurück, es müsse hier eine primäre Gefässwanderkrankung vorliegen. Zwar waren die Netzhautgefässe des linken Auges ganz gesund und ebenso war an den übrigen Körpergefässen nichts Krankhaftes zu entdecken, die Varicen an den Beinen abgerechnet. Die oben geschilderten Schwindelanfälle schienen mir jedoch einen wichtigen Anhaltspunkt zu geben. Worauf beruhten dieselben? Mit einer rein functionellen Hirnhyperämie (oder Anämie?) oder mit epileptischem Schwindel liess sich, um nur die Hauptsache zu berühren, der heftige Kopfschmerz wohl nicht vereinigen. Andererseits glaubte ich diesen nach der Art der kleinen, unvollständigen Anfälle nicht als idiopathisch, als reine Migräne auffassen zu dürfen. Wiewohl jedes Herdsymptom vermisst wurde, blieb mir doch ein intracranielles anatomisches Leiden am wahrscheinlichsten. Und nun hörte ich von fünf „Fehlgeburten“; auch eine andere, nicht streng medicinische Beobachtung war wohl von Einfluss. So kam ich, immer in der Voraussetzung einer Erkrankung des Circulationsapparates befangen, auf die Vermuthung, dass hier vielleicht eine luetische Gefässentartung an der Schädelbasis in der Entwickelung begriffen sei. Die Schwindelanfälle und die übrigen Erscheinungen, mit denen sie oft einhergingen, die leichte Bewusstseinsstörung, der Kopfschmerz, das Erbrechen, das Doppeltsehen würden sich als „congestive Symptome" mit einer solchen Gefässerkrankung in Verbindung bringen lassen, ebenso auch die Schreckhaftigkeit und Reizbarkeit der Patientin. Der Verdacht fand allerdings in einer gerade auf diesen Punkt gerichteten Körperuntersuchung keine Stütze, ebensowenig in der Anamnese; ferner verloren die 5 „Fehlgeburten" bei späterer genauer Nachfrage, durch welche die oben mitgetheilte Reihenfolge der Geburten und die Beschaffenheit der Früchte festgestellt wurde, an Beweiskraft; endlich waren von einer früheren Geschwürsbildung in der Nase, von welcher der länger dauernde Ausfluss blutigen Eiters hätte abhängen können, keine Spuren nachzuweisen. Gleichwohl kann ich auch jetzt nicht sagen, dass die Vermuthung falsch war. Ich habe in der Krankengeschichte hervorgehoben, dass seit der Behandlung mit Jodkali nur ein einziger Anfall und zwar am 4. Tag der Beobachtung wiedergekehrt ist, während vorher kaum eine Woche ganz frei blieb. Eine sonstige Beeinflussung, eine Aenderung der Lebensweise oder ähnliches hat nicht stattgefunden; nur musste Patientin in den ersten Wochen jede Körperanstrengung und Bücken vermeiden. Wegen der zeitweiligen Obstipation hat sie wie vorher gelegentlich Abführmittel gebraucht.

Wenn sonach eine Erkrankung der Gefässe an der Schädelbasis denkbar erschien, so gewann auch die Annahme eines gleichgearteten primären Leidens der Netzhautgefässe an Wahrscheinlichkeit. Damit war dann eine locale Gerinnungsursache, ein Grund zur Thrombusbildung gegeben; zur Diagnose einer Thrombose ist es ja, wenn auch nicht unbedingt, erforderlich, eine Gefässwandaffection, sei es eine primäre, sei es eine secundäre, von der Nachbarschaft her fortgeleitete, nachzuweisen. Wie aber Hirnarterienthrombose in einzelnen Fällen ganz unter dem Bilde einer Embolie oder einer Blutung, mit plötzlich einsetzenden schweren Erscheinungen auftreten kann, so hatte hier die Thrombose ausnahmsweise mit einem Schlage zu vollständiger Erblindung geführt, falls nicht schon leichte Störungen des Sehvermögens unbemerkt vorausgegangen waren.

Indessen stimmte doch das Bild, welches sich in meinem Fall bei der Augenspiegeluntersuchung darbot, nicht ganz mit dem überein, was sonst von der relativ seltenen luetischen Entartung der Centralgefässe, die sich an den Gefässen selbst unmittelbar zu erkennen giebt, beschrieben wird. Bei dieser sind, wenn man die Anfangsstadien nicht erst mit in Betracht zieht, in der diffus getrübten Netzhaut, von welcher öfters ein grösserer, meist sectorenförmiger Abschnitt, das Gebiet eines entarteten Gefässes, zahlreiche Blutungen enthält, hier und da feine weisse Linien sichtbar, welche den Verzweigungen einer Arterie entsprechen. Die grösseren Arterien sind von weissen Streifen begleitet und ihre Blutsäule ist schmal, undeutlich, verfärbt. Oder in ihren Wandungen sitzen kleine grellweisse Flecken, „schüppchenartig" oder in Form von umschriebenen Wucherungen[1] wie „Neubildungen der Adventitia." Durch Aneinanderlagerung solcher Herde und durch Zunahme der mehr gleichmässig ausgebreiteten Wandverdickung können die Arterien auf längere oder kürzere Strecken hin in ganz weisse Stränge umgewandelt werden. Aber niemals sind die Hauptäste auf der Papille ausschliesslich und in so hohem Grade wie in meinem Fall erkrankt. Zu wirklichem Verschluss der Gefässlichtung kommt es, selbst wenn ein Blutgehalt nicht sichtbar ist, anscheinend auch erst in den kleineren Zweigen, sodass nachweisbare Gesichtsfelddefecte, überhaupt beträchtlichere Sehstörungen lange Zeit ganz fehlen können. Die übrigen Veränderungen des Augenhintergrundes sind ebenfalls anderer Art — worauf es hier jedoch nicht weiter ankommt.

Die eigenthümliche Beschränkung der vermeintlichen Gefässentartung auf die Papille bei dem ausserordentlich hohen Grad der Veränderung ist es auch, durch welche sich mein Fall von den übrigen spärlichen Beobachtungen eines primären, bei der Augenspiegeluntersuchung erkennbaren Leidens der Netzhautgefässe unterscheidet. Die allgemeine Gefässsclerose äussert sich an den Netzhautarterien zum Theil in umschriebenen, meist normal durchsichtigen Wandverdickungen, die nur als Einschnürungen der Blutsäule wahrnehmbar sind, zum Theil in einer weissen Berandung kürzerer oder längerer Abschnitte eines und desselben oder verschiedener Gefässe. Nun kommt es zuweilen vor, dass letztere Form der Sclerose gerade an der Gefässpforte hochgradig entwickelt ist und dass dort die Hauptäste in einem grauen oder weissglänzenden Mantel stecken, aus dem sie weiterhin plötzlich stark verdünnt hervortreten. Allein dann sind doch gleichzeitig an anderen Stellen der Netzhaut deutliche Zeichen desselben Gefässleidens vorhanden. Während aber so die Sclerose Veränderungen hervorrufen kann, die immerhin an das ophthalmoskopische Bild meines Falles erinnern, verbreiten sich andere Affectionen, doch, wie es scheint, zuweilen auch die Arteriosclerose, stets mehr diffus über

[1] Hiervon liegt mir nur eine einzige Beobachtung vor, wohl ein Beispiel der seltenen allein specifischen, gummösen Form der Arteriitis luetica.

das ganze Netzhautgefässsystem oder doch über grössere Gefässstrecken und gleichen selbst dann nicht derjenigen meines Falles, wenn die Erkrankung von der Papille auszugehen scheint. So kommen bei Morbus Brightii auch unabhängig von einer Retinitis gröbere Gefässveränderungen vor, die in Form von weissen Einsäumungen der Blutsäulen zu Tage treten oder sich selbst bis zur Umwandlung stärkerer Aeste mit ihren Verzweigungen in weisse Stränge steigern; und diese nephritische Gefässentartung verdient hier um so mehr erwähnt zu werden, als vielleicht einzelne der Fälle, welche als Embolien bei Morb. Bright. oder bei Retin. album. aufgeführt worden sind, gar keine Embolien, sondern Thrombosen der kranken Centralarterie darstellen. Bei meiner Patientin war übrigens kein Zeichen eines Nierenleidens vorhanden. Ferner sah SCHNABEL[1] in 2 Fällen von hämorrhagischem Glaucom vor der Drucksteigerung die zarten lichten Streifen der Arterienwandungen in breite hellglänzende Bänder umgewandelt, ebenso ganze Arterienstücke in stark reflectirende Stränge, innerhalb deren keine Andeutung einer Blutsäule zu erkennen war. Aehnliches, nur in geringerem Grade ist beim nicht hämorrhagischen Glaucom öfters gefunden worden und zwar nicht nur in alten abgelaufenen Fällen, von denen die anatomischen Befunde ausgedehnter Netzhautgefässerkrankungen fast durchweg herrühren, sondern auch im Prodromalstadium. In Anbetracht dessen, dass es manchmal nachweislich schon vor den eigentlichen Glaucomerscheinungen „glaucomatöse" Veränderungen der Centralgefässe giebt, könnten die Mittheilungen über angebliche Embolie, auf welche nach einiger Zeit ein Glaucomanfall folgte, in einem ganz anderen Lichte erscheinen und wir werden darauf später noch einmal Bezug nehmen. Wodurch die Gefässveränderung meines Falles auch von der glaucomatösen auffällig abstach, wurde schon angegeben. Ebenso deutlich ist die Abweichung gegenüber der genuinen „Perivasculitis retinae", bei welcher die Arterien der manchmal an einzelnen Stellen getrübten und von kleinen Haemorrhagien durchsetzten Netzhaut sämmtlich oder in grosser Zahl in auffallend gleichmässiger Weise anscheinend solide weisse Bänder oder Stränge bilden, während die Venen bald mehr, bald weniger von der Erkrankung verschont bleiben — Fälle, in denen die Perivasculitis zunächst als selbstständige Krankheit aufzufassen ist, wie etwa der von NAGEL[2] veröffentlichte, welchen LEBER[3] zur chronischen retrobulbären Neuritis rechnen möchte, oder der Fall HARLAN's[4], in dem sich

---

[1] *Archiv für Augenheilkunde.* 15. S. 376.

[2] *Klinische Monatsblätter für Augenheilkunde.* II. 1864. S. 394.

[3] GRÄFE-SÄMISCH. V. S. 829.

[4] *Transact. am. ophth. Soc.* 1886; nach *Archiv für Augenheilkunde.* 18. S. 133.

die Sehstörung innerhalb 24 Stunden, also wohl durch Thrombose, bis zu vollständiger Erblindung entwickelte.

Die vermuthete primäre Erkrankung der Netzhautgefässe bei meiner Patientin erwies sich demnach wegen ihrer Form und Ausdehnung als eine ganz exceptionelle und zweifelhafte, und ich konnte mich deshalb nicht bestimmt für die Diagnose einer Thrombose und gegen die einer Embolie entscheiden. Wie sich sehr bald herausstellte, lag Embolie der Verstopfung der Centralarterie zu Grunde. Manche der Symptome meines Falles, der anfänglichen wie der späteren, erschienen mir aber einerseits so ungewöhnlich, andererseits so bedeutungsvoll, dass sie mich zu einer näheren Betrachtung des Krankheitsbildes, wie es sich nach den zahlreichen als Embolie der Art. centr. ret. beschriebenen Fällen gestaltet, veranlassten.

---

# III. Krankheitsbild der Embolie der Art. centr. ret.

## 1. Augenspiegelbefund.

Arterienfüllung. Was den Augenspiegelbefund betrifft, so ist nach Embolie der Art. centr. ret. als einer Endarterie zunächst arterielle Anämie der Netzhaut zu erwarten. Dieselbe wird jedoch in sehr verschieden hohem Grade angetroffen. Die Hauptäste der Arterie erscheinen einfach contourirt, fadendünn oder strichförmig und reichen nur eine kurze Strecke über den Rand der Sehnervenscheibe hinaus in die Retina; dabei ist eine äusserst geringe Zahl von Verzweigungen sichtbar, weil sich die mittleren und kleinen Aeste vollständig der Wahrnehmung entziehen. Oder aber die Breite der Blutsäulen hat nur wenig abgenommen, so dass sie der normalen ganz nahe kommt; die Arterien sind weithin nach der Peripherie zu verfolgen, eine Spärlichkeit der Verästelung macht sich nicht bemerkbar. Zwischen diesen beiden Grenzen kann die Arterienfüllung in den verschiedenen Fällen schwanken. Absolute Anämie der Centralarterie und ihrer Zweige, die man als unerlässlich für die Diagnose einer Embolie bezeichnet hat, ist durchaus nicht nöthig.

Der Grund dieser grossen Mannigfaltigkeit liegt zuerst in dem wechselnden Grad der Strombehinderung durch den Embolus. Wie in anderen Arterien, so kommt es auch hier vor, dass der Pfropf die Lichtung nur zum Theil verschliesst, was früher vielfach angezweifelt wurde, nunmehr aber durch Sectionsergebnisse festgestellt ist. So fanden

SCHNABEL und SACHS[1] ein Vierteljahr nach dem Eintritt einer im Leben genau beobachteten Embolie in dem Abschnitt der Centralarterie, welcher die Platten der Lamina cribrosa durchsetzt, einen unvollständig obturirenden Pfropf. Derselbe war nicht etwa wie in dem Fall von GOWERS[2] nur in Folge der Härtung geschrumpft, sondern er füllte zweifellos schon während des Lebens das Gefäss nicht ganz aus. Denn wo er nicht mit der Arterienwand verwachsen war, wurde er von einer mehrfachen Endothelzellenschicht überkleidet, welche sich ohne Unterbrechung von der Innenfläche des Gefässes auf ihn fortsetzte, und der freie Weg, der dem Blute neben dem Pfropf blieb und dessen breiteste Stelle etwa ein Drittel des Arteriendurchmessers ausmachte, war genau so wie die Gefässlichtung vor und hinter dem Embolus von normal gestalteten Blutkörperchen angefüllt.

Je kleiner aber der Theil der Lichtung ist, den der Pfropf einnimmt, desto grösser wird der Blutzufluss sein, desto breiter werden die Arterien erscheinen. Dieser Satz hat jedoch keine allgemeine Gültigkeit. Die niedrigeren Füllungsgrade allein gestatten kein bestimmtes Urtheil darüber, ob die Unwegsamkeit des Arterienstammes eine absolute oder eine unvollständige ist, und in Fällen, wo der Arteriendurchmesser nur mässig verringert ist, wird zwar der Fortbestand des Blutzuflusses gewöhnlich keinem Zweifel unterliegen, es wäre aber falsch, allein wegen der verhältnissmässig beträchtlichen Füllung ein geringfügiges Stromhinderniss, einen kleinen Pfropf diagnosticiren zu wollen.

Die Arterienbreite hängt nicht ausschliesslich von der Menge der Blutzufuhr ab, sie wird ausserdem durch den intraocularen Druck bestimmt. Da dieser nach Embolie der Art. centr. ret. zuweilen eine fühlbare Veränderung erfährt und zwar manchmal erhöht, manchmal herabgesetzt ist, so könnte sich hieraus unter sonst gleichen Umständen ein Unterschied in der Arterienfüllung ergeben. Die Krankengeschichten lassen einen derartigen Zusammenhang nicht erkennen, zum Theil wahrscheinlich deshalb, weil sich die Spannungsdifferenzen innerhalb enger Grenzen bewegen, namentlich aber weil noch viele andere stärkere Einflüsse und zwar in verschiedenem Sinne einwirken. Diese gehen von der Beschaffenheit der Gefässwand aus.

Wird die Lichtung der Art. centr. ret. durch einen Embolus abgesperrt, so kommt das Blut der Netzhautarterien nicht augenblicklich zum Stillstand, sondern es fliesst noch durch die Capillaren nach den Venen

[1] *Archiv für Augenheilkunde.* 15. 1885. S. 25. Fall II. Daselbst wird über sechs Fälle von Embolie berichtet, die ich weiterhin ohne erneute Angabe der Literatur citiren werde.

[2] *Lancet.* 1875. Oct. 2. S. 491; NAGEL's *Ber.* 1875. S. 308.

hin ab. Nun ist es schon möglich, dass der Capillarwiderstand, den diese Blutbewegung zu überwinden hat, physiologisch in dem einen Auge eine andere Höhe als in einem anderen besitzt und dadurch eine Differenz in der zurückbleibenden Arterienfüllung bedingt. Wie er sich vielleicht pathologisch gesteigert in einzelnen Fällen bemerklich macht, wird sich weiter unten zeigen. Auch davon wird noch die Rede sein, dass zuweilen der Blutdruck in der Vene eine ungewöhnliche Höhe erreichen kann, wodurch der Abfluss aus der Arterie frühzeitig ein Ende findet. Dann handelt es sich aber immer um bestimmte Ausnahmen, während gewöhnlich beide Momente keinen erkennbaren Antheil an der Herbeiführung von Differenzen der Arterienbreite zu nehmen scheinen. Deutlich ist dagegen die wechselnde Wirkung der Triebkräfte dieser nachträglichen Entleerung der Arterien. Als mehr oder minder vollkommen elastische Körper nehmen sie mit dem Wegfall der dehnenden Kräfte, des Blutdruckes — soweit es wegen des Capillarwiderstandes u. s. f. möglich — ihre „natürliche Form“ an, sie verengen sich. Die natürliche Form ist aber nicht für alle Fälle dieselbe. Die Elasticität der Gefässwand ist vielleicht individuell verschieden, auf jeden Fall ändert sie sich mit dem Lebensalter. Ferner kann die Verbindung der Gefässe mit dem umgebenden Gewebe die Zusammenziehung hemmen. Auch hat man es mit Patienten zu thun, welche überhaupt an einer Erkrankung des Herzens oder der Gefässe, oft mit allgemeinen Kreislaufstörungen, leiden und im Zusammenhang damit möglicherweise primäre oder secundäre Veränderungen der Netzhautgefässe, insbesondere ihrer Elasticität darbieten. So wird die zurückbleibende Blutsäule wegen der Differenzen in der elastischen Contractionsfähigkeit der Arterien nicht immer die gleiche Breite aufweisen. Doch ist dies nicht der einzige Grund, was schon daraus hervorgeht, dass die höchsten Grade der Blutarmuth, die vollständige oder doch scheinbar vollständige Blutleere der Arterienverzweigungen hierdurch kaum erklärt werden können. Die Lichtung der Gefässe müsste sonst in ihrer „natürlichen Form“ nahezu gleich Null sein.

Es ist aber auch keineswegs sicher, dass eine Muskelcontraction, ein Gefässkrampf, die Ursache der absoluten arteriellen Anämie ist, wie man vermuthet hat. Der Vergleich mit dem altbekannten Leersein der Arterien unmittelbar nach dem Eintritt des Todes kann nicht als Beweis gelten. Denn hier ruft erst eine energische Erregung des Vasomotorencentrums durch die sich einstellende Venosität der Blutmischung die starke Zusammenziehung der Körperarterien hervor. Inwieweit davon die Netzhautarterien berührt werden, bleibt schon zweifelhaft, da ja ihr actives Contractionsvermögen überhaupt nicht hervorragend ausgebildet zu sein scheint. Sie können sich allerdings in Betreff ihrer Füllung ganz ähnlich wie öfters nach Embolie verhalten. Aber vor allem sind dann die Venen ebenfalls, wenn auch vielleicht nicht stets in gleichem Grade, aufs äusserste verengt, natürlich nicht durch Krampf, da ihnen die Muskeln fehlen, sondern wahrscheinlich durch einen Vorgang, der in gleicher Weise auf die Arterien einwirken muss, durch den intraocularen Druck. Derselbe sinkt im Augenblick des Todes immer um ein beträchtliches, z. B. bei Thieren um 9—10 mm (von 20—30 mm), aber keineswegs sofort auf Null; gewöhnlich dauert es mehrere Stunden, ehe er ganz aufgehoben ist. Eine Compression der Netzhautgefässe ist demnach sehr wohl noch möglich. Schon hier bildet also Gefässkrampf vielleicht nicht die Ursache der absoluten Netzhautanämie, und noch weniger bei Embolie. Bei dieser fällt der centrale Vasomotorenreiz weg. Woher sollte dann der Krampf der Netzhautarterien kommen? Es bliebe noch die Möglichkeit einer Reizung der vasomotorischen Apparate, die ihren Sitz in der Gefässwand selbst haben — etwa in der Weise, wie es der bekannte Ludwig'sche Versuch andeutet: bei Durchströmung der überlebenden Niere mit Blut centrahiren sich die Gefässe, sobald die Blutmischung hochgradiger venös ist. Doch das gilt von den sehr contractionsfähigen Nierenarterien. Und sodann wird wohl das Gefässcentrum durch Anämie in ähnlicher Weise wie durch Venenblut gereizt, aber von den Gefässwandungen ist nichts derartiges bekannt. Im Gegenteil tritt stets eine Erschlaffung derselben in Folge der Anämie, genauer der Aufhebung der Blutzufuhr ein, allerdings, wie es scheint, nicht augenblicklich, doch ist auch nicht ein Krampf der Ringmuskulatur dazwischen eingeschoben. Bemerkenswerth sind in dieser Beziehung die Versuche, welche v. Basch[1] unter Ludwig bei Kaninchen über den Unterschied der Gefässfüllung nach Unterbindung und nach Vasomotorenreizung angestellt hat. Während sich die Ohrarterien bei Reizung des Halssympathicus am Kopfende vollständig, bis zur Todesblässe, entleerten, blieb bei Unterbindung der Carotis oder der mittleren Ohrarterie die letztere bis in die feinsten Verzweigungen deutlich gefüllt! Erst auf nachträgliche Reizung des Sympathicus hin verschmälerte sich die abgebundene Arterie merklich und alle Zweige verschwanden vollständig.[2] — Es scheint also die völlige Verschliessung von Netzhautarterien nach Embolie einen anderen Grund als Gefässkrampf zu haben, und das wird hier ebenfalls, nur mit viel stärkerer Wirkung als im Tode, die Compression sein. Der Grad der durch Compression herbeigeführten Gefässverengerung hängt, da Schwankungen des intraocularen Druckes nur vereinzelt und dann ohne wahrnehmbaren Einfluss auftreten

[1] *Bericht der sächsischen Gesellschaft der Wissenschaften.* 1875. S. 373.

[2] Bei Reizung des Halsmarkes jedoch wurden sie nicht einmal jetzt blutlos.

und da die Widerstände von Seiten des Gefässinhaltes nach totaler Verstopfung der Centralarterie im Allgemeinen ebenso als nicht variabel betrachtet werden dürfen, vorzugsweise von der Beschaffenheit der Gefässwandungen im weiteren Sinne, insbesondere von der Verbindung der Gefässe mit dem umgebenden Gewebe ab. Je nach dem Widerstand der Gefässwände wird hier ähnlich wie im Tode die Lichtung durch Compression in dem einen Falle weniger, in dem anderen mehr verringert oder sogar aufgehoben.

So kommt es, dass die Netzhautarterien noch einen wechselnden Grad der Füllung aufweisen, obwohl der Kreislauf sistirt ist. Die hier geltenden Bedingungen der Arterienbreite sind aber auch bei unvollständiger Embolie wirksam. Nur richtet sich die Füllung hier ausserdem noch danach, inwieweit der Druck des Blutes, welches die enge Stelle passirt hat, die Compression durch den intraocularen Druck und von einer gewissen Gefässbreite ab zugleich die Contraction der Gefässe zu überwinden vermag.. Anders gestalten sich die Verhältnisse nach längerer Dauer einer mangelhaften Strömung und namentlich dann, wenn nach völliger Absperrung des Blutstromes wieder ein Weg für denselben frei wird.

Arterien, welche eine Zeit lang blutleer waren, erweitern sich, sobald der Strom wieder eindringt, und das Blut fliesst in ihnen mit erhöhter Geschwindigkeit. Die Dilatation kann rasch vorübergehen und einer normalen Füllung Platz machen. Hat aber die Anämie „zu lange" angehalten — die erforderliche Zeitdauer wechselt mit dem Gefässgebiet, mit dem Individuum, mit äusseren Verhältnissen u. s. w. — so bleiben die Arterien länger erweitert, wobei sich der Blutstrom, der Anfangs vielleicht beschleunigt war, verlangsamt. Diese Erscheinungen beruhen hauptsächlich auf einer durch die Anämie verursachten Alteration der Gefässwände, auf einer Erschlaffung, welche nunmehr die Dehnung durch den Blutdruck leicht geschehen lässt. Sie sind ebenso zu erwarten, wenn in die Art. centr. ret. nach der Embolie wiederum Blut gelangt. Jedoch erfolgt hier nur selten die Wiederherstellung einer völlig freien Blutzufuhr. Mehrere von den Fällen mit vollkommener Beseitigung des Stromhindernisses sind mir nur aus kurzen Berichten bekannt, welche über die nachträgliche Arterienfüllung nichts aussagen. In anderen wurde die Augenspiegeluntersuchung nicht sofort nach der Wiederkehr des Blutstromes, sondern erst später, am nächsten Tage etc. vorgenommen, wo sie normale Verhältnisse ergab. MAUTHNER[1] hatte Gelegenheit, die Entstehung einer Embolieerblindung und dann deren Verschwinden unmittel-

[1] *Wiener medicinische Jahrbücher.* II. 1873. S. 195.

bar zu beobachten. Die Zeitdauer der überdies nicht absoluten Netzhautanämie war aber eine sehr geringe. Von einer secundären vorübergehenden Ueberfüllung der Arterien ist nicht die Rede. Bei meiner Patientin ist mir an den eben erst frei gewordenen Arterien eine abnorme Breite auch nicht aufgefallen. Doch habe ich auf diesen Punkt nicht besonders geachtet, so dass ich das Bestehen einer mässigen Verbreiterung, die freilich gerade hier einen anderen Grund haben konnte, nicht auszuschliessen vermag. Der Nachweis einer secundären arteriellen Hyperämie nach Embolie fehlt also selbst da, wo die Bedingungen besonders günstige sind, da, wo auf der eine Zeit lang der Ernährung beraubten Arterienwand der volle Blutdruck lastet. Gleichwohl ist ihr Vorkommen nicht zu bezweifeln, wie andere Beobachtungen vermuthen lassen. Nur braucht, nach meinem Fall zu urtheilen, die Hyperämie keinen höheren Grad zu erreichen, was mit dem Umstand übereinstimmen würde, dass die Netzhautarterien überhaupt verhältnissmässig wenig Neigung zu Hyperämien an den Tag legen. Ueberdies giebt es ja keinen einheitlichen Normaldurchmesser und hier wie überall beeinflusst das individuelle Urtheil des Untersuchers die Angaben, weshalb zuweilen die Differenzen einzelner Fälle betreffs der Gefässfüllung nur scheinbare sein werden. Zur Illustration nur dies: in einem Fall von Embolie werden die Netzhautarterien zu derselben Zeit einmal als fadendünn und dann als halb so breit wie im anderen Auge bezeichnet, und in einem anderen Falle heisst es „fadendünn, kaum sichtbar."

Zum Unterschied von der eigentlichen Hyperämie, von welcher bisher gesprochen wurde, findet sich eine relative Ueberfüllung der Netzhautarterien nach Embolie öfters beschrieben. Die Arterien haben normale oder nahezu normale Breite und doch sind sichere Zeichen dafür vorhanden, dass das noch bestehende Stromhinderniss ein sehr bedeutendes ist. So war in dem Fall Schnabel's, welcher den anatomischen Nachweis eines unvollständig obturirenden Embolus in der Art. centr. ret. erbrachte, zuerst, 15 Stunden nach dem Eintritt der Erblindung, die Blutzufuhr ganz sistirt; es stellte sich aber bis zur nächsten Untersuchung, die 9 Stunden später stattfand, ein schwacher Kreislauf mit annähernd normal breiten Arterien wieder her. Woher nun diese Füllung, die doch in keinem Verhältniss zu der Menge des in der Zeiteinheit einströmenden Blutes steht? Auch sie ist nur eine Folge der vorausgegangenen Ernährungsstörung, ein Zeichen der consecutiven Gefässwanderschlaffung. Letztere macht es erst möglich, dass sich das Gefäss trotz des auf ihm lastenden intraocularen Druckes eher ungewöhnlich ausdehnt, als dass es seinen Inhalt durch die Capillaren hindurch entleert. Zeit genug hatte sie, sich zu entwickeln; ist doch die relative Hyperämie in anderen Beispielen noch früher beobachtet worden, so einmal nach 16 Stunden, einmal bereits 2 Stunden nach der Embolie. Gewöhnlich geht nun diese Hyperämie nicht gerade rasch vorüber, sondern sie kann Tage lang anhalten. Deshalb braucht aber die Gefässwandalteration nicht von vornherein eine hochgradige zu sein. Die Erholung der Gefässwandung wird durch den wiedereingeleiteten Blutstrom selbst erst ermöglicht. Ist derselbe kräftig, so wird es nicht lange währen, bis sich eine leichte Störung wieder ausgleicht. Hier dagegen ist in den relativ überfüllten Gefässen schon ganz unabhängig von den Folgen der Anämie für dieselben die Stromgeschwindigkeit, der Blutwechsel durch das fortbestehende Stromhinderniss vermindert. Unter sonst gleichen Verhältnissen wird also hier die Erholung stets länger auf sich warten lassen. — Meist scheint sogar ein Restitutio ad integrum überhaupt nicht mehr zu Stande zu kommen. Die Gefässe verengen sich zwar allmählich, schon nach wenig Tagen beginnend, bis auf einen Durchmesser, welcher der Blutzufuhr entsprechen würde. Aber dabei bleibt es nicht. Die Verengerung schreitet weiter und weiter fort, jetzt häufig unter gröberen, sichtbaren Vorgängen an der Gefässwand, und das Ende ist hochgradiger Gefässschwund, wiederum hauptsächlich die Folge des andauernden Blutmangels, der manchmal noch durch Thrombusbildung an dem unvollständig obturirenden Pfropf gesteigert wird. Wie es auch sonst an mangelhaft ernährten Arterien zu beobachten ist, kommt es hier zur Verdickung der Gefässwand und Schrumpfung, zu einer Arteriitis oder Endarteriitis obliterans.

Dieser Ausgang nimmt zu seiner Entwickelung einen Zeitraum von Wochen in Anspruch. Andererseits werden aber zuweilen schon verhältnissmässig zeitig trotz der offenbaren Wiederherstellung eines Blutzuflusses die Arterien äusserst eng oder anscheinend leer angetroffen; eine Erweiterung wie in anderen Fällen bildet sich nicht erst aus. Ein Grund hierfür liegt vielleicht darin, dass inzwischen Theile der Gefässinnenfläche, welche durch die Compression in gegenseitige innige Berührung gerathen waren, in grösserer Ausdehnung mit einander verklebt sind. Die anatomischen Befunde bei Embolie der Art. centr. ret. stammen sämmtlich aus späteren Stadien und können schon deshalb über die vermutheten Ursachen der frühzeitigen bleibenden Arterienenge nichts aussagen; namentlich scheint es fraglich, ob die mehrmals beschriebene beträchtliche Runzelung und Faltenbildung der Intima, die sonst nicht leicht vorkommt, hierher zu rechnen ist. Doch macht die Compression Verklebungen der Innenfläche besonders erklärlich. Etwas entfernt Aehnliches zeigen die Cohnheim'schen Untersuchungen[1], nach welchen bei relativ langer Dauer

[1] Cohnheim, *Untersuchungen über die embolischen Processe.* 1872.

der Gefässverschliessung der wieder frei gegebene Blutstrom gar nicht mehr oder nur auf kurze Strecken in das anämische Gebiet eindringt. Dabei nimmt jedoch der Stillstand des Stromes in der Reihe der Folgeerscheinungen einer Anämie einen späten Platz ein und ist ein Zeichen davon, dass die Gefässe im Absterben begriffen sind, während er in der Retina schon früh zur Beobachtung kommt, ohne dass bereits an den Tod der Gefässe zu denken ist. Eher lässt sich die ganze Erscheinung, insbesondere wenn die Compression dabei wirklich eine Hauptrolle spielt, der bei jenen Experimenten gemachten Beobachtung vergleichen, dass sich zu einer Zeit, wo die Anämie im Uebrigen noch keine ernsteren Folgen hat, an der Abschnürungsstelle Verklebungen im Gefässrohr bilden, die nach Lösung der Ligatur den Blutstrom aufhalten, aber durch mechanische Einwirkungen, Verschiebung der Haut etc. leicht beseitigt werden können. — Allein noch ein zweiter Grund ist für das in Rede stehende Symptom in Betracht zu ziehen, derselbe, dessen bereits bei den primären Füllungsdifferenzen Erwähnung geschah. Die nachträgliche Gefässerweiterung lässt einen ziemlich hohen Blutdruck in den Netzhautarterien, hoch im Verhältniss zum intraocularen Druck voraussetzen. Bei niedrigeren Werthen des Blutdruckes muss schon unabhängig von Hindernissen, wie Verklebungen u. s. w. die Dilatation der comprimirten Gefässe geringer ausfallen oder ganz ausbleiben. Ausserdem mag zuweilen eine Verzögerung der anämischen Wandalteration mit von Einfluss sein. Durch welche der verschiedenen Bedingungen die Gefässbreite im einzelnen Fall vorzugsweise bestimmt wird, lässt sich nicht immer sicher entscheiden; treten doch stets mehrere in Wirksamkeit.

Alle diese Unterschiede im Füllungsgrad offenbaren sich, da sie immer die Verzweigungen der Centralarterie im Ganzen betreffen, bei Vergleichung verschiedener Fälle und verschiedener Entwickelungsstufen ein und desselben Falles. Die Füllung wechselt jedoch auch insofern, als sie oft in derselben Netzhaut, in demselben Stadium ungleichmässig ausgebildet ist.

Dass sich bei Embolie eines Astes der Centralarterie die Blutleere nur auf diesen Ast mit seinen Zweigen beschränkt, ist selbstverständlich.[1] Die übrigen Arterien bleiben in der Regel unverändert und selbst Zeichen einer collateralen Fluxion wurden an ihnen anscheinend nie bemerkt. In einem Fall Mauthner's[2] war der einzige freie Arterienast, die Nasal. sup., deren Ernährungsgebiet allein noch functionirte, angeblich über die Norm ausgedehnt. Doch glaube ich nicht, dass dies mit collateraler Hyperämie

[1] Ueber die Möglichkeit scheinbarer Ausnahmen s. Cohnheim, *Untersuchungen* u. s. w. S. 14 und 15.

[2] Nagel's *Ber.* 1873. S. 337.

irgend etwas zu thun hatte. Die Erblindung erstreckte sich ursprünglich über das ganze Gesichtsfeld, es war also auch die verbreiterte Arterie zuerst eine Zeit lang, eine halbe Stunde, mit versperrt; deshalb ist es nicht unmöglich, dass hier die anfängliche Anämie zu einer Wandalteration führte, und dass in Folge dessen der Blutstrom, der wieder in die Nasal. sup. gelangte, dieselbe übermässig auszudehnen vermochte. Da nun aber vielleicht eine derartige Gefässdilatation trotz wiederhergestellter regelrechter Ernährung nicht unter allen Umständen nur eine rasch vorübergehende zu sein braucht, so könnte die Hyperämie der Nasal. sup. ganz unabhängig von einer collateralen Steigerung des Blutdruckes sein. Die letztere wäre dabei freilich noch nicht ausgeschlossen. Aber ob eine solche Annahme das Richtige trifft oder nicht, ist schliesslich auch ganz gleichgültig. Denn die „Hyperämie“ der Art. nasal. sup. ist zum mindesten sehr zweifelhaft. MAUTHNER selbst spricht in seinem Bericht nur von einem „normalen oder vielmehr übernormalen Caliber“, letzteres deshalb, weil die daneben verlaufende Vene einen etwas geringeren Durchmesser hatte. Wenn nun dies Verhalten der Vene allein das Abnorme war, wie es den Anschein hat? MAUTHNER erklärt dasselbe für die Folge einer gesteigerten Vis a tergo. Einen solchen Zusammenhang halte ich aber für ganz undenkbar. Im Gegentheil weist die Venenverengerung auf verminderten Zufluss hin. Man braucht deshalb nicht gerade an eine Erschwerung und Verlangsamung zu denken, welche der Arterienstrom, verbreitert oder nicht verbreitert, ebenfalls schon durch anämische Gefässwandveränderung erleiden kann. Der Zusammenhang war wohl viel einfacher. Die Arterien und Venen der Netzhaut entsprechen einander durchaus nicht streng und vollständig, und die normal gefüllte Art. nasal. sup. entleerte sich in MAUTHNER's Fall nur zum Theil in die Ven. nas. sup., die vor der Embolie auch von anderen Arteriengebieten her Blut bezog und jetzt, nachdem diese Quellen versiegt, natürlich dünner wurde; immerhin war die Circulation in ihr wesentlich besser als in den übrigen Venen und reichte vollkommen aus, ihre Wandung in normalem Zustande zu erhalten, während sich die anderen, wie es scheint, auf die Dauer erweiterten.

Eher dürfte als Beispiel einer collateralen Hyperämie ein Fall HIRSCHBERG's gelten[1], in welchem ein cilioretinales Gefäss existirte, das bei einer

---

[1] HIRSCHBERG hat eine grosse Zahl von Emboliefällen veröffentlicht: 1. *Berl. klin. Wochenschr.* 1870. Nr. 44 bez. NAGEL's *Ber.* 1870. S. 343 und SCHMIDT's *Jahrb.* Bd. 150. S. 320; 2.—4. *Beitr. z. prakt. Augenhk.* III. 1878. S. 69; 5. *Arch. f. Augenhk.* 8. 1879. S. 175; 6. *Centralbl. f. prakt. Augenhk.* VIII. S. 3; 7. *ebenda.* S. 71; 8.—13. *ebenda.* IX. 1885. S. 38; 14. und 15. *ebenda.* IX. 1885. S. 353; 16. *ebenda.* XII. 1888. S. 296. Ich werde die einzelnen Beobachtungen nur nach

Stammembolie von vornherein wegsam blieb. Diese kleine Arterie war Anfangs sehr breit und mit einem centralen Reflexstreifen versehen, wurde aber dann allmählich dünner, schliesslich, nach 10 Tagen, „fadenförmig", nicht durch fortgepflanzte Thrombose oder secundäre Wandveränderungen, wie es Hirschberg für selbstverständlich hält; denn das Sehvermögen, welches der Patient dem Gefässchen verdankte, nahm mit der fortschreitenden Verengerung keineswegs ab und das kleine Gesichtsfeld dehnte sich vielleicht sogar noch etwas aus; sondern der Gefässdurchmesser kehrte nur zur Norm zurück, die collaterale Fluxion verlor sich wieder. Die Annahme einer solchen würde namentlich dann an Wahrscheinlichkeit gewinnen, wenn die Erblindung wirklich nie eine totale war, wenn also das erweiterte Gefässchen auch nicht vorübergehend der Anämie mit ihren Einflüssen auf die Wandung ausgesetzt wurde.

Bei Astembolie hat man ferner vereinzelt die Beobachtung gemacht, dass centralwärts von dem Pfropf eine Strecke des Arterienrohres mässig verengt war. Die Angaben hierüber beziehen sich fast nur auf ältere Fälle, in denen sich bereits gröbere Wandveränderungen eingestellt haben. Von diesen bleibt das centrale Arterienstück, das zwar mit Blut gefüllt, aber nicht regelrecht durchströmt und ernährt wird, nicht ganz verschont. Aber ähnlich ist es vermuthlich, wenn die Verengerung relativ zeitig, wie in Leber's Fall[1] schon nach 8 Tagen constatirt wurde; reichen doch unter Umständen wenige Tage einer mangelhaften Circulation hin, um den Gefässschwund einzuleiten. Von anderen Möglichkeiten wäre zu berücksichtigen, dass der Pfropf Anfangs vielleicht centralwärts von der fraglichen Stelle sass und erst nachdem die Gefässdegeneration bereits begonnen hatte, an den Ort wanderte, wo er gefunden wurde, ein Vorgang, der auf Grund der später folgenden Erörterungen denkbar wäre. Auf keinen Fall zwingt die Erscheinung zu der Annahme, dass noch ein zweiter Embolus weiter rückwärts sitzt, woran man ja ebenfalls denken muss, wenn der betreffende Arterienast nicht in seiner ganzen Länge bis zum Ursprung, bis zum nächst höheren normalen Ast hinauf zu übersehen ist. Noch weniger wäre dadurch eine Auffassung gerechtfertigt, nach welcher es sich vielleicht gar nicht um Embolie, sondern um eine primäre Gefässwanderkrankung mit Thrombose handelte. — Die gleiche Verschmälerung, die gleiche Wanddegeneration wird nun bei Stammembolie centralwärts vom Embolus, soweit die ruhende Blutsäule reicht, zur Entwickelung kommen können; die vorliegenden positiven Sectionsbefunde der Art sind freilich nicht streng beweisend.

den hier beigesetzten Nummern anführen. Der Fall, um den es sich jetzt handelt, ist Nr. 14.

[1] Gräfe-Sämisch. V. S. 544.

Die Ungleichmässigkeit der Arterienfüllung kann sich weiterhin darin zeigen, dass bei Embolie des Stammes ein Theil der Arterien ganz blutleer ist, während die übrigen nur verdünnt sind. Die Ursache hiervon ist bei der Gleichheit der übrigen Bedingungen der Gefässbreite in dem verschiedenen Widerstand der einzelnen Arterien gegen die Compression zu suchen; ebenso könnten, falls bereits ein neuer Blutzufluss besteht, die beschriebenen Hindernisse der Wiederfüllung oder die Schrumpfung in dem einen Theil der Gefässe stärker entwickelt sein als in dem anderen, wenn dann nicht der Grund einfach der ist, dass der Embolus, an der Theilungsstelle sitzend, den einen Hauptast weniger als den anderen verlegt.

Viel häufiger macht sich ein Gegensatz zwischen verschiedenen Abschnitten desselben Gefässes bemerklich. In einer grösseren Zahl von Fällen bin ich der Angabe begegnet, dass die Arterien nach Embolie auf der Sehnervenscheibe besonders dünn und nach der Gefässpforte hin zugespitzt erscheinen, dass sie aber in der Netzhaut an Breite etwas zunehmen und in der Peripherie noch besser gefüllt sind. Auch sonst, nicht bloss nach dem Aequator hin, können in der Retina verhältnissmässig breite Aestchen bei grösserer Enge der Hauptzweige sichtbar sein. Nicht selten aber fallen namentlich in der Gegend des gelben Fleckes kleine Arterien durch ihre Füllung auf, während alle übrigen leer oder sehr schmal sind. Der zuletzt genannte Unterschied ist zum Theil nur ein scheinbarer, weil auf der grauweissen Trübung dieser Gegend sonst unsichtbare feine Gefässe, ohne besonders gefüllt zu sein, scharf hervortreten können. Doch liegt manchmal thatsächlich eine Ueberfüllung vor. Für diese könnte man vielleicht eine ungleich stärkere anämische Wandalteration an den betreffenden kleinen Gefässen verantwortlich machen. Wichtiger scheint aber der verschiedene Widerstand der einzelnen Gefässabschnitte gegen den intraocularen Druck zu sein, worauf später noch genauer eingegangen werden soll. Der Unterschied braucht nicht immer in gleicher Weise hervorzutreten. So waren einmal die 4 grossen Arterienäste auf der Papille und ihre Zweige in der Peripherie blutleer und beinahe unsichtbar, dagegen ein dazwischen liegendes Stück „fast strotzend“ gefüllt. Oefters aber heisst es ausdrücklich, dass die stark verdünnten arteriellen Blutsäulen wie unter physiologischen Verhältnissen von ihrem Ursprung an mit der fortschreitenden Theilung allmählich an Breite abnehmen, bis sie ganz verschwinden.

Die Zuspitzung der Arterien nach der Gefässpforte hin soll nach manchen dadurch zu Stande kommen, dass die secundäre Gefässschrumpfung an der Papille beginnt und von da allmählich nach der Peripherie hin fortschreitet. Dies gilt aber für die meisten Fälle sicher nicht, da die eigenartige Verengerung schon frühzeitig, wenige Stunden nach der Embolie anzutreffen ist und andererseits bei neuem Blutzufluss leicht einer gleichmässigen Füllung Platz macht. Nur in einigen seltenen Fällen scheint in der That die secundäre Arteriitis, die Verdickung der Gefässwand mit Einengung des Lumens zuerst und vorzugsweise an den papillaren Arterienenden aufzutreten, wie sie sich überhaupt nicht immer gleichmässig über alle Arterien ausbreitet. Wenigstens beschränkt sie sich manchmal bei leidlicher Blutzufuhr auf einzelne Aeste oder befällt nur kurze Abschnitte beliebiger Zweige, während im Uebrigen das Centralgefässsystem anscheinend ganz normal bleibt. Einen derartigen Befund lieferte z. B. die anatomische Untersuchung in Schnabel's Fall II, und im ophthalmoskopischen Bild solcher Fälle zeigte sich natürlich eine Ungleichmässigkeit der Gefässfüllung insofern, als die Blutsäule stellenweise eingeschnürt oder nur in einzelnen Aesten auf längere Strecken hin verjüngt erschien. In ähnlicher Weise würden sich kleinere Bruchstücke der Pfropfmasse und Gerinnsel bemerklich machen, wenn sie sich, wie es bei einigen Sectionen gefunden wurde, die Gefässlichtung verengend, hie und da in den Arterien peripherwärts vom eigentlichen Embolus festsetzen.

Die völlig unvermittelten Durchmesseränderungen ferner, welche zuweilen an den Arterien zu Tage treten in der Art, dass auf eine äusserst schmale Blutsäule der ganzen centralen Strecke plötzlich eine beträchtliche Verbreiterung, eine anscheinend normale Füllung folgt, hängen mit denselben Vorgängen, die wir bisher wirksam fanden, wie Verklebung der Innenfläche des Gefässes, Auflagerungen und dergleichen zusammen; die Arterie öffnete sich dem Blutstrom, der nach einiger Zeit wieder eindrang, an einer Stelle weniger gut als an einer anderen. Die unnöthige und fast unphysiologische Annahme einer Communication zwischen Netzhaut- und Aderhautgefässen an der Stelle der Gefässerweiterung ist wohl allgemein verlassen. — Solche Beobachtungen ungleichmässiger Füllung waren es übrigens, welche zu der oben ausgesprochenen Ansicht führten, dass nicht allein das Missverhältniss zwischen Blutdruck und intraocularem Druck, sondern auch secundäre Wandveränderungen die nachträgliche Dilatation der Netzhautgefässe oder überhaupt die Circulation zu verhindern vermöchten.

Eine weitere Ungleichmässigkeit der Arterienfüllung besteht endlich darin, dass die Blutsäule unterbrochen erscheint. Die Unterbrechungen treten in zwei Formen auf, einmal so, dass sich der dünne Blutfaden von der Papille her allmählich verliert, dass er aber weiterhin in einiger Entfernung oder erst ganz in der Peripherie in der ursprünglichen Verlaufsrichtung des Gefässes wieder auftaucht, oder auch so, dass einzelne Gefässchen, besonders an der Macul. lut., sichtbar werden, ohne eine Verbindung mit grösseren Aesten erkennen zu lassen. Zwischen diesen Unterbrechungen und den anderen Arten der ungleichmässigen Füllung scheint kein wesentlicher Unterschied zu bestehen; sie sind in der Hauptsache von der (primären oder der secundär veränderten) Beschaffenheit der Gefässwand abhängig und werden ausserdem öfters nur vorgetäuscht dadurch, dass Trübungen den Blutgehalt verdecken. Anders bei der zweiten Form. Hier hört die rothe Blutsäule, welche immer wenigstens etwas, manchmal aber stark verschmälert ist, plötzlich, ohne sich zuzuspitzen, auf, beginnt aber nach einer kurzen Strecke, die einem oder mehreren Gefässdurchmessern gleichkommt, wiederum ganz unvermittelt in derselben Breite, um dann noch einmal oder häufiger eine ähnliche Unterbrechung zu erfahren. Das Gefäss ist an den Lücken in der rothen Blutsäule nicht etwa leer, sondern es wechseln nur gefärbte und ungefärbte Strecken des Gefässinhaltes mit einander ab. Dies geht schon aus der beschriebenen Form der scheinbaren Unterbrechungen klar hervor, falls die Blutsäule nicht im Ganzen sehr schmal ist; zuweilen war aber an den deutlich sichtbaren Wandungen die Constanz des Gefässcalibers unmittelbar zu erkennen und ein weiterer Beweis ergiebt sich aus den noch zu besprechenden Erscheinungen der Circulation und anderem. Die Scheidung des Blutes in rothe und farblose Cylinder ist viel häufiger in den Venen als in den Arterien zu bemerken. In einem Anhang am Schluss des Abschnittes über die Venenfüllung werde ich hierauf zurückkommen.

Venenfüllung. Die Venen verhalten sich nach Embolie der Centralarterie vielfach den Netzhautarterien ähnlich. Ist der Blutstrom nicht vollkommen abgesperrt, so können die Venen ebenso wie die Arterien, unter annähernder Beibehaltung des physiologischen Breitenunterschiedes zwischen beiden, mässig oder fast normal gefüllt sein. Oder beide sind bei totalem Verschluss der Hauptschlagader in gleicher Weise blutleer oder blutarm und die Füllung nimmt von der Papille nach dem Aequator hin sehr rasch ab. Auch der nachträgliche Gefässschwund entwickelt sich gewöhnlich an den Venen wie an den Arterien, nur anscheinend immer ohne gleich starke sichtbare Wandveränderungen. Die Bedingungen der Gefässbreite, die primären wie die secundären, sind eben für beide Gefässarten im Wesentlichen dieselben.

Indessen macht sich oft eine Differenz zwischen beiden geltend. Zuerst kommt an den Venen häufiger eine ungleichmässige Füllung vor. So ausnahmsweise einige Unregelmässigkeiten, ampullenartige Erweiterungen oder zackige Begrenzung der Blutsäulen, auch mehrmaliger Wechsel von stark gefüllten und ganz schmalen Partien. Die breiten Stellen verschwinden sofort mit der Zunahme der Gefässfüllung, sie bilden nur scheinbare oder relative Erweiterungen und sind nur weniger verengt als die benachbarten Strecken, vermuthlich deshalb, weil sie gegen Compression weniger nachgiebig waren; das grössere Caliber der Venen und damit die Gefässwand im weiteren Sinne macht vielleicht ein solches Verhalten eher möglich. — Insbesondere aber ist eine Zuspitzung der Venen nach der Gefässpforte hin und eine periphere Breitenzunahme, fast bis zur Norm, nicht selten. LIEBREICH[1] spricht sich auf Grund von 6 eigenen Beobachtungen dahin aus, dass diese Art der Venenfüllung „meist" angetroffen wird. Ausserdem wurde sie, wie ich unter den 200 Fällen, die mir zu Gebote stehen, gefunden habe, noch in wenigstens 24 Fällen ausdrücklich beschrieben, an den Arterien viel seltener. Ferner zeigt sich die Differenz zwischen grossen und kleinen Venen wie bei den Arterien namentlich durch die „Injectionsbilder" in der Gegend des gelben Fleckes. In etwa 25 Fällen von Embolie waren im Gegensatz zu der allgemeinen Blutarmuth der Netzhaut die Gefässe der Macul. lut., Arterien und Venen nicht immer unterscheidbar, sehr deutlich, wohlgefüllt, bis zur Fov. centr. reichend, zu sehen. In der Hälfte dieser Fälle traf damit die Zuspitzung der papillaren Venenenden zusammen. Die Zahl derartiger Gefässchen an der Macula ist sehr wechselnd. Während oft nur 2 oder 3 wahrgenommen werden, bildet LIEBREICH[2] in einem Fall 7 ab; v. REUSS[3] hat von 2 Emboliefällen Zeichnungen des Augenhintergrundes geliefert, in welchen gerade so je 7 Gefässchen bis in die nächste Nähe der Fovea verfolgt werden können. Er erwähnt dabei, dass er in seinem eigenen linken Auge entoptisch auch 7 grössere Maculaäste zählt, in dem rechten dagegen nicht so viel. Als ich darauf hin eine früher entworfene Skizze der Aderfigur meines rechten Auges ansah, fand ich ebenfalls 7 Stämmchen in der Gegend des gelben Fleckes, nach dessen Mitte hin gerichtet, verzeichnet. — Wie schon gesagt, wird die Sichtbarkeit der Venen und Arterien an der Macul. lut. nach Embolie oft durch die grauweisse Trübung der Netzhaut begünstigt. Gewöhnlich aber ist ausserdem ihre Füllung im Vergleich zu den grossen Gefässen eine zu starke, und sicher besteht zuweilen sogar eine Ueberfüllung. Eine solche Hyperämie kleinster Zweige kann sich nun ebensogut an beliebigen anderen Stellen der Retina entwickeln und endlich sind ausnahmsweise auch die Venen, welche auf der Sehnervenscheibe äusserst dünn erscheinen und ausserhalb derselben breiter werden, in ihren feinsten Zweigen in der Peripherie stellenweise sogar über die Norm ausgedehnt.

---

[1] *Deutsche Klinik.* 1861. Nr. 50.

[2] *Atlas der Ophthalmoskopie.* Taf. 8. Fig. 4 und 5.

[3] *Archiv für Ophthalmologie.* 27. 1881. 1. S. 21.

Worauf beruht aber der Füllungsunterschied, der sich in der geschilderten Weise an Gefässen ungleichen Durchmessers bemerkbar machen kann?

Wenn man auf das normale Auge einen Druck ausübt, so verengern sich die Netzhautgefässe, zuerst und vorzugsweise die grossen auf der Papille und noch ein Stück jenseits derselben. Mit wachsendem Druck nimmt die Gefässfüllung weiter ab. Schliesslich werden die Gefässe sämmtlich blutleer, bis auf die kleinen Venen, welche bis zuletzt einen Blutgehalt wahrnehmen lassen. Eine künstliche Steigerung des intraocularen Druckes fördert also ähnliche Unterschiede zwischen grossen und kleinen Gefässen, wie sie nach Embolie beobachtet werden, zu Tage, sowohl die Zuspitzung der papillaren Enden, als auch die alleinige Füllung kleiner Zweige — freilich keineswegs gesetzmässig; denn immer verschwinden zahlreiche kleine Gefässe vollständig und oft schon ganz im Anfang oder die Verschmälerung der grossen erfolgt häufig durchaus gleichmässig und namentlich beschränkt sich die Zuspitzung gern auf die Venen u. s. w.; aber ganz ebenso ist es ja nach Embolie. Differenzen im Blutdruck an den verschiedenen Stellen sind nun nicht die Ursache der Erscheinung, schon deshalb nicht, weil sich die Arterien sonst gerade in entgegengesetztem Sinne ändern müssten. Es kann demnach nur die Beschaffenheit der Gefässwand, ihr Widerstand gegen die Compression das Maassgebende sein, und in dieser Beziehung ist wenigstens eine anatomische Eigenthümlichkeit besonders hervorzuheben, dass nämlich die Centralgefässe auf der Papille ziemlich frei nahe unter der Limitans int. liegen, in der Retina dagegen tiefer in die Nervenfaserschicht eingebettet sind. So lange sich in Bezug auf die Ausdehnung der Netzhautgefässe der Blutdruck in diesen und der intraoculare Druck das Gleichgewicht halten, tritt die Gefässeigenthümlichkeit nicht zu Tage, wohl aber, wenn letzterer überwiegt und zwar nicht bloss bei Erhöhung desselben, sondern auch bei Herabsetzung des Blutdruckes. Schon der Umstand, dass sich der pulsatorische Collaps der Venen und auch die intermittirenden Arterienverengerungen gewöhnlich auf die Nähe der Gefässpforte beschränken, findet wenigstens zum Theil in dem ungleichen Widerstand der Gefässwandungen gegen die Compression seine Erklärung. Andauernde Verminderung des allgemeinen Blutdruckes bei Kranken oder doch des Carotidendruckes, z. B. nach doppelseitiger Carotisunterbindung kann sich darin äussern, dass die Pulserscheinungen, spontan oder künstlich, viel leichter auftreten, dass ferner schon ein ganz schwacher Fingerdruck aufs Auge genügt, um das eben geschilderte Bild der Gefässverengerung hervorzurufen, doch auch darin, dass sich jenes Bild von selbst darstellt; dann könnte jedoch der Druck in den Centralgefässen zugleich durch einen localen Process, wie Compression des Arterienstammes durch Oedem herabgesetzt sein, was im einzelnen Fall zu beachten wäre. Eine gleichzeitige Abnahme des intraocularen Druckes ist zwar in den Fällen, wo der allgemeine Blutdruck stark sinkt, zu erwarten, fällt aber verhältnissmässig gering aus, sodass sie gewöhnlich nicht einmal fühlbar wird, und ändert nicht viel an der Compressionswirkung. Erlischt diese vermuthlich doch nicht einmal sofort mit dem Tode, wo es ebenfalls vorkommt, dass die Netzhautgefässe überhaupt dünner, nach der Papille hin aber und auf dieser blutleer werden und dass sich schliesslich alle Gefässe bis auf die kleinen Venen zu entleeren scheinen. Auffallend wird der Gegensatz zwischen grossen und kleinen Gefässen namentlich da, wo der arterielle Blutstrom bei unveränderter Höhe des intraocularen Druckes ganz oder fast ganz unterbrochen ist, wie bei Embolie, natürlich, um es nochmals zu betonen, nicht in allen Fällen und nicht an allen Gefässen derselben Netzhaut.

Wenn dann einmal kleine Gefässe bei Verengerung der grossen sogar eine Ueberfüllung zur Schau tragen, so handelt es sich, wie es scheint, lediglich um dieselben Ursachen. Schon unter physiologischen Verhältnissen ist etwas ähnliches möglich: peripherwärts von den Venenstrecken, welche durch Fingerdruck auf den Augapfel oder beim gewöhnlichen Venenpuls collabiren, staut sich das Blut manchmal sichtlich an. Ferner hat Knapp[1] in einem Falle von traumatischem Bluterguss in die Orbita, durch welchen wahrscheinlich beide Centralgefässe nahezu vollständig comprimirt wurden, beobachtet, dass bei Druck auf den Bulbus das Blut in den stark gefüllten Venen von der Papille aus nach dem Aequator hin strömte und bei Nachlass des Druckes wieder zurückkehrte. Die Arterien waren an sich schon sehr schmal; bei Verstärkung des Druckes wurden auch sie blutleer, ob in der Weise wie die Venen, wird leider nicht mitgetheilt. Also bei einem Druck, der die grossen Gefässe (Venen) entleert, scheint recht wohl eine stärkere Anfüllung der kleineren möglich zu sein, wenn sie auch selbstverständlich nicht immer erfolgen muss. Und so ist es denkbar, dass durch den normalen intraocularen Druck bei äusserster Herabsetzung des Blutdruckes, bei Embolie, die grösseren Gefässe zusammengedrückt werden, während die kleinen offen bleiben und gefüllt, vielleicht sogar überfüllt, erscheinen. Nebenbei wird diese Füllungsdifferenz, wenn sie einmal vorhanden ist, zuweilen vielleicht noch durch zwei weitere Factoren gefördert oder gesteigert: in den comprimirten papillaren Enden sind Verklebungen der Innenfläche möglich, die in den gefüllten peripheren Strecken fehlen; in Folge dessen können erstere trotz einiger Ver-

[1] *Archiv für Ophthalmologie.* 14. 1868. 1. S. 218.

stärkung des Blutstromes gelegentlich weiterhin eng bleiben, letztere dagegen dehnen sich noch mehr aus und zwar um so leichter, wenn sich inzwischen eine anämische Wandalteration ausgebildet hat, die an den Gefässabschnitten, wo Theile der Innenfläche fester aneinander haften, zunächst nicht zur Geltung kommt.

Es sind noch einige andere Erklärungen für dieses Symptom versucht worden. So heisst es z. B. bei Magnus (l. c.): Das zuletzt vor der Embolie in das Auge hineingeworfene Blut wird „unter dem Einfluss der ihm noch innewohnenden Kraft zwar noch ein Stück in die Retinagefässe hineingetrieben werden müssen; da aber diese treibende Kraft gar bald aufgebraucht sein wird, so kann sie in den peripherischen Theilen der Netzhautgefässe nicht mehr zu einer weiteren Fortbewegung ausreichend sein und somit wird sich hier eine Stockung und Anhäufung von Blut entwickeln müssen. Sowohl die Capillaren wie die ihnen benachbarten arteriellen und venösen Gefässe werden also den centralen grösseren Gefässstämmen gegenüber einen ganz erheblichen Blutreichthum aufzuweisen haben, der sich ophthalmoskopisch durch eine auffallende Leere der centralen und Anfüllung der peripheren Gefässabschnitte charakterisiren wird." — Eine Widerlegung ist überflüssig. Ich erinnere übrigens an die zweite anders lautende Erklärung, welche Magnus an einer späteren Stelle seiner Arbeit für ganz dasselbe Symptom giebt; es handelt sich da um Fälle von angeblicher „Apoplex. nerv. opt." Ferner wurde schon erwähnt, dass man einen Zusammenhang mit secundärer Gefässschrumpfung angenommen hat; doch war diese sicher nur in sehr wenig Fällen von Einfluss und was die Venen betrifft, überhaupt zweifelhaft. Meyhöfer[1] geht sodann von der Behauptung aus, dass der Einfluss der Aspiration, durch welche nach dem Aufhören des Blutzuflusses in der Arterie noch etwas Blut aus den Venen herausgetrieben, „förmlich ausgesogen" wird, nach der Peripherie hin mehr und mehr abnehme und dass deshalb, wenn schliesslich kein Blut mehr aus den Venen herausbefördert wird, die peripheren Theile derselben noch eine stärkere Füllung zeigen können als die centralen. Allein damit ist gar nichts erklärt. Bei „Aspiration" des Venenblutes kann man doch nur an den bekannten Druckunterschied in den grossen Venen (z. B. am Herzen) und in der Peripherie denken. Dieser ist aber im Allgemeinen um so grösser, je weiter nach der Peripherie hin der Venenabschnitt liegt, den man mit ein und demselben centralen Punkte vergleicht. Es wäre also erst zu erläutern, warum nach Embolie und speciell in der Netzhaut der Einfluss der Aspiration peripherwärts schwächer wird, was Meyhöfer eben ohne jeden Beweis behauptet. Zu

[1] Meyhöfer, *Ueber Embolie der Art. centr. ret.* Diss. Königsberg 1873.

dem Zweck muss man die einzelnen Ursachen des Blutdruckes in den Netzhautvenen unmittelbar nach der Embolie, also im Wesentlichen die Spannung der Wand und die Compression durch den intraocularen Druck näher ins Auge fassen. Für das letztgenannte Moment in Verbindung mit den Widerstandsdifferenzen glaubte ich mich entscheiden zn müssen. Allerdings habe ich auch von einer Mitwirkung der secundären Wanderschlaffung gesprochen, aber in anderem Sinne; dass sie an den grossen und kleinen Gefässen ungleich stark entwickelt wäre und so die verschiedene Füllung derselben erklärte, erschien fraglich oder höchstens in beschränktem Maasse möglich. Andererseits hat man den Grund doch in einer stärkeren Contraction der grossen Gefässe gegenüber den kleinen gesucht. Obwohl diese Ansicht zuerst gerade für die Venen geltend gemacht wurde, ist sie, wie schon oben bemerkt, meines Erachtens für diese vollkommen hinfällig, da deren Wandungen keine Muskulatur enthalten und da ihre Lichtung in der „natürlichen Form“ unmöglich nur minimal ist, am allerwenigsten gerade auf der Papille. An den Arterien könnte sich bei der Art der Vertheilung der Ringmuskeln über dieselben die Muskelcontraction in Zuspitzung der Blutsäule nach der Gefässpforte hin äussern; letztere brauchte bei der wechselnden Entwickelung der Muskulatur vielleicht gar nicht constant zu sein. Allein man kommt ohne die Annahme einer Compression doch nicht aus, einer Compression nicht bloss der kleineren muskellosen Arterien und der Venen, sondern auch der grossen Arterienstämme, da ja ein Krampf, der diese vollkommen verschliessen könnte, nach Embolie unwahrscheinlich ist. Dagegen gestatten die Differenzen im Widerstande der Gefässe gegen die Compression, welche natürlich nicht immer in derselben Weise ausgeprägt sind und die sich an den Venen häufiger als an den Arterien offenbaren, eine einheitliche Erklärung.

Die Füllung der Venen wird also häufiger als die der Arterien eine ungleichmässige, wahrscheinlich vorwiegend wegen des grösseren Calibers und der damit zusammenhängenden Beschaffenheit der Gefässwand. Ein zweiter Unterschied besteht darin, dass das physiologische Breitenverhältniss zwischen Venen und Arterien nicht selten wesentlich abgeändert erscheint.

In einer kleinen Zahl von Fällen sind bei nahezu normaler Arterienbreite die Venen auffallend dünn, in ihrem ganzen Verlauf oder doch nach dem papillaren Ende hin. Die Strombehinderung durch den Embolus ist dann nicht schon an den Arterien, sondern erst an den Venen kenntlich und es macht den Eindruck, als ob hier der Capillarwiderstand irgendwie erhöht sein müsste und nur wenig Blut in die Venen gelangen liesse, während die Dilatation der Arterien bei dem fortdauernden schwachen

Zufluss durch die anämische Wandalteration erleichtert ist. Eine andere Ursache ist mir nicht wahrscheinlich. Von einem abnorm hohen Einfluss der „Triebkräfte der Venenentleerung“ darf man wohl von vornherein absehen. Unter den secundären Bedingungen der Gefässbreite kommen hier Verklebungen der Innenfläche und die Vasculitis obliterans in Frage. Erstere sind aber auszuschliessen, weil es möglich zu sein scheint, dass sich die Verengerung erst nachträglich ausbildet, wenn sie auch meist schon frühzeitig vorhanden war. Dass es sich jedoch trotzdem nicht um Schrumpfung handelt, ergiebt sich aus den Fällen, in welchen die Füllungsdifferenz, wohl unter Abnahme der Stromhindernisse in den Capillaren und an der verengten Arterienstelle, bald wieder ausgeglichen wurde, und vor allem erleiden die Venen in der Regel keine stärkere Vasculitis als die Arterien. Im Gegentheil entwickelt sich öfters die Schrumpfung erst viel später und in geringerem Grade an den Venen.

Diese erscheinen dann manchmal im Vergleich zu den geschrumpften Arterien auffallend breit, es kommt so zu einem neuen, dem soeben besprochenen gerade entgegengesetzten Füllungsunterschied zwischen Arterien und Venen, zu einer relativen venösen Hyperämie.

Eine solche findet sich jedoch auch bereits zu einer Zeit, wo die anämische Arteriitis kaum merklich entwickelt sein kann, in den allerersten Tagen, und ist dabei öfters sehr deutlich ausgeprägt in der Weise, dass die Venen sämmtlich oder nur zum Theil zwar einen etwas verminderten Durchmesser zeigen, aber viel breiter sind, als die schmalen Arterien dem physiologischen Unterschied entsprechend erwarten lassen; zuweilen konnte vorher ein Stadium beobachtet werden, in welchem sich die Gefässe genau so verhielten, mit der einzigen Abweichung, dass die papillaren Venenenden zugespitzt waren. Worauf diese Art der Venenhyperämie beruht, ist nicht leicht zu sagen. Wie Erschwerung des Abflusses im Venenstamme sieht das Bild nicht aus, und namentlich sprechen die zuletzt erwähnten Beobachtungen dagegen. Ungewöhnliche Differenzen im Widerstand gegen die Compression wären denkbar. Für wahrscheinlicher halte ich es aber, dass in solchen Fällen die anämische Wandalteration und Erschlaffung unbedeutend an den Arterien, an den Venen aber stark war — wobei noch vorausgesetzt werden muss, dass der Capillarwiderstand keine abnorme Höhe besass.

Ist letztere Bedingung erfüllt, so führt eine sämmtliche Gefässe in gleichem Grade treffende Wandalteration zu gleichmässiger relativer Ueberfüllung der Arterien und der Venen, die nur einen Breitenunterschied aufweisen, der dem normalen parallel geht. Eine auf gleiche Weise entstandene allgemeine absolute Hyperämie der Venen, wie sie nach vollkommener Beseitigung einer kurzdauernden Embolie vorübergehend auftreten könnte, scheint dagegen ebensowenig wie die arterielle gesehen worden zu sein. In meinem Falle war die mässige Venenerweiterung schon hinreichend durch die fühlbare Abnahme des intraocularen Druckes begründet.

Nach den Beobachtungen bei Embolie anderer Endarterien wäre noch auf ganz anderem Wege eine Venenüberfüllung zu erwarten, nämlich durch rückläufigen Venenstrom. Man hat sämmtliche Fälle von Embolie der Centralarterie in solche mit und in solche ohne „Fluxionserscheinungen" eingetheilt und die „Fluxion" von einer rückläufigen Anschoppung hergeleitet, aber ohne genügenden Grund und nicht ohne den Thatsachen Zwang anzuthun. Im Vorstehenden wurden die Ursachen erörtert, auf welchen wahrscheinlich die verschiedenen Formen der Hyperämien beruhen. Dabei war immer die normal gerichtete Circulation vorausgesetzt, ein rückläufiger Venenstrom kam überhaupt nie in Frage. Derselbe bleibt eben nach Embolie des Arterienstammes, wie es scheint, immer aus und eine nähere Betrachtung lehrt auch, dass es wahrscheinlich gar nicht anders sein kann.

Der Rückstrom hat einen Druckunterschied zur Voraussetzung, der dem normalen gerade entgegengesetzt ist. Im Augenblick der Embolie ist zunächst der Blutdruck hinter dem Pfropf, in den aus der Circulation ausgeschalteten Gefässen, noch hoch, weit höher als in derjenigen Vene, in welche die aus dem Emboliegebiet stammende Vene mündet, und zwar rührt jetzt der Druck im Allgemeinen nur noch von der Gefässspannung her. Die Vene des Emboliegebietes entleert sich deshalb gerade noch bis zum vollkommenen Ausgleich des Druckunterschiedes, aber auch nicht mehr. Ein rückläufiger Venenstrom ist jetzt nicht möglich, auch nicht durch etwaige Drucksteigerung in den benachbarten Venen in Folge von collateraler Fluxion, da diese von vornherein auftreten und so nur den Grad der zurückbleibenden Gefässfüllung bestimmen würde. Andere Ursachen einer nachträglichen Drucksteigerung kommen als zufällig vor der Hand nicht in Betracht. Der Rückstrom beginnt erst dann, wenn der Druck in der Vene des Emboliegebietes noch weiter sinkt, wenn seine Ursache, die Gefässwandspannung, an Kraft verliert, wenn die Wandung in Folge der „Anämie" erschlafft. So ist es aber nur da, wo sich die Vene ausschliesslich in Folge ihrer Zusammenziehung entleerte. Treibt man den Inhalt einer klappenlosen Vene z. B. durch Compression noch ganz aus, so wird sie sich bei Nachlass des Druckes durch rückläufigen Strom gewöhnlich wieder wie vorher füllen. Nach Embolie der Art. centr. ret. nun war es vornehmlich die Compression durch den intraocularen Druck, wodurch die Venen leer wurden. An diesem ändert sich aber hinterher nichts Wesentliches. Wie er Anfangs den Abfluss herbeiführte, so hält er dauernd den Rückfluss fern. Hätten sich die Venen hauptsächlich durch Contraction entleert, so wüsste ich nicht, mit welchem Recht man das Ausbleiben des rückläufigen Venenstromes auf den intraocularen Druck zurückführen wollte. Wer dies doch thut, muss vorerst die bedeutende Compressionswirkung, der die Netzhautgefässe schon bei der Entleerung unterliegen, anerkennen.

Man könnte einwenden, dass der rückläufige Venenstrom nach Punction der vorderen Kammer oder nach Iridectomie, also nach Herabsetzung des intraocularen Druckes vermisst wird und deshalb nicht durch letzteren verhindert sein kann. Allein eine schnelle Entwickelung desselben ist ja hier wie überall gar nicht zu erwarten. Inzwischen aber stellt sich die Spannung des Augapfels mindestens zum Theil wieder her. Es ist schon kaum anzunehmen, dass bald nach der Operation gar kein Druck mehr auf den Netzhautgefässen lastet; spontan namentlich durch Muskelcontractionen und künstlich durch den Verband hervorgerufen, braucht derselbe dem niedrigen Blutdruck in der Centralvene gegenüber keine beträchtliche Höhe zu erreichen, um eine rückläufige Füllung zu vereiteln. Sodann verklebt die Wunde gewöhnlich schnell und die Ansammlung neuen Kammerwassers lässt meist nicht lange auf sich warten; z. B. notirte Schultén[1] bei einem Kaninchen vor der Punctio corneae 17 mm Hg-Druck, 5 Min. nach derselben 6 mm, nach 20 Min. 10 mm, nach 1 Stunde 15 mm. Weiterhin aber werden sich nach einiger Dauer der Anämie und Compression, in geringerem Grade auch schon frühzeitig, neben den gewöhnlichen Widerständen noch andere besondere Hindernisse, Verklebungen der Gefässwände u. s. w. dem Rückstrom entgegenstellen, ebenso wie sie oft schon den normal gerichteten Strom in den Arterien aufhalten. Endlich ist überhaupt zu bedenken, dass nicht selten frühzeitig eine regelrechte Circulation wiederkehrt.

Der rückläufige Venenstrom kommt somit nach Embolie des Stammes der Centralarterie nicht zur Beobachtung. Gilt nun für Astembolien dasselbe? Wo sich die Centralvene erst ausserhalb des Auges aus ihren Hauptästen zusammensetzt, die demzufolge nicht in ihrem ganzen Verlauf unter der Compressionswirkung stehen, könnte sich — die einschlägigen Beispiele sind nicht sicher — bei Verstopfung eines arteriellen Hauptastes die zugehörige Vene ebenso wie bei Stammembolie verhalten. Die Verbindungen der Venen an der Ora serrata sind beim Menschen sehr gering entwickelt und scheinen ganz ohne Einfluss auf die Füllung zu bleiben. Wenn dagegen die Vene des Emboliegebietes bis zu ihrer Mündung in eine gut gefüllte, regelrecht durchströmte Vene und letztere

[1] *Archiv für Ophthalmologie.* 30. 3. S. 71.

selbst in gleicher Weise dem intraocularen Druck ausgesetzt sind, gestalten sich die Verhältnisse anders. Dann kann sich die Vene unmittelbar nach der Arterienverstopfung nicht so weit entleeren wie bei Stammembolie, da nun vorzugsweise die Contraction des Gefässes für die Breite bestimmend ist, und mit der anämischen Erschlaffung der Wand wird der Gefässinhalt von den benachbarten Venen her noch zunehmen. In der That scheinen die spärlichen Angaben, die ich über die oft gar nicht erwähnten Venen bei Astembolie gefunden habe, diesen Voraussetzungen vollkommen zu entsprechen. Die Venen sind wenig verschmälert oder von normaler Breite und in mehreren Fällen selbst überfüllt und geschlängelt. Wenn dies nicht ausnahmslos zu beobachten ist und wenn ich sogar eine hochgradige Verengerung nicht für unmöglich halte, so lassen sich dafür mehrere Gründe anführen. Zuerst erinnere ich daran, dass in der Netzhaut die Arterien- und Venengebiete oft nicht genau übereinstimmen. Die Vene des Emboliebezirkes hat sicher nicht selten noch Blut aus der Nachbarschaft abzuführen, wodurch der rückläufige Strom, aber je nach den Umständen auch die anämische Wanderschlaffung und damit eine Dilatation verhindert wird; dann erscheint also die Vene ein wenig oder stärker verengt, wenn auch nicht in allen Verzweigungen. Andererseits wäre auf diese Weise, selbst wenn sich die Venenhauptäste erst ausserhalb des Bulbus vereinigen, bei Embolie einer Hauptarterie eine geringe oder sogar übermässige Füllung der zugehörigen Hauptvene möglich, da vielleicht von einer Art. median. her noch Blut zufliesst. Aber abgesehen hiervon kann gelegentlich die Schwere fördernd auf den Abfluss und hemmend auf den Rückstrom einwirken. Ferner wird die Vene in Folge der anämischen Gefässatrophie nachträglich in einen dünnen Blutfaden umgewandelt sein können, wiewohl gerade hier die Dilatation und Schlängelung der Venen anscheinend öfters sogar dauernd wird. Ist sodann die Astembolie aus einer Stammembolie hervorgegangen, waren also Anfangs sämmtliche Venen blutleer, so findet die rückläufige Füllung der Vene des Emboliegebietes vielleicht schon besondere, durch die temporäre Anämie und Compression bedingte Hindernisse und fällt deshalb nur minimal aus. Endlich sind individuelle Differenzen des Blutdruckes in den Netzhautvenen ebenfalls in Betracht zu ziehen. Meist ist derselbe vielleicht verhältnissmässig hoch, was ich aus dem auffallenden Umstand schliessen möchte, dass die Centralvene, die doch den einzigen Abzugscanal für den retinalen Blutstrom bildet, eine engere Lichtung zu besitzen scheint als der einzige Zufluss, die Arterie. Nach SCHWALBE[1] hat letztere an der Siebplatte ein Caliber von 0,20 mm, die Vene dagegen höchstens ein

[1] GRÄFE-SÄMISCH. I. S. 345 und 346.

solches von 0,139 mm, die Querschnitte der Lichtung verhalten sich also wie 2 : 1, ein Unterschied, der wohl nur zum Theil künstlich durch ungleiche Schrumpfung und Faltenbildung in Folge der Härtung entstanden sein dürfte; die entgegengesetzten Breitenverhältnisse der ophthalmoskopisch sichtbaren Gefässe stehen damit natürlich nicht im Widerspruch.

Hiernach kann sich wahrscheinlich bei Astembolie ein rückläufiger Venenstrom, wenn auch in beschränktem Maasse, entwickeln, erstens in der Weise, dass die relativ starke Füllung, die von vornherein zurückbleibt, allmählich noch etwas wächst, und zweitens so, dass sich nach der Umwandlung einer Stammembolie in Astembolie die völlig entleerten Venenäste des Emboliegebietes, totale Absperrung der rechtläufigen Strömung immer vorausgesetzt, von den anderen Venen her wieder füllen, was jedoch nicht stets zu geschehen brauchte. Handelte es sich aber bei den Astembolien mit normal breiten oder überfüllten Venen thatsächlich um rückläufige Füllung? In einem Theil der Fälle wahrscheinlich nicht. Noch viel leichter als der rückläufige Strom wird hier ein normal gerichteter, selbst wenn er schwach ist, wegen des höheren Blutdruckes zur Dilatation der Venenäste ausreichen. Die beträchtliche Venenbreite sagt noch nichts darüber aus, woher der Inhalt stammt. Die Entscheidung dieser Frage ist aber überhaupt sehr oft schwierig oder gar unmöglich. Von den Emboliesymptomen, die wir bisher kennen lernten, könnte eine gleichzeitige stärkere Ausdehnung der Arterien als Zeichen der Unvollständigkeit des Gefässverschlusses und somit der Existenz einer normalen Blutbewegung angesehen werden. Allein einerseits ist letztere selbst dann nicht ausgeschlossen, wenn die arteriellen Blutsäulen ganz schmal sind, andererseits scheint gerade hier die Arterienbreite noch weniger denn sonst zu Schlussfolgerungen über die Circulation zu berechtigen.

Denn wenn die vorgetragenen Ansichten über die Venenbreite nach Astembolie richtig sind, so dürften sich, um dies zur Ergänzung hier nachzuholen, in solchen Fällen die Arterien ebenfalls nicht vollständig, nicht so weit wie nach Stammembolie entleeren, da hier der Fall eintritt, dass der Blutdruck in den Venen des Emboliegebietes eine verhältnissmässig beträchtliche Höhe beibehält und deshalb der Druckunterschied zwischen Arterien und Venen früher ausgeglichen wird, oder, was zuletzt auf dasselbe hinausläuft, da hier vorzugsweise die Contraction, weniger die Compression die Entleerung herbeiführt. Die thatsächlichen Befunde ergeben nun auch oft deutlich eine reichliche Füllung der Arterien trotz anscheinend totaler Verstopfung. Dies ist jedoch nicht die Regel; nicht selten erreicht die Verengerung höhere Grade, als hiernach vorauszusetzen wäre. Einmal vermögen sich die Arterien mehr als die Venen zusammenzuziehen, so dass erstere im Allgemeinen mehr verengt sein werden als letztere.

Weiterhin muss man stets die Möglichkeit einer secundären Verdünnung durch anämischen Gefässschwund berücksichtigen. Zuweilen könnte ein ungewöhnlich geringer Widerstand gerade der betreffenden Aeste gegen Compression die Ursache sein; die Mitwirkung der Compression ist ja nicht ausgeschlossen, denn der Blutdruck in den Arterien sinkt weit unter die Norm, relativ mehr als in den Venen, und damit ist, wie wir sahen, Gelegenheit gegeben, dass sich Differenzen verschiedener Stellen im Widerstand gegen die Compression bemerkbar machen. Namentlich aber werden sich die Arterien ganz so wie nach Stammembolie verhalten, wenn eben Anfangs eine Stammembolie vorlag und erst später ein Theil der Netzhautgefässe wieder für den Kreislauf frei wurde. Die Arterien, die durch den Embolus auf die Dauer aus der Circulation ausgeschaltet sind, bleiben, einmal entleert, unverändert leer, falls nicht das Blut im Augenblick der Pfropfveränderung doch noch in den dann sofort verstopften Ast einzudringen vermochte. Eine Füllung von den Venen her findet nicht statt, wohl wegen des Capillarwiderstandes, der für den Rückstrom zu hoch ist. So scheint es wenigstens nach den experimentellen Beobachtungen allgemein der Fall zu sein, und speciell für die menschliche Netzhaut ist der Beweis vom Gegentheil nicht erbracht. Wenn sich in den Arterien unter solchen Umständen eine ungewöhnlich starke Füllung der peripheren Enden vorfindet, die sich allmählich dem Centrum nähert, so liegt die Ursache nicht nothwendig in einem rückläufigen Strom, sondern ebenso gut vielleicht darin, dass ein minimaler rechtläufiger Zufluss zu Stande gekommen ist, der zunächst nur zur sichtbaren Füllung der „kleinen“ Gefässe ausreicht, wie ja diese Erscheinung auch da vorkommt, wo an rückläufigen Strom gar nicht zu denken ist. Meyhöfer[1] beobachtete in seinem Emboliefall bei Druck auf den Bulbus eine centripetale Strömung in den Venen und Arterien, also eine Bewegung, die in beiden Gefässarten nach der Papille hin gerichtet war, und diese dauerte in den Arterien bis zur nahezu vollkommenen Entleerung länger als in den Venen. Darin erblickt er einen Beleg für die Möglichkeit einer rückläufigen Arterienfüllung; er meint, „das in den Venen bis dahin noch befindliche Blut wurde, soweit es nicht schon in normaler Richtung entleert war, zurück durch die Capillaren in die Arterien und durch diese aus dem Auge getrieben“. Allein selbst wenn ein derartiger Vorgang in der That stattfand, wovon Meyhöfer nichts gesehen hat und was er nur aus dem späteren Eintritt der totalen Compression der Arterien folgert, so ergiebt sich daraus über das Verhalten des spontanen rückläufigen Stromes bei der Verschiedenheit der Triebkräfte nicht das Geringste.

---

[1] A. a. O. S. 15. 16. 24. 25.

Wo also immer eine Venenüberfüllung nach Embolie beobachtet wird, betrifft sie nur einzelne Aeste oder nur einzelne Abschnitte der Venen. Eine allgemeine Stauung der Netzhautvenen wird stets, ausser allenfalls in der allerersten Zeit nach flüchtiger Embolie, die Diagnose einer Embolie zweifelhaft machen. Ich muss hier nochmals hervorheben, dass die blosse Behinderung der arteriellen Zufuhr — es ist natürlich nur von örtlichen Kreislaufstörungen in einem sehr kleinen Gebiet die Rede — nicht ohne Weiteres eine venöse Hyperämie zur Folge hat. Es ist ein Irrthum, anzunehmen, dass „wenn durch die Verringerung der Propulsionskraft des Arterienblutes auch die Triebkraft des venösen Blutes sinkt“, neben der Verengerung der Arterien „die Venen gefüllter sein sollen als in der Norm“, oder dass die venöse Hyperämie der Netzhaut nur der Ausdruck einer Herabsetzung des Circulationsdruckes im Centralgefässsystem ist. Immer sind noch besondere Ursachen für die Ausbildung einer retinalen Venenstauung nöthig, und wo eine allgemeine venöse Hyperämie der Netzhaut vorkommt, handelt es sich nicht um reine Embolie der Centralarterie oder es ist überhaupt eine andere Aetiologie[1] wahrscheinlicher. Es sind deshalb manche der als Embolie beschriebenen Fälle zum mindesten als zweifelhaft zu bezeichnen, und selbst die viel citirte Beobachtung einer angeblichen flüchtigen Embolie von MAUTHNER[2] erregt einige Bedenken, da bei hochgradiger Verdünnung der Arterien und Erblindung bis auf Lichtschein die Venen, wie es heisst, normal weit waren. Vielleicht gewährt die Krankengeschichte, die mir nicht zugänglich ist, einen Anhalt zur Erklärung dieses immerhin ungewöhnlichen Symptomes. In einem Fall wurde die Diagnose der Embolie trotz der Venenhyperämie durch die Section bestätigt, aber zugleich die Complication festgestellt, welche den Venenabfluss erschwerte oder verhinderte. SICHEL[3] sah nämlich bei einer Herzkranken nach Embolie der Centralarterie zu einer Zeit die Netzhautvenen in der Peripherie von normalem Caliber, gegen die Papille hin aber, besonders in ihrem Bereich, merklich von Blut überfüllt, bei ganz engen Arterien. Hier war ursprünglich das Sehvermögen plötzlich verloren gegangen, bald aber in geringem Grade wiedergekehrt und hatte sich im Laufe zweier Monate noch weiter gehoben, um dann wieder in rapider Weise zu sinken, jetzt mit dem soeben

[1] Compression u. s. w., unter Umständen auch Thrombose der Centralvene; die von ANGELUCCI angegebenen Unterscheidungsmerkmale scheinen nicht ganz zutreffend zu sein.

[2] *Wiener medicinische Jahrbücher.* II. 1873. S. 195. Fall I.

[3] *Arch. de phys. norm. et path.* Bd. IV. 1871 und 1872. S. 83. 207; nach STELLWAG, *Abhandlungen aus dem Gebiet der Augenheilkunde.* 1882; SCHMIDT'S *Jahrb.* 154. S. 64 u. s. w.

geschilderten Augenspiegelbild. Woher die Venenstauung? Der Leichenbefund lehrte, dass die Centralarterie vor ihrem Eintritt ins Auge von einem Körnerhaufen angefüllt wurde; etwa 5 mm hinter der Scleraloberfläche war sie vollständig versperrt und dort auf das Doppelte verbreitert. Von der Vene war daselbst keine Spur zu finden; unmittelbar darüber zeigte sie sich wieder, sehr abgeplattet und verengt, weiterhin etwas erweitert. Es waren also secundäre Vorgänge in der Umgebung eines vorher unvollständig obturirenden Pfropfes in der Centralarterie, welche die Vene zum Verschluss brachten. Welcher Art sie waren, geht aus dem Bericht nicht deutlich hervor. Rein mechanische Ausdehnung der Arterie und Compression der Vene durch einen indifferenten Embolus ist bei dem hohen Grad derselben und nach dem Verlauf der Sehstörung nicht wahrscheinlich; geringe Verengerungen der Centralvene können aber anderen Sectionsergebnissen zu Folge auf diese Weise zu Stande kommen, wenn auch nicht gerade nennenswerthe Venenstauungen daraus zu folgen scheinen. Vielleicht war jedoch in Sichel's Fall der Zusammenhang noch ein ganz anderer, die Obliteration der Centralvene nicht erst eine späte secundäre Erscheinung; denn wie es scheint, waren die Netzhautvenen schon am Tag nach der Erblindung überfüllt und es fanden sich auch in der Retina des anderen Auges Zeichen einer Gefässerkrankung, Blutungen und davon herrührende weisse Fleckchen.

In der Frage der absoluten Venenhyperämie nach Embolie wurde ein Fall von Watson und Nettleship[1] für mich besonders interessant. Ich fand denselben mehrfach citirt mit der Angabe, dass die Embolie durch anatomische Untersuchung nachgewiesen sei. Allein im Hinblick auf die starke Stauung in den Netzhautvenen, von der gleichzeitig berichtet wurde, vermochte ich trotz des angeblichen anatomischen Beweises die Richtigkeit der Diagnose nicht anzuerkennen oder ich musste doch wichtige Complicationen vermuthen. Die ausführlichere Wiedergabe des Falles in Nagel's Jahresbericht[2] bestätigte denn auch meine Annahme. Von den klinischen Symptomen, wie Beschränkung der Augapfelbewegungen ganz abgesehen, fand sich an dem durch Enucleation gewonnenen Präparat ausser einem Pfropf in der Centralarterie, der ein wenig oberhalb der Siebplatte sass (wahrscheinlich nicht Embolus?) ein „altes Extravasat im Sehnerven", ferner „entzündliche Veränderungen im Subvaginalraum, die zu fast gänzlicher Obliteration von dessen Höhlung geführt hatten"; und die Centralvene war mit feingranulirten, weissen Blutkörperchen ähnelnden Zellen erfüllt, ein Befund, „der wahrscheinlich als Thrombose aufzufassen ist."

[1] *Ophth. Hosp. Rep.* VIII. 1875. S. 251. [2] 1875. S. 310.

Endlich erfordert noch der von den Arterien her bekannte Zerfall der Blutsäulen in rothe und farblose Cylinder, der hier viel häufiger (mehr als 30 Fälle), bald nur in einer, bald in mehreren Venen, vereinzelt oder mehrfach, auftritt, eine Besprechung. Diese Eigenthümlichkeit schien mir Anfangs wiederum aus den Cohnheim'schen Versuchen über Embolie einigermaassen verständlich zu sein.

Wenn in der Froschzunge eine Arterie plötzlich durch einen Pfropf verschlossen wird, so steht gewöhnlich vor und hinter dem Embolus eine ruhende rothe Blutsäule. Das centrale ruhende Stück reicht bis zu dem nächst oberen fluxionirten Seitenast. Ist letzterer verhältnissmässig weit und sein Abstand vom Embolus kurz, so können sämmtliche rothe Blutkörperchen des ruhenden centralen Stückes aus diesem durch eine Art Wirbelbewegung allmählich herausgerissen und mit der in den Seitenast geleiteten Strömung fortgetrieben werden, so dass zuletzt das centrale Stück zwar noch gefüllt, aber farblos erscheint. Würde jetzt die Arterie wieder wegsam, so müsste in dem wiederhergestellten regelrechten Strom eine farblose Strecke eingeschaltet sein.

Weit wichtiger als diese Beobachtung ist die folgende: Erfolgt die Verschliessung einer Arterie allmählich, so nimmt mit dem wachsenden Widerstand die Hauptmasse des Stromes mehr und mehr den Weg durch die Verzweigungen, welche weiter oben abgehen; in das vor und hinter dem Hinderniss gelegene Stück des Gefässrohres gelangen immer weniger rothe Blutkörperchen und die vorhandenen schlüpfen an dem Hinderniss vorbei und werden weiter fortgeführt, während nur weisse Blutkörper und Plasma zurückbleiben. Wenn schliesslich der Verschluss vollständig wird, so ist vor und hinter demselben das gefüllte Gefäss farblos; öffnete sich aber die Blutbahn wieder mehr, so könnte der wieder eindringende Strom das Plasma vor sich her treiben und die rothe Blutsäule würde so eine Unterbrechung zeigen. Dass wieder rothes Blut einströmt, brauchte nicht von einer Verkleinerung des noch unvollständig obturirenden Pfropfes abzuhängen. Von den verschiedenen möglichen Ursachen nenne ich nur die eine, die mir hier nicht unwahrscheinlich ist und jedenfalls für unsere Frage besonders wichtig wäre, dass nämlich vielleicht der Widerstand in der verstopften Arterie schon in Folge der veränderten Zusammensetzung des Gefässinhaltes eine Abnahme erfährt. Dann wäre eine häufigere Wiederholung eines solchen Vorganges und sogar ein regelmässiger Wechsel möglich. Nehmen wir an, eine Arterie *a* theilt sich in die beiden Zweige *b* und *c* und der eine von diesen, *c*, wird ein Stück hinter der Theilungsstelle durch einen Embolus verengt. Natürlich nimmt jetzt die Hauptmasse des Inhaltes von *a* seinen Weg durch *b*, während durch *c* wegen der eingeschalteten Widerstände nur wenig fliesst. Nach Cohnheim's

Befund kann es dann aber geschehen, dass sich der rothe Blutstrom da, wo *a* in die beiden Aeste *b* und *c* zerfällt, nicht, wie es in der Regel der Fall ist, einfach entsprechend dem Verhältniss der Widerstände in *b* und *c* theilt, sondern sich trotz der offenen Communication von *a* mit *c* an dem Ursprung des letzteren vorbei nahezu unverändert nur nach *b* fortsetzt; die rothen Blutkörperchen bewegen sich mit einer gewissen Beharrlichkeit nur in dem Hauptstrom fort, ohne in das Gefäss *c* mit dem hohen Widerstand abzubiegen; dazu gehört, wie es scheint, keine weitere besondere Eigenschaft derselben als das grössere specifische Gewicht. In den Ast *c* gelangt dabei nur Plasma und einige wenige Blutkörperchen. Die Strömung dauert in *c* fort, wie Cohnheim an den vereinzelten rothen Blutkörperchen sehen konnte; sie ist aber sehr gering und langsam und es fliesst eben fast nur Plasma ein, und so erscheint dort eine Strecke farblos. Das Plasma wird nun, so darf man wohl voraussetzen, die enge Stelle in *c* leichter überwinden als rothes Blut, der Stromwiderstand wird also jetzt sinken. Ein sofortiger Ausgleich durch Zufluss rothen Blutes unterbleibt, wenn man so sagen darf, wegen des „Beharrungsvermögens" der rothen Blutkörperchen im Strom *ab*. Es ist aber möglich, dass die Herabsetzung des Widerstandes manchmal doch stark genug wird, um eine Rückwirkung auf den rothen Hauptstrom in *ab* zu äussern; derselbe könnte sich nun dem gewöhnlichen Verhalten entsprechend an der Theilungsstelle in 2 rothe Arme *b* und *c* spalten, statt, wie bisher, in einen rothen *b* und in einen farblosen *c*, und so könnte mit einem Schlage wieder rothes Blut in *c* eindringen. Damit würden aber sofort die alten Widerstände hergestellt und in Folge dessen die Hauptmasse des rothen Stromes sogleich wieder nach *b* hin abgelenkt. Das Spiel würde von neuem beginnen, erst nur Plasma, dann rothes Blut nach *c* gelangen u. s. w.

Man könnte ferner einzelne kleine Capillargebiete der Netzhaut nach Embolie der Centralarterie mit dem Abschnitt des Gefässrohres vergleichen, welcher das Stromhinderniss enthält und blass wird. Es soll noch ein Blutstrom in der Retina im Gange sein, aber er ist so schwach, dass er nicht im Stande ist, sämmtliche Capillaren gleichmässig zu füllen; bald wird das eine, bald das andere Capillargebiet schwächer oder stärker durchströmt. In einen Bezirk nun, in welchem zufällig etwas höhere Widerstände herrschen als in der Nachbarschaft, gelangt vielleicht eine Zeit lang fast nur Plasma und ähnlich wie an der verengten Stelle des Gefässrohres werden die spärlich eindringenden und die schon vorhandenen rothen Blutkörper weiter und weiter getrieben, farbloses Blut füllt allein noch diese Capillaren.[1]

[1] Das Gleiche könnte an anderen Körperstellen auch bei normalem Arterien-

Dann kommt aber hier wieder ein etwas stärkerer, gleichmässig rother Strom und drängt das Plasma vor sich her; es sammelt sich in einer kleinen Vene, jetzt bereits ein farbloser Cylinder in der rothen Säule, und gelangt weiterhin in grössere Venen, wo sich vielleicht schon ähnliche, aus anderen Gebieten stammende Cylinderchen befinden. Eine Mischung wird durch die Verlangsamung des Stromes erschwert. — Ein derartiger Wechsel der Durchströmung mit Plasma und dann mit rothem Blut ist in kleinstem Maassstab, an einzelnen Capillaren bekannt. Für eine ganze Anzahl benachbarter Capillaren zugleich giebt es wohl wenigstens einen Wechsel von Strömung und Stillstand.

Allein der Versuch, jene Beobachtungen auf die Verhältnisse nach Embolie der Centralarterie zu übertragen, begegnet vielen Schwierigkeiten und erscheint schliesslich fast unzulässig wegen der Ergebnisse, welche die unmittelbare Betrachtung der Entstehung eines solchen Zerfalles der Blutsäule im Auge unter verschiedenen Bedingungen liefert. Namentlich hat Jäger[1] die Erscheinung genauer studirt und seine Angaben werden durch die Beschreibungen anderer in vollem Umfange bestätigt. Zuerst bemerkte er an dem in regelrechter Strömung befindlichen Gefässinhalt eine Bewegung, wie wenn feiner Sand mit grosser Geschwindigkeit durch eine Glasröhre hindurchgetrieben würde; wie sollte man z. B. diese feinste Form des Zerfalles aus jenen Befunden und Annahmen erklären? Dann wurde die Körnung deutlicher und weiterhin waren eine grosse Menge dunkelrother Körperchen, suspendirt in einem farblosen durchsichtigen Medium, sichtbar. Diese nahmen an Grösse zu, an Zahl ab. Wenn sie die Gefässlichtung ausfüllten, so wuchsen sie mehr und mehr in die Länge. Schliesslich war so das Blut in rothe und in nahezu farblose Cylinder getrennt, welche sich da, wo das Gefäss sich verästelte, ebenfalls den Gefässdurchmessern entsprechend theilten; doch ging manchmal der rothe Cylinder an einem kleinen Zweig, namentlich wenn dieser einen weniger spitzen Winkel mit dem Stamm bildete, ganz vorüber und derselbe wurde nur von farbloser Flüssigkeit gefüllt. Wenn ferner ein rother Cylinder aus einer kleinen Vene in eine grössere gelangte, so nahm er sofort den ganzen Querschnitt derselben ein, wurde also augenblicklich breiter und kürzer. In Zeiten endlich, wo es zum Stillstand des Stromes kam, verschwanden zum Theil die farblosen Cylinder durch Zusammenfliessen der rothen, so dass, wie oft bei Embolie, schliesslich nur in einzelnen Gefässen hie und da eine Lücke in der ruhenden rothen Blutsäule übrig blieb.

---

strom geschehen, wenn nur die Abflusswege einen weit grösseren Querschnitt besitzen, als die Zuflussbahnen.

[1] Jäger, *Ergebnisse der Untersuchungen* u. s. w. 1876. S. 101.

Hiernach wäre das Wesentliche ein Zusammenballen der rothen Blutkörperchen — doch ohne feste Verklebung, wie schon aus der leichten Lösung an Stellen, wo sich das Gefäss theilt, und aus der raschen Formänderung der Cylinder hervorgeht. Die rothen Blutkörperchen lagern sich wohl ähnlich aneinander wie in den kleinsten Gefässen bei Venenstauung, wo sie eine homogene rothe Masse bilden können, ohne zu verschmelzen und ohne jede Spur von Gerinnung zwischen ihnen. Während aber hier die Zwischenräume zwischen den Blutkörperchen anscheinend durch den Austritt des Plasmas aus dem Gefäss verschwinden, erfolgt dort die Zusammenlagerung inmitten des Plasmas. Bei der Geldrollenbildung der Blutkörperchen soll die gegenseitige Attraction der kleinen freischwimmenden Scheiben von wesentlichem Einfluss sein. Vielleicht ist es hier ebenso: die rothen Blutkörperchen ziehen einander an und sie bleiben leicht an einander haften, wenn sie einmal in Berührung gekommen sind. Gewöhnlich werden sie nun durch die lebhafte Bewegung im strömenden Blut isolirt erhalten und vorhandene Verklebungen wieder gelöst, das Blut richtig gemischt. Wenn aber die Strömung erschwert und verlangsamt ist, kann sich die Sonderung der Blutbestandtheile einstellen; das Zusammenfliessen der rothen Cylinder nach dem Aufhören der Circulation erforderte dann freilich wieder besondere Kräfte (welche? Aenderung der Form der Blutkörper etc.?)

Beträchtliche Verlangsamung des Blutstromes ist jedenfalls eine Grundbedingung, welche stets wiederkehrt, wo bisher der Zerfall beobachtet wurde. Jäger's Beschreibung rührt von Fällen her, welche in der Retina Kreislaufstörungen unklaren Ursprunges, hochgradige Verlangsamung, dann Stillstand, später wieder Bewegung, meist bei starker Dilatation sämmtlicher Gefässe zeigten, Fälle, die gleich einigen anderen Beobachtungen beweisen, dass enge Gefässe nicht nothwendig sind. Nach den ophthalmoskopischen Untersuchungen bei Sterbenden sind oft die Unterbrechungen der Blutsäulen durch farblose Strecken („Pneumatose des veines“) unmittelbar nach dem Eintritt des Todes vorhanden. Am häufigsten wurde wohl der Zerfall nach Embolie der Centralarterie gesehen. Doch findet er sich vereinzelt auch bei andersartigen hochgradigen Kreislaufstörungen, so bei Neuritis, bei Netzhautablösung, im asphyktischen Stadium der Cholera etc. Im gesunden Auge lässt er sich, was mir freilich in einer Reihe von Versuchen niemals gelungen ist, zuweilen durch Fingerdruck auf den Bulbus hervorrufen, ungefähr unter dem Bilde, welches Jäger unter pathologischen Verhältnissen antraf (Cuignet[1] und Schnabel[2]).

---

[1] *Journ. d'Ophth.* I. S. 602; nach Nagel's *Ber.* 1872. S. 147.

[2] *Archiv für Augenheilkunde.* 15. 1885. S. 372.

Hierher gehört ferner wohl die Angabe von DONDERS[1], dass am lebenden Menschen die Bindehautvenen, die er mit dem Mikroskop untersuchte, abwechselnd streckenweise nur von Blutplasma ohne Blutkörperchen gefüllt sind; weil ihr Gesammtlumen bis 20 mal grösser sein kann als das der Arterien, fliesst das Blut in ihnen unter geringem Druck höchst langsam. Schon lange vorher[2] hat anscheinend COCCIUS diese sichtbare Circulation in Hornhaut- und Bindehautvenen beobachtet; nur spricht er von einer Bewegung der „Blutkörperchen". Und in letzter Zeit beschreibt FRIEDENWALD[3] den Zerfall des langsam strömenden Blutes in rothe und farblose Cylinder, wie er ihn mittelst einer HARTNACK'schen Kugelloupe in neugebildeten Gefässen der Cornea, wohl nur Venen, und in der Conj. bulbi oft beim Menschen gesehen hat; diese Mittheilung stammt aus der Klinik HIRSCHBERG's, der selbst den gleichen Befund in verschiedenen Krankengeschichten gelegentlich erwähnt. Bei Thieren endlich wurde die Erscheinung nicht selten an den Netzhautgefässen nach Durchschneidung des Sehnerven, bei künstlicher Steigerung des Hirndruckes, bei Splanchnicusreizung, beim Eintritt des Todes u. s. w. constatirt, und zwar bei Kaninchen und Hunden, aber, wie es scheint, kaum einmal in irgend einem Gefäss des Frosches — was wohl nicht Zufall ist, sondern vielleicht schon mit dem Unterschied in der Gestalt der Blutkörperchen zusammenhängt.

Eine Abhängigkeit des Blutzerfalles von Gefässwandveränderungen, etwa anämischen Ursprunges, an die man gedacht hat, ist in den meisten dieser Fälle nicht ersichtlich. Andererseits wüsste ich gar keinen Grund für die Annahme, dass der Zerfall im Blute bereits „präformirt" sei und in Folge der Verlangsamung des Stromes nur sichtbar werde, und alle Beobachtungen sprechen direct dagegen; wohl aber würde manches verständlich, wenn eine individuell wechselnde Disposition des Blutes zum Zerfall — ähnlich wie zur Geldrollenbildung — existirte. Auf die Ansicht endlich, dass es sich um wirkliche Unterbrechungen der Blutsäule durch „Abreissen" derselben, durch „einen auf einzelne Stellen beschränkten Austritt des Blutes aus dem Gefässrohr" u. s. w. handelte, brauche ich nicht erst einzugehen. Die äussere Aehnlichkeit bot nur den Anlass dazu, dies Symptom an diesem Ort anhangsweise zu behandeln, wie es aus anderen Gründen zweckmässig erschien.

Obwohl es nach alledem nicht unwahrscheinlich ist, dass der Zerfall des Blutes in rothe und farblose Abschnitte durch einen physiologisch zu nennenden Vorgang, durch gegenseitige Attraction und lose Aneinander-

[1] *Archiv für Ophthalmologie.* 17. 1. S. 80; nach NAGEL's *Ber.* 1871. S. 138.
[2] COCCIUS, *Ernährungsweise der Hornhaut* u. s. w. 1852. S. 165 und 166.
[3] *Centralblatt für praktische Augenheilkunde.* XII. 1888. S. 33.

lagerung der rothen Blutkörperchen im verlangsamten Strom entsteht, so ist doch die eigenthümliche Erscheinung noch vielfach unklar. Vielleicht kommen doch manche Formen des Zerfalles so zu Stande, wie es vorhin auf Grund der COHNHEIM'schen Befunde angedeutet wurde. Dann wäre die Stromverlangsamung nicht bloss insofern von Bedeutung, als durch sie die im normalen Strom erfolgende gleichmässige Mischung der Blutbestandtheile, die Auflösung entstehender Blutkörperhäufchen erschwert wird. Vielmehr wäre sie schon für die Entstehung des Blutzerfalles maassgebend, da nur in einem Gefässgebiet, in welchem die Geschwindigkeit der Blutbewegung aus irgend einem Grunde wesentlich vermindert ist, der beschriebene Wechsel zwischen mangelhafter, farbloser und kräftigerer, rother Strömung möglich sein dürfte. Einzelne andere Punkte werden wir unten noch einmal berühren. —

Sichtbare Strömung. Aus der Füllung der Netzhautgefässe allein ist, wie sich wiederholt zeigte, Art und Grad der Behinderung, welche der Blutstrom durch den Embolus erleidet, oft nicht sicher zu erkennen. Manchmal wird dann der positive Nachweis einer fortbestehenden Strömung durch sichtbare Zeichen der Blutbewegung geliefert. Spontaner Venenpuls ist in wenigstens 5 Fällen schon frühzeitig, am 1. oder 2. Tag nach der Embolie angetroffen worden, und zwar in leidlich gefüllten, aber ebenso in engen, nach der Gefässpforte hin fein zugespitzten Venen. Mehrmals trat er erst später, am 4. Tag, nach einer Woche u. s. f. auf. In einigen Fällen hat er sich hinterdrein mit der weiteren Kräftigung des Kreislaufes in der Netzhaut oder aber mit der Entwickelung der Gefässatrophie wieder verloren. Dies Verhalten erweckt den Anschein, als ob eine mittlere beschränkte Blutzufuhr zur Retina seine Entstehung begünstigte, und stimmt mit dem, was oben in Betreff der Gefässcompression durch den intraocularen Druck gesagt wurde, überein. Indessen kann man umgekehrt bei der Häufigkeit des Venenpulses unter ganz normalen Verhältnissen, insbesondere bei normaler Netzhautcirculation, auch hier aus seinem Auftreten mit Sicherheit nichts weiter als die Existenz einer Blutströmung folgern. — Wo der Venenpuls fehlt, vermag zuweilen der Druckversuch näheren Aufschluss zu geben. Selbstverständlich muss ein Blutzufluss bestehen, wenn Fingerdruck auf den Augapfel einen Arterienpuls hervorruft. In mehreren Fällen ist dies „mit der grössten Leichtigkeit“ gelungen, allerdings fast immer nur in späterer Zeit, jedenfalls erst dann, wenn die Gefässfüllung bereits wieder reichlicher war. Meist aber bleibt der künstliche Arterienpuls aus, während der spontane überhaupt nie zur Beobachtung gekommen zu sein scheint, und der Druckversuch kann sogar negativ ausfallen, obwohl der Blutstrom nicht total abgesperrt ist. Schon der schwächste Druck aufs Auge reicht dann hin, die dünnen Gefässe ganz zu entleeren und ein intermittirendes Einströmen zu verhindern. Füllen sich aber die Arterien, wenn der Fingerdruck aufhört, wieder rechtläufig vom Herzen her, so wird es hierdurch wahrscheinlich, dass noch eine, wenn auch enge Pforte für den Blutstrom neben dem Embolus offen geblieben ist, vorausgesetzt, dass sich der geringe Arterieninhalt bei der Entleerung nicht bloss in einer extraocularen Gefässrohrstrecke bis zum vollständig obturirenden Pfropf hin ansammelte und dann beim Nachlass des Druckes nur zurückkehrte. Allein gar nicht selten wird ausdrücklich bemerkt, dass die an sich engen Gefässe, manchmal aber selbst solche von nahezu normaler Breite trotz der künstlichen Vermehrung des intraocularen Druckes ihren Durchmesser nicht änderten, weder pulsirten, noch verschwanden, allerdings „eine unverständliche Thatsache", wenn nicht etwa die Gefässwand im weiteren Sinne der Compression einen gleichmässigen beträchtlichen Widerstand entgegensetzte, wie ich es für wahrscheinlich halte. Gleichwohl kann selbst in solchen Fällen die Fortdauer eines Blutstromes nicht bloss an indirecten Zeichen, wie Blutungen, Sehvermögen u. s. w., sondern auch noch an unmittelbar wahrzunehmenden Bewegungserscheinungen kenntlich sein; weder das Fehlen einer spontanen Pulsation, noch die Unmöglichkeit, dieselbe künstlich zu erzeugen, genügen also zum Beweis einer Embolie oder doch des Stillstandes der Circulation. Wo nämlich die Blutsäule in rothe und farblose Cylinder zerfallen ist, muss sich natürlich eine vorhandene Strömung durch Vorrücken der einzelnen Cylinder aufs deutlichste kundgeben. In der That ist eine Bewegung der Cylinder häufig in den Venen, doch auch nicht selten, ich weiss von 9 Emboliefällen, in den Arterien gesehen worden. Sie erfolgt oft sehr langsam und unregelmässig, bald stossweise mit längeren oder kürzeren Pausen, bald ruhiger fortschreitend, zuweilen dabei hin und her pendelnd, doch ausnahmsweise in den Arterien oder in den Venen auch rhythmisch, zuckend, synchron mit dem Puls (?). Oefters ist die Strömung nur zeitweise sichtbar oder ihre Geschwindigkeit wechselt. In anderen Fällen besteht sie lange Zeit unveränderlich in geringer Schnelligkeit in einzelnen oder allen Gefässen oder sie wird erst durch Druck aufs Auge hervorgebracht. Nicht immer sind es dabei wirkliche „Cylinder" von Plasma und rothen Blutkörperchen, die sich in den Gefässen bewegen: auch die geringeren Grade des Blutzerfalles haben nach Embolie hie und da die Sichtbarkeit der Strömung ermöglicht, ähnlich wie in den ersten Stadien der Jäger'schen Fälle. So waren nach Schnabel und Sachs in ihrem zweiten Fall 3 Tage nach der Embolie eigentliche Unterbrechungen in den venösen Blutsäulen nicht mehr vorhanden; es wechselten aber heller und dunkler rothe Stellen mit einander ab und an diesen war die Circulation sehr deutlich zn erkennen. Ein ganz ähnliches Bild zeigten in

Hippel's Fall[1] am Tag nach der Erblindung 2 Venen, während in den Arterien der Blutzerfall vollständig ausgebildet war. Liebreich spricht einmal von dem „Vorbeirollen des Blutes" in den Venen. Und in Meyhöfer's Beobachtung erschienen noch 11 Wochen nach dem Eintritt der Embolie bei Druck auf den Bulbus die Venen mit hellrosarother Flüssigkeit gefüllt, in deren Mitte intensiver gefärbte Blutperlen „rollten"; die Arterien nahmen ein helles transparentes Ansehen an. Uebrigens bewegten sich schon in den ersten Tagen kleine Blutkugeln in der Mitte des Gefässrohres, während angeblich an den Rändern eine hellere Blutsäule stand. Ferner beobachtete Liebreich zugleich mit jener eigenthümlichen Circulation „beinahe wurmförmige Bewegungen in den Wandungen der Gefässe" (?). In allen solchen Fällen war die Blutbewegung, wenn auch öfters ungleichmässig, doch eine fortschreitende. Manchmal ist dagegen nur ein Hin- und Herschwanken der vereinzelten Cylinder, um die es sich dann gewöhnlich nur noch handelt, ohne jede Fortbewegung, zu bemerken, sei es, dass sich in den Arterien die pulsatorische Erschütterung des vollständig obturirenden Pfropfes auf die periphere Blutsäule fortpflanzt, oder dass — in den Venen — der Blutdruck in einer anderen normal durchströmten Vene, welche mit der die unterbrochene Blutsäule enthaltenden offen communicirt, ebenfalls wiederholten Schwankungen pulsatorischen, respiratorischen oder anderen Ursprunges unterliegt, sei es, dass sich entferntere Ursachen geltend machen. Vorübergehende Contractionen kleinster Arterien, die nach einigen die Venenstauung betreffenden experimentellen Beobachtungen zu berücksichtigen wären, kommen hier schon wegen des Mangels der Muskulatur nicht in Frage. Eher ist es denkbar, dass nach v. Gräfe ein „circulatorisches Turgesciren" verschiedener Aderhautabschnitte und damit ein wechselnder Druck gegen die Netzhaut und deren Gefässe von Einfluss ist. Sodann trat in meinem Fall die Erscheinung auf, als ich bei dem Druckversuch den Finger auf dem Augapfel hin und her bewegte. Die künstliche Steigerung des intraocularen Druckes braucht nun nach den früheren Erörterungen auf die verschiedenen Gefässstrecken nicht in gleicher Weise einzuwirken und kann so Verschiebungen des Gefässinhaltes herbeiführen, welche vielleicht mit der Veränderung des Druckes noch wechseln. Der Fingerdruck führt aber weiterhin zu einer Formänderung des Bulbus, die an der Stelle, wo der Finger einwirkt, am stärksten ist, jedoch auch sonst nicht fehlen wird, wenigstens da nicht, wo die unvermeidliche Verschiebung des Augapfels besonderen Widerständen begegnet, wie am Sehnerven.

[1] Hippel, *Anstaltsbericht.* 1879—1881; nach *Centralblatt für praktische Augenheilkunde.* VIII. 1884. S. 78.

Hierbei könnte vielleicht ein Netzhautgefäss eine Verengerung erfahren, die bei anderer Druckrichtung wieder wegfällt. Und so schien mir zuerst die unregelmässige Bewegung der Blutcylinder in meinem Fall erklärlich. Später kam mir das Bedenken, die Formänderung des hinteren Bulbusabschnittes könnte doch nur sehr gering sein, viel zu gering, um solche Wirkungen zu äussern. Allein mögen die Schwankungen der Blutsäule diese oder eine andere Ursache haben, bedeutende Triebkräfte erfordern sie in keinem Fall. Die Excursionen betrugen ja sicher nicht einmal ein paar Gefässdurchmesser, also nur einen kleinen Bruchtheil eines Millimeters, und vermuthlich waren sie in den Fällen, wo sie spontan entstanden, nicht ausgiebiger.

Die fortschreitende Bewegung der Cylinderchen oder Blutperlen fand immer in regelrechter Richtung statt, in den Arterien nach der Peripherie, in den Venen nach dem Centrum hin. Niemals war sie derart, dass ein rückläufiger Venenstrom hätte vermuthet werden dürfen. Zeigte schliesslich in den zuletzt besprochenen Fällen das „Va-et-vient", welches wohl am meisten daran denken liess, bei anhaltender Beobachtung einen wirklichen Ortswechsel, so geschah dieser nie in verkehrter Richtung. Die gegentheiligen Berichte betreffen nur scheinbare Ausnahmen. So fand sich in Meyhöfer's Fall bei Druck auf den Bulbus eine rückläufige Strömung in den Arterien. Hier entleerten sich aber nur die Arterien wie die Venen centripetal, eine Erscheinung, die bei Thieren im Augenblick des Todes ebenfalls gesehen worden ist. Dass dies mit der „rückläufigen Anschoppung" nichts zu thun hat, wurde schon dargelegt. Eine ganz andere Bedeutung kommt wahrscheinlich auch der folgenden Beobachtung Hirschberg's (Nr. 7) zu. Derselbe sah am Tag nach der Erkrankung und ebenso noch an den beiden folgenden Tagen, bis eine regelrechte, ziemlich kräftige Circulation vorhanden war, in den schwach gefüllten Arterien die Blutsäule unterbrochen und in deutlicher Bewegung, und zwar war letztere in der Art. temp. und nas. sup., sowie in der Art. nas. inf. von der Papille nach der Peripherie hin gerichtet, in der Temp. inf. dagegen verlief sie umgekehrt, centripetal. War aber die Temp. inf. thatsächlich die Arterie und nicht vielmehr die Vene? Hirschberg giebt selbst an, dass es schwer, ja fast unmöglich gewesen, zu sagen, welches die Venen und welches die Arterien waren, und er gelangte erst im weiteren Verlauf zu einer sicheren Entscheidung, durch Vergleichung der wiederholentlich entworfenen Gefässskizzen mit dem späteren Bilde, in welchem die Arterien zweifellos als solche zu erkennen waren. Diesen sollen die Gefässe mit den anfänglichen Unterbrechungen der Blutsäule entsprochen haben. In der Hauptsache hat Hirschberg damit gewiss Recht, wenn auch die beiden vorliegenden Zeichnungen (Figur 1 und 2) nicht überzeugend sind,

z. B. was die Vasa temp. sup. anlangt. Ob aber die angebliche Art. temp. inf. wirklich eine Arterie war, bleibt trotzdem durchaus fraglich. Wiewohl gerade für dieses Gefäss ein genauerer Beweis nothwendig gewesen wäre, wird es nicht besonders erwähnt. Es scheint, als ob es nur deshalb für eine Arterie angesehen wurde, weil die übrigen drei Gefässe mit sichtbarer Circulation Arterien waren. Eine solche Schlussfolgerung hätte natürlich Berechtigung, wenn die Communication der fraglichen Temp. inf. mit den übrigen drei Arterien erwiesen wäre, und dies setzt Hirschberg voraus, wie aus der weiteren Beschreibung erhellt. Allein hier wäre eine Täuschung wohl möglich. Hirschberg konnte „sehr deutlich wahrnehmen, dass einzelne Blutcylinderchen aus dem unteren Ast, indem sie ein kleines Hinderniss gerade auf der Mitte der Papille überwanden, in den oberen Ast herüberschlüpften"; dieser war mitunter nebst dem Anfangstheil der Art. temp. und nas. sup. fast leer, „immer aber füllte er sich langsam wieder mit Blutcylindern und zwar hauptsächlich von unten her." Die beiden Figuren sind nun, wie gesagt, in Betreff der Gefässverhältnisse nicht beweisend, die eine von beiden ist sicher nicht naturgetreu, vielleicht beide nicht. Aber das geht aus ihnen hervor, dass, wie so oft, die untere Hauptvene (und namentlich die Vena temp. inf.) ungefähr in der Verlängerung der oberen Hauptarterie liegt und bis zu ihr hinreicht. War es die Ven. temp. inf. und die untere Hauptvene, in denen der Norm entsprechend ein centripetaler Strom sichtbar war, so konnte leicht der Schein entstehen, als ob sich derselbe direct in die obere Hauptarterie, nur mit Ueberwindung eines kleinen Hindernisses, fortsetzte, um so leichter, da ja die Blutsäule immer lückenhaft erschien, eine zweifellose Continuität also niemals bestand. Diese Möglichkeit wird also durch Hirschberg's Angaben nicht ausgeschlossen. Andererseits ist eine Communication der fraglichen Gefässe deshalb zweifelhaft, weil die obere Hauptarterie bis über ihre Theilungsstelle hinaus zeitweise scheinbar leer wurde, d. h. nur Plasma enthielt trotz fortdauernder Strömung im unteren Hauptast. Wohin entleerte letzterer während dieser Zeit seine rothen Cylinderchen? In den obturirten Stamm der Centralarterie, aus welcher sie später wenigstens zum Theil in die obere Arterie gelangten? Noch weniger ist der Zusammenhang zwischen Temp. inf. und Art. nas. inf. gesichert. Dass über das Verhalten des Blutstromes an der angeblichen Vereinigungsstelle, über das Umbiegen des Stromes aus dem ersten Gefäss ins zweite kein Wort gesagt wird, muss auffallen. Die Circulation war ja bequem zu verfolgen und wurde lange Zeit beobachtet. Die Zeichnungen sind auch in diesem Punkt nicht zuverlässig; so treffen in Fig. 1 die beiden unterbrochenen Blutsäulen viel näher dem Porus opt. zusammen als in Fig. 2 die beiden Arterien, und sie würden hiernach, von allem anderen abgesehen, eher die Art. nas. und die Ven. temp. mit den entsprechenden Hauptästen vorstellen. War dies wirklich der Fall, so hatte die sichtbare Blutbewegung überall normale Richtung, in der oberen Hauptarterie mit ihren Aesten sowie im unteren arteriellen Hauptast mit der Art. nas. inf. eine centrifugale, in der Ven. temp. inf. und der unteren Hauptvene eine centripetale. Diese Ausnahmestellung des äusseren unteren Quadranten der Retina bereitet aber der Erklärung vielleicht eine neue Schwierigkeit. Die wirkliche Art. temp. inf. enthielt später offenbar einen Pfropf. Sass derselbe Anfangs, so lange der Blutzufluss zur Netzhaut sehr schwach war, gerade an ihrem Ursprung, wie es leicht geschehen kann, so wäre damit das Fehlen einer centrifugalen Strömung in ihr erklärt. Sie war dann wohl überhaupt sehr dünn, weshalb sie in Fig. 1 ganz fehlt und die Vene $a_1$ an ihrer Stelle als Arterie bezeichnet wird, während die angebliche Vene $v_1$ nur einer der in Fig. 2 sichtbaren Zweige der Ven. temp. war. Auch das würde hiernach allenfalls verständlich sein, dass ausschliesslich die Ven. temp. inf. Unterbrechungen des Blutfadens zeigt; alle anderen Venengebiete haben ja einen zwar mangelhaften, aber immerhin reichlicheren Blutzufluss als sie. Damit steht jedoch die Bemerkung, dass gerade in der Temp. inf. die sichtbare Strömung „wohl am kräftigsten“ von Statten ging, nicht ganz im Einklang. Eher würde sich dieselbe für die andere Auffassung verwerthen lassen, wonach sämmtliche Netzhautarterien ihr Blut, wenigstens hauptsächlich, durch die Art. temp. inf. von deren Peripherie her bezogen. Ob dann freilich die Stromgeschwindigkeiten und auch die Breitenverhältnisse der Arterien nicht ganz andere sein mussten, lasse ich dahingestellt sein. Namentlich aber bleibt es eine offene Frage, woher denn das Blut stammte. Nur gerade die rückläufige Anschoppung ist sehr unwahrscheinlich. Ist es schon von vornherein auffällig, dass sich diese, wenn sie überhaupt bei Stammembolie möglich wäre, nur auf einen Quadranten beschränken sollte, der anscheinend keine günstigeren Bedingungen bietet als alle anderen, so ergiebt auch die Beobachtung thatsächlich keine Ueberfüllung der zugehörigen Venen, die sich eben gar nicht anders verhalten als die Ven. nas. inf. mit ihren Zweigen. Hirschberg spricht sich über das Räthselhafte seiner Beobachtung nicht näher aus und betont nur zum Schluss nochmals, dass er „trotz sorgfältigster Untersuchung Anfangs eine positive Ueberzeugung über den Charakter der (von der sichtbaren Circulation) betroffenen Gefässe nicht gewinnen konnte, schliesslich aber doch zweifellos constatirte, dass hier nur Arterien das Strömungsphänomen zeigten.“ Nun, ich vermag, was die Temp. inf. betrifft, seine Feststellungen doch nicht für so zweifellos zu halten, so lange nicht vollständigere, genaue Angaben über einige wichtige Punkte vorliegen.

Eine rückläufige Blutbewegung ist sonach in keinem Falle erwiesen, selbst nicht bei Astembolien. Diese scheinen sich aber überhaupt in Betreff des Blutzerfalles nicht unwesentlich von den Stammembolien zu unterscheiden. Es ist erklärlich, dass bei ihnen niemals Pulsation beschrieben wurde; ebenso erscheint der Nachweis einer bestehenden Circulation durch den Druckversuch oft von vornherein nicht möglich. Also auch dieser Weg zur Entscheidung der früher aufgeworfenen Frage, woher die öfters beobachtete Venenüberfüllung kommt, ob sie durch normal gerichtete oder wirklich durch rückläufige Strömung herbeigeführt wird, ist wenigstens in den vorliegenden Fällen verschlossen. Nicht anders steht es mit der sichtbaren Bewegung des zerfallenen Blutes, für die ich kein einziges Beispiel anzuführen weiss, während sich die Unterbrechungen der ruhenden Blutsäule auch nur selten, in einigen wenigen Fällen, und zwar, wie es scheint, nur in den Arterien vorfinden. Gerade Beobachtungen bei Astembolie müssten aber am besten über einige Punkte betreffs der Entstehung des Blutzerfalles Aufschluss geben. Es ist mir z. B. nicht wahrscheinlich, dass sich die feineren Formen des Zerfalles, die Blutperlen, wenn sie einmal entstanden sind, nach und nach während des Weiterrollens im Gefässrohr durch Wachsthum in die gröberen Formen, in Cylinder umwandeln und dass demnach da, wo sich die in Bewegung begriffene arterielle Blutsäule von der Gefässpforte ab aus Cylindern zusammensetzt, wie es öfters der Fall ist, weiter stromaufwärts ausserhalb des Auges die Centralarterie die Vorstadien, die feineren und feinsten Blutkörperhäufchen aufweisen müsse, dass also aus der Art, in welcher der sichtbare Zerfall im Auge auftritt, ungefähr auf die Entfernung des Stromhindernisses vom Auge geschlossen werden könnte. Wenn oben auf Grund der Jäger'schen Beschreibung von einer allmählichen Grössenzunahme der rothen Körnchen berichtet wurde, so bezog sich diese Angabe auf verschiedene Zeitpunkte der Beobachtung; erst strömten nur Blutperlen, später nur Cylinder ein, ein Wechsel, der schon an sich jede Schlussfolgerung über den Sitz des Stromhindernisses verbietet. Nie war das Bild der Art, dass sich z. B. in den Hauptästen noch kleine Perlen bewegten, die dann in den Aesten zweiter und dritter Ordnung schon viel grösser wurden und schliesslich zu langen Cylindern anwuchsen. Allerdings muss ja ein Cylinder, der in einem Hauptast noch ganz kurz ist, eine beträchtliche Länge annehmen, sowie er in einen dünnen Zweig gelangt, und so geschieht es, selbst wenn er sich, was nicht immer der Fall, genau mit der Arterie, d. h. dem Durchmesser der Zweige entsprechend theilt, da in der Netzhaut der Gesammtquerschnitt der Verästelungen allemal kleiner zu sein scheint als der des Stammes. Auch vergrössert sich öfters ein Cylinder durch Zusammenfliessen mit anderen.

Aber ein regelmässiges Wachsthum findet nicht statt, insbesondere ist da, wo nur die geringen Grade des Zerfalles sichtbar sind, nichts davon zu erkennen. Es hat vielmehr ganz den Anschein, als ob sich die einzelnen Formen auf einem Querschnitt des Gefässes vollkommen fertig ausbildeten und weiter stromabwärts nur noch scheinbare und zufällige Grössenveränderungen durchmachten. Ein solcher Querschnitt liegt zwischen den Arterien und Venen in den Capillaren. Denn wir sehen den Zerfall häufig nur in den Venen und zwar nicht bloss da, wo nur noch einzelne stillstehende Plasmacylinder vorliegen, sondern oft genug auch dann, wenn die venösen Blutsäulen, soweit sie sichtbar sind, „perlschnurartig“ etc. aus farblosen und rothen Abschnitten bestehen und sich in regelrechter Bewegung befinden. Eine genauere Beobachtung der Art und Weise, in der sich die Sonderung der Blutbestandtheile vollzieht, ist hier selbstverständlich ausgeschlossen. Sollte aber der Vorgang in den Capillaren nicht Aehnlichkeit haben mit dem, den wir oben auf Grund der Angaben Cohnheim's einmal als möglich bezeichneten? Wenigstens könnten so die vereinzelten Plasmacylinder zu Stande kommen, die wir bisher nur als Ueberreste eines vorausgegangenen totalen Zerfalles auffassten, weniger leicht dagegen wohl ein gleichmässiger Zerfall der ganzen Blutsäule. Der andere Querschnitt, auf dem der Blutzerfall eintritt, würde die durch den Embolus verengte Stelle der Arterie sein oder richtiger wohl der Ort, an welchem die Arterie entspringt und die Verlangsamung des Stromes beginnt. Dieser Querschnitt wäre aber bei Astembolien oft zu sehen. Insofern würden letztere über den Process des Zerfalles manches lehren können, so vielleicht z. B. in Betreff der näheren Bedingungen der einzelnen Zerfallsformen. Diese vertheilten sich nach Jäger's Beschreibung auf verschiedene Stadien des Verlaufes, welche sich hauptsächlich durch die Geschwindigkeit des Blutstromes von einander unterschieden. Wie die Verlangsamung des Stromes überhaupt erst die Sonderung der Blutbestandtheile ermöglichte, so schien ihre Zunahme die gröberen Formen des Zerfalles herbeizuführen. Allein es müssen ausserdem noch andere maassgebende Einflüsse existiren. Das ergiebt sich anscheinend aus den vorhin ausführlicher mitgetheilten Beispielen, in denen die Venen einen feinen Zerfall zeigten, während die arteriellen Blutsäulen in einem Theil der Fälle gar nicht unterbrochen waren, in einem anderen aber sich aus gröberen Cylindern zusammensetzten; dieselbe mässige Verlangsamung, die die Blutperlen in den Venen hervorbrachte, wirkte in den Arterien ganz anders und hatte bald gar keinen, bald einen sehr beträchtlichen Zerfall zur Folge. So kommt es wohl auch auf die Beschaffenheit der verengten Querschnitte an. Die Capillaren scheinen den Zerfall weit mehr zu begünstigen als die Stromengen in der Centralarterie, mögen diese von einem unvollständig obturirendem Pfropf oder — in anderen Beispielen (s. oben S. 64. 65) — von einer Compression oder Knickung des Gefässes herrühren. Denn in den Venen sind ja die Unterbrechungen viel häufiger als in den Arterien, was wohl an anderen Orten, aber nicht in der Retina mit einer starken Verbreiterung des Strombettes und mit deren Rückwirkung auf die Circulation in den Capillaren in Zusammenhang gebracht werden könnte; übrigens gehen die in den Arterien vorhandenen Unterbrechungen nicht immer (oder überhaupt nicht?) in die Venen über. Sollte ferner vielleicht ähnlich wie in COHNHEIM's Beobachtung die Länge der centralen Blutsäule zwischen dem Pfropf und dem Gefässursprung oder dem normalen Strom und ebenso das gegenseitige Verhältniss des Durchmessers dieser Blutsäule und des normalen Stromes von besonderer Bedeutung sein? Dann fehlte dem gleichwohl unzulässigen Versuch, bei Stammembolie aus der Art der sichtbaren Blutbewegung einen Schluss auf die Entfernung des Pfropfes vom Auge, richtiger von der Art. ophthalm. zu ziehen, doch nicht jede Grundlage. Zunächst freilich kann die sichtbare Blutbewegung lediglich als ein Zeichen einer vorhandenen schwachen Circulation gelten, das nur bequemer zu constatiren ist als alle anderen, wenn es einmal vorliegt, und das zugleich über die Geschwindigkeit des Stromes Aufschluss giebt. Weshalb man sonst auf die Dauer dieses Symptoms und auf den wechselnden Zeitpunkt seines Beginnes grossen Werth gelegt hat, ist mir nicht verständlich.

Es ist somit nach Embolie der Centralarterie die Fortdauer des Blutstromes oft genug und in mannigfachster Form sichtbar, oft genug auch bei ganz engen, anscheinend selbst leeren Zuflussbahnen. Ueber diesen scheinbaren Widerspruch sagt LIEBREICH, der unter seinen sechs Emboliefällen dreimal Gelegenheit hatte, den Kreislauf in den Venen direct wahrzunehmen: „man überzeugt sich dann, dass selbst in Fällen, wo die Arterien vollkommen verstopft sind und gar kein Blut in die Retina hineinlassen, doch Blut durch die Venen herausgeführt wird.“ Ich weiss nicht, ob er dabei die weitere Schlussfolgerung im Sinne hatte, dass das Blut wohl aus Verbindungen zwischen Netzhaut- und Aderhautgefässen in der Peripherie herstammte. Jedenfalls ist schon der Vordersatz, nach welchem die Arterien gar kein Blut führen sollen, unerwiesen. Der Gefässinhalt bildet vielleicht nur eine äusserst schmale und dünne Schicht und entzieht sich deshalb für die Vergrösserung des aufrechten Bildes noch der Wahrnehmung. Unter günstigeren Bedingungen kann man sich durch den Augenschein davon überzeugen, dass manchmal trotz der Blutleere das Blut in den betreffenden Gefässen weiterfliesst; bringt man z. B. beim Frosch durch Druck auf das Auge die senkrecht herabsteigende Hauptvene der Hyaloidea zum Verschwinden, so sieht man doch öfters einzelne gerade passend beleuchtete Blutkörper vorbeigleiten (Jacobi). Vor allem aber kann trotz einiger Füllung der Arterien der Schein einer vollständigen Anämie noch auf zweierlei Weise entstehen.

Farbe des Gefässinhaltes. Erstens ist es möglich, dass die Zusammensetzung des Blutes eine Strecke weit hinter dem nicht ganz obturirenden Pfropf zuweilen eine andere wird, in der oben nach Cohnheim geschilderten Art und Weise, dass dort der Gehalt an rothen Blutkörperchen und damit die Sichtbarkeit des Blutes abnimmt. Dass eine solche Veränderung bei Embolie der Art. centr. ret. vorkommt und sogar eine absolute Anämie einzelner Gefässabschnitte vortäuschen kann, lässt sich nicht gut nachweisen. In Fällen mit sichtbarer Circulation ist zuweilen die eine oder andere Arterie oder selbst ein Hauptast bis weit in seine Verzweigungen hinein eine Zeit lang anscheinend blutleer, d. h. er enthält nur Plasma; dann füllt er sich wieder mit einer continuirlichen oder unterbrochenen rothen Blutsäule. Diese Erscheinung rührt wohl nur daher, dass eine Reihe von rothen Cylinderchen ungetheilt an der Wurzel der betreffenden Arterien vorüberging, so dass während dessen lediglich die farblosen zur Füllung derselben beitrugen, was aus der Beschreibung jener Fälle freilich nicht ersichtlich ist. Mit den Cohnheim'schen Befunden würde sie nichts zu thun haben. Aber wenn z. B. Zehender[1] in seinem Fall von Embolie mit nur partieller Absperrung des Retinalkreislaufes die Arterien auf der Papille als blass und anscheinend fast blutleer, aber nicht deutlich verschmälert beschreibt, wenn ebenso in Sichel's Fall am Tag nach dem Eintritt der Embolie, wo der Pfropf die Centralarterie nur noch zum Theil ausfüllte, die Arterien auf der Sehnervenscheibe normal dick, aber von sehr blasser Farbe waren, so darf man hierbei doch an einen geringeren Grad jener Entfärbung des Blutes denken; eine blosse Abplattung der Gefässe, deren Inhalt die normale Farbe bewahrte, ist freilich nicht auszuschliessen. Ebenso wird in mehreren anderen Fällen die Farbe der Arterien, mögen sie normal breit oder verschmälert sein, als blassroth, als röthlichweiss oder als ganz hellrosaroth bezeichnet, eine Abnormität, die manchmal vielleicht auch nur von diesen Veränderungen herrührt. Umgekehrt ist das Blut sehr häufig auffallend dunkel, nicht bloss in den Venen, wo es bisweilen selbst dunkelbraunroth oder schwarz genannt wird, sondern auch, und oft in ganz demselben Grade, in den Arterien, weshalb es nicht selten unmöglich wird, Arterien und Venen an ihrer Färbung zu unterscheiden, was bei bedeutender Verschmälerung an sich schon schwierig ist. So wird das Blut angetroffen, gleichviel ob es stillsteht oder ob es sich in deutlicher rechtläufiger Be-

[1] *Klinische Monatsblätter für Augenheilkunde.* XII. 1874. S. 310.

wegung befindet; in einem Fall[1] von unvollständiger Verstopfung der Art. centr. ret. waren selbst zu einer Zeit, wo der Strom hinreichte, ein verhältnissmässig gutes Sehvermögen, Finger: 8′, zu unterhalten, die beträchtlich verdünnten Arterien noch ebenso dunkel gefärbt wie die Venen. Hierdurch wird der Versuch, die anscheinende Venosität des Blutes in den Arterien zum Beweis seiner Herkunft aus den Retinalvenen, also zum Beweis eines rückläufigen Venenstromes zu benutzen, ohne Weiteres unmöglich gemacht. Woher kommt aber die Blutverfärbung? Stillstand oder hochgradige Verlangsamung des Stromes könnte es erklärlich erscheinen lassen, dass das Blut seine arterielle Beschaffenheit einbüsst, ohne noch das Capillargebiet durchsetzt zu haben. Indessen passen hierzu nicht alle Fälle, so schon nicht das soeben angeführte Beispiel einer unvollständigen Embolie, wo bereits dunkles Blut in die Netzhautarterien einströmte, das auch unmöglich erst durch capillare Collateralbahnen geflossen war. Allerdings hatte sich die Geschwindigkeit des Blutstromes wohl in der ganzen Centralarterie von deren Ursprung an verringert. Sollte aber die mässige Verlangsamung genügen, um das Blut sofort venös zu machen? Es giebt vielleicht noch andersartige, mit Dunkelfärbung einhergehende Veränderungen des Blutes, die sich unter dem Einfluss der örtlichen, umschriebenen Stromenge ausbilden. So scheinen z. B. die Blutperlen und Blutcylinder, von denen vorher die Rede war, immer ziemlich dunkelroth auszusehen.

Manchmal kann das Urtheil über etwaige Verfärbungen des Netzhautblutes ausserdem durch die nicht unbedeutenden individuellen Differenzen des normalen Zustandes irregeführt werden. Ferner ist es hier ähnlich wie bei den Angaben über die Gefässbreite wahrscheinlich, dass ein Theil der beschriebenen Farbenunterschiede lediglich auf Rechnung des Untersuchers (Beleuchtungsart, Vergrösserung u. s. w.) zu setzen ist. Sodann kommt die Veränderung der Gefässbreite, vor allem aber die Trübung des Untergrundes und seine ungewöhnlich helle Färbung, zuweilen auch die Verschleierung der Gefässe selbst für das Aussehen der Blutsäulen in Betracht. In meinem Fall erschienen die Venen, nachdem das Stromhinderniss aus dem Wege geräumt war, wohl in Folge der mässigen Verbreiterung und der grauen Netzhauttrübung auffallend dunkel; doch dachte ich ausserdem an eine wirkliche Verfärbung und an eine starke Venosität des Blutes, die von einem gesteigerten Stoffumsatz in der bisher anämischen Netzhaut abhängen konnte. Endlich darf man nicht vergessen, und in einzelnen Fällen mit blassen Arterien, nicht in allen, ist es sicher von Bedeutung, dass man das Blut erst durch die

[1] *Archiv für Ophthalmologie.* VIII. 1861. 1. S. 271. Schneller.

Gefässwand hindurch sieht, dass sich also seine Farbe scheinbar ändert, wenn die Gefässwand an Durchsichtigkeit verliert.

Sichtbare Gefässwandveränderungen. Gefässwandveränderungen sind aber bei höheren Graden der Anämie gewöhnlich vorhanden und sie sind nur zum Theil moleculärer Natur und unsichtbar. Wie es scheint, wurden Trübungen der Gefässwand in den Thierversuchen unter dem Mikroskop immer erst nach längerer Dauer der Blutleere wahrgenommen. Hier treten jedoch sichtbare Veränderungen schon frühzeitig auf, ein Umstand, der deshalb nicht unwichtig ist, weil er wiederholt dazu verleitet hat, die Embolie zu leugnen und vielmehr eine primäre Perivasculitis und nachfolgende Thrombose zu diagnosticiren. Kurz nachdem der Embolus in die Centralarterie eingefahren ist, schon in den ersten Stunden, kann man die dünnen Blutsäulen zu beiden Seiten von schmalen weissen Linien, die der Gefässwand entsprechen, aber viel zu deutlich und derb sind, als dass sie von einer normal durchsichtigen Wandung herrühren könnten, begleitet finden. Oder es kommt vor, dass eine stark verengte Arterie in einiger Entfernung von der Papille aufhört und dass sich nun in ihrer Richtung und Fortsetzung ein feiner weisser Faden nach der Peripherie hin verfolgen lässt, an den sich dann bisweilen wieder ein dünnes, mit rothem Blut gefülltes Gefässstück anschliesst, während manchmal die Endzweige gleichfalls in grösserer Zahl in feinste weisse Striche umgewandelt sind. Auch fehlt es nicht an Beispielen, welche zeigen, dass die Venen ebenso wie die Arterien, wenn auch selten, schon zeitig, nach einem Tage u. s. w., stellenweise mit weisslichen Einscheidungen versehen sein können. Die anscheinend leeren Gefässstrecken werden nur deshalb wahrnehmbar, weil die Wandung getrübt ist; wenigstens gilt dies für die kleineren Gefässe; dagegen scheint es nach den beim Druckversuch zu machenden Beobachtungen nicht unmöglich zu sein, dass bisweilen an Gefässen, die dickere Wände besitzen, letztere ohne getrübt zu sein, schon durch den Wegfall der rothen Füllung mehr als unter normalen Verhältnissen hervortreten, wenigstens auf der Papille. Andererseits verdeckt die Trübung einen sonst noch sichtbaren Blutgehalt und kann so dazu beitragen, dass die Arterien völlig „anämisch“ aussehen; oder sie beeinflusst doch die Farbe der Blutsäule. Später verschwindet die Trübung, wenn sich eine genügende Blutzufuhr wiederherstellt, und zwar sofort oder allmählich, je nach der Dauer der Anämie und dem Grade des neuen Blutwechsels. Sie beruhte also nur auf geringfügigen flüchtigen Gewebsveränderungen, deren anatomische Grundlage noch nicht durch Sectionsbefunde festgestellt ist.

Bei andauerndem Blutmangel dagegen kommen derbere, bleibende Abnormitäten zur Entwickelung. Der Endausgang ist, wie schon bemerkt,

Gefässatrophie, die sich in doppelter Form kund giebt. Die Gefässe können enger werden und die Wandungen sich verdicken, ohne dabei an Durchsichtigkeit wesentlich einzubüssen, sodass zuletzt nur spärliche schmale Blutsäulen, die kaum über die Papille hinausreichen, übrig bleiben; wie wir sahen, befällt diese Vasculitis nicht immer sämmtliche Gefässe oder sie tritt auch nur hie und da im Verlauf einzelner Aeste auf. Nicht selten aber geht die Wandverdickung mit gleichmässiger[1], dichter Trübung einher, und wenn schon von Anfang an eine Trübung vorhanden war, so nimmt dieselbe an Intensität zu und breitet sich weiter aus. Wie zuweilen nach Neuritis, bilden dann die Gefässe von der Gefässpforte ab in wechselnder Ausdehnung platte weisse oder gelblichweisse Bänder, in deren Mitte öfters ein dünner rother Blutfaden ohne Weiteres oder bei besonderer Beleuchtung oder mittelst des Druckversuches sichtbar wird. Von diesen Vorgängen bleibt manchmal das eine oder andere Gefäss, das vielleicht besser als die übrigen mit Blut versorgt wurde, ganz oder streckenweise verschont. Immer aber scheinen die Venen in geringerem Grade als die Arterien ergriffen zu werden und öfters ganz frei zu sein.

Zu den flüchtigen anämischen Gefässwandtrübungen, die ohne tiefere Gewebsalteration doch sichtbar sind, muss ich nun auch zunächst die Veränderungen, welche ich in meinem Fall gesehen habe, rechnen. Spurlos verschwanden sie gleichzeitig mit der Anämie. Die Intensität der so rasch vorübergehenden Trübung ist aber sehr ungewöhnlich. Ich habe nur einen einzigen Fall von Embolie gefunden, in welchem vielleicht etwas entfernt ähnliches beobachtet worden ist, den Fall III von Schnabel und Sachs. Hier machte sich 2 Stunden nach dem Eintritt der vollständigen Erblindung, sowie die Arterien den Papillenrand überschritten hatten, welche trotz äusserst mangelhaften Blutzuflusses bereits wieder normal breit geworden waren, „zu beiden Seiten derselben[2] die Wand in auffälligster Weise als grellweisser Streifen bemerkbar. Die Begrenzungslinien der weissen Streifen waren aber nicht überall den Grenzen der Blutsäule parallel. Vielmehr verbreiterte sich die weisse Färbung stellenweise und sendete in die Umgebung strahlige Fortsätze.“ Wenige Stunden vorher, ehe die Centralarterie vollkommen unwegsam wurde, hatte eine Untersuchung des Kranken stattgefunden; von den weissen Streifen wird dabei nichts erwähnt. Am nächsten Tag waren sie, während sich der Kreislauf weiter verstärkt hatte, nur noch da und dort andeutungsweise erkennbar. Auch diese grellweissen Streifen, die sich so auffällig zeigten, trotzdem dass nicht mehr absolute Anämie bestand, waren anscheinend

[1] Nur einmal begann sie mit ganz unregelmässiger Sprenkelung der Gefässwände.
[2] Gilt dies von allen Arterien?

weit mehr als die sonst vorkommenden weissen Linien neben der Blutsäule.

Es ist aber wahrscheinlich, dass es sich hierbei nur um verschieden hohe Entwickelungsstufen desselben Vorganges handelt. Wie die flüchtige Gefässwandtrübung manchmal ganz ausbleibt, so braucht sie, wenn sie sich einmal einstellt, nicht immer dieselbe Höhe zu erreichen. Die näheren Bedingungen hierfür sind ebenso wie die Natur der Trübung nicht bekannt. Ich muss jedoch 2 Punkte hervorheben, welche bei meiner Patientin vielleicht die bedeutende Veränderung der Gefässe begünstigten.

Da ich Anfangs ein primäres Gefässleiden vermuthete, habe ich mich nach der Wiederherstellung des Kreislaufes immer wieder bemüht, an den Gefässwandungen nach irgend welchen selbst geringfügigen Abnormitäten zu suchen. An den grossen Arterien treten bei der Untersuchung im aufrechten Bild und bei schwacher Beleuchtung die Wandungen als äusserst zarte grauweisse Streifen zu beiden Seiten der Blutsäulen zu Tage, aber nicht etwa nur da, wo sie eine Vene kreuzen und das Venenblut einen dunklen Hintergrund liefert, sondern auch an den Stellen, wo die Arterien der Fläche nach an Papillengewebe angrenzen und selbst noch ein Stück jenseits des Sehnervenrandes in der Retina. Dieses Bild hat nichts Pathologisches, die Wandungen stellen sich ganz so dar wie im linken Auge der Patientin und wie sie auch sonst in gesunden älteren oder jugendlichen Augen, nur sehr verschieden deutlich und zwar oft auf derselben Papille ungleich, sichtbar sind. Für den normalen Charakter dieses Befundes spricht weiterhin der Umstand, dass Farbe, Durchmesser und Begrenzung der rothen Blutsäule ebenso wie Breite und Glanz des centralen Reflexstreifens keinerlei Unregelmässigkeiten aufweisen. Auch blieb das Aussehen der Gefässe durchaus das gleiche, solange ich die Patientin in Beobachtung hatte; wäre es pathologisch gewesen, so wäre es wohl zu Veränderungen, insbesondere zu einer „Aufhellung" der Gefässwände gekommen, wie sich ja die Gefässentartung an der Schädelbasis sehr rasch besserte. — Die Venen liegen im Bereich der Papille hinter den Arterien und werden von diesen stellenweise zum Theil verdeckt. Wo dies aber nicht der Fall ist, lässt sich ihre Wandung ebenfalls erkennen, nur viel schwieriger als an den Arterien, wie es der Regel entspricht. Nur zwei Venen machen eine Ausnahme, die Ven. median. und die Ven. temp. inf., dieselben, an welchen vor der Beseitigung des Stromhindernisses ein ähnliches Bild wie an den Hauptarterien constatirt werden konnte. Eine Wandaffection dieser Venen muss ich wegen des normalen Verhaltens der Blutsäule und des Reflexstreifens ausschliessen. Aber sie sind zu beiden Seiten von hellen, gelblichweissen, durchweg homogen erscheinenden Streifen eingefasst, welche etwa halb so breit wie die Blutsäule selbst sind und sich von der kleinen centralen physiologischen Excavation an bis zum Papillenrand erstrecken. Es sieht ganz so aus, als ob die Venen in Rinnen des Papillengewebes verliefen, die nur eine unmittelbare Fortsetzung der centralen Excavation darstellen; die Rinnen gleichen der Excavation vollständig, nur hat letztere in diesem Fall keinen scharfen Rand, während die Rinnen deutlicher gegen die übrige Papillenoberfläche abgegrenzt sind. Eine Vertiefung ist weder an den „Rinnen“, noch an der „Excavation“ besonders auffällig. Jene enthalten vielleicht dasselbe Gewebe wie diese, eine Fortpflanzung des centralen Bindegewebsmeniscus zu beiden Seiten der Venen. Eine eigentliche Verdickung der Venenwand ist, um es zu wiederholen, wegen des Aussehens der Blutsäule unwahrscheinlich. In der Zeit, als sich bei meiner Patientin eine abnorme Röthung der Papille entwickelte, wodurch allgemein die Sichtbarkeit der Gefässwände erleichtert wird, während sie andererseits ebenso bei Verschmälerung der Blutsäule durch Druck aufs Auge viel deutlicher hervortreten, zeigten die Begleitstreifen der beiden Venen eine weitere Aehnlichkeit mit der Gefässeintrittsstelle: letztere blieb inmitten der Hyperämie nahezu unbetheiligt und jene stachen, hellweiss, ganz auffallend von der rothen Sehnervenscheibe ab. Mit dem hieraus sich ergebenden Unterschied in der Ernährung und mit der verschieden gearteten Form des Gewebes hängt es vielleicht zusammen, dass die acute Anämie an jenen beiden Venen rasch eine so hochgradige Trübung herbeiführte. Die Durchsichtigkeit der eigentlichen Venenwand hatte wohl ebensowenig wie an den übrigen Venen gelitten, da die dünne rothe Blutsäule jener Venen bei ihrem Uebertritt auf die Sehnervenscheibe bis zu ihrem Verschwinden im Centrum keine Veränderung erkennen liess; vielmehr trübte sich nur das Rinnengewebe neben den Venen. Ueber gleichzeitige Trübung des Meniscus centralis war ein Urtheil nicht möglich, weil die ganze Gefässeintrittsstelle durch eine Wolke (vielleicht gerade abhängig von dem Meniscus?) verdeckt wurde, was auch in mehreren anderen Fällen berichtet wird.

Mag nun die hier ausgesprochene Vermuthung betreffs der Gefässrinnen richtig sein oder nicht, der Gedanke an einen Zusammenhang zwischen der ungewöhnlichen Trübung an den beiden Venen einerseits und ihren beiden Begleitstreifen andererseits lässt sich nicht von der Hand weisen. Wie war aber dann das eigenthümliche Bild an den Arterien entstanden? Die Wandungen derselben erwiesen sich gleich nach der Wiederkehr des Stromes und fernerhin als ganz gesund und zeigten auch keine Anomalie wie die der beiden Venen. Der Grund ihres ungewöhnlichen Verhaltens war ein ganz anderer und ist wohl mit einem ophthalmoskopischen Symptom der Embolie in Verbindung zu bringen, welches namentlich für die Diagnose von grösster Wichtigkeit ist, ich meine die Anwesenheit eines Embolus im Innern des Auges.

Sichtbarkeit des Embolus. Bei Embolie des Stammes der Art. centr. ret. könnte es widersinnig erscheinen, von Sichtbarkeit des Pfropfes zu sprechen, da ja der Stamm nicht bis in das Auge hineinreicht. Allein die Theilung der Centralarterie in die beiden Hauptäste ist sehr oft gerade noch sichtbar und bis zu ihr erfährt die Arterie, während sie im Opticus verläuft, nur eine minimale Abnahme ihres Durchmessers; es entspräche ganz den Erwartungen, wenn ein Embolus, der einmal in die Centralarterie gelangte, besonders häufig gerade da, wo sich dieselbe theilt, aufgehalten würde. Für manche Astembolien, die mit vollständiger Erblindung des Auges einsetzten, liegt in der That die Annahme nahe, dass zuerst ein Pfropf an der Theilungsstelle stecken blieb, beide Hauptäste verlegend, und dass er dann weiter in den einen Hauptast wanderte, sei es unverändert, sei es, nachdem von ihm ein Stück, welches vielleicht in den anderen Hauptast hineinreichte, abgesprengt, zertrümmert und weggeschwemmt wurde. Es ist aber, soviel mir bekannt, an dieser Stelle niemals wirklich ein Embolus gesehen worden. Wo sich Gelegenheit zur anatomischen Untersuchung bot, wurde der Pfropf immer weiter rückwärts angetroffen: einmal gerade in dem Abschnitt des Gefässrohres, der die Siebplatte durchbohrt (SCHNABEL und SACHS), einmal unmittelbar hinter der Lam. cribr. (SCHWEIGGER[1]), knapp hinter dem Bulbus (PRIESTLEY SMITH[2]), 3—5 mm hinter der Scleraloberfläche (GOWERS, SICHEL) oder noch weiter vom Auge entfernt (SCHMIDT[3]). Wenn POPP's Fall[4] eine Embolie darstellt, so musste der Pfropf noch ausserhalb des Sehnerven sitzen, da die Lichtung der Centralarterie während ihres Verlaufes im Nerven durchweg offen war, oder er war überhaupt nicht mehr vorhanden. In einem Fall HIRSCHBERG's (Nr. 6) untersuchte BECKER den Augapfel mit dem Nerv. opt., ohne einen Embolus entdecken zu können; auch hier sind die beiden Möglichkeiten gegeben, dass der Pfropf wieder verschwunden war oder dass er noch weiter centralwärts die Blutbahn verlegt hatte. Aehnliches gilt für LORING's Fall[5], wo für die Untersuchung, die einen negativen Befund lieferte, nur der enucleirte Bulbus zu Gebote stand. Wenn in den beiden ersten Fällen die Centralgefässe, soweit sie im Sehnervenstamm verlaufen, durchaus normal waren, so könnte man darin

[1] SCHWEIGGER, *Vorlesungen über den Gebrauch des Augenspiegels.* 1860. S. 140; v. GRÄFE's Fall.

[2] *Brit. med. Journ.* 1874. April 4. S. 452; nach NAGEL's *Ber.* 1874. S. 401.

[3] *Archiv für Ophthalmologie.* XX. 1874. 2. S. 285.

[4] POPP, *Ueber Embolie der Art. centr. ret.* Dissert. 1875.

[5] *Amer. journ. of med. sc.* Bd. 67. S. 313; nach NAGEL's *Ber.* 1874. S. 392.

einen Grund gegen die Annahme einer Embolie ausserhalb des Opticus erblicken. Denn peripherwärts vom Pfropf wären ja Gefässwandveränderungen gewöhnlich zu erwarten — jedoch nur bei totaler Absperrung des Blutstromes, aber durchaus nicht stets bei unvollständiger Embolie, selbst wenn diese hinreicht, das Sehvermögen des Auges vollkommen zu vernichten und die Gehirnschicht der Retina zur Atrophie zu bringen. So war, um nur den wichtigsten der einschlägigen Befunde hier wiederzugeben, in SCHNABEL's Fall II, der dem HIRSCHBERG'schen vielfach, auch in Betreff der frühzeitigen Wiederherstellung einer schwachen Circulation, ähnelte, die Centralarterie vor und hinter dem partiell obturirenden Pfropf völlig normal und die Gefässwandverdickung mit Verengerung des Lumens beschränkte sich auf einzelne kleine Netzhautarterien. Auch in dem während des Lebens nicht genau beobachteten Fall von POPP blieb hiernach die Embolie wahrscheinlich keine vollständige. — In den anatomisch untersuchten Emboliefällen also sass der Pfropf niemals an der Stelle, wo sich der Stamm der Centralarterie in die beiden Hauptäste theilt. Nur ein Fall NETTLESHIP's[1] (von einem zweiten war die Zugehörigkeit zur Embolie sehr fraglich, s. oben S. 60, und in einem dritten[2] ist mir nicht bekannt, an welcher Stelle sich die „Obliteration" der Centralarterie fand) macht eine Ausnahme. Hier wurde 4 Monate nach erfolgter Embolie das Auge wegen eines schmerzhaften, durch Iridectomie nicht zu heilenden Glaucoms enucleirt. Die Betrachtung des Innern des Augapfels, der in der Aequatorialebene durchschnitten wurde, ergab nun, bei 30facher Vergrösserung vorgenommen, nach POPP folgendes. Auf der Papille treten aus der physiologischen Excavation weisse Streifen hervor, welche dem Verlauf des oberen und unteren arteriellen Hauptastes entsprechen, sie scheinbar einhüllen und verdecken und sich mit geringer Verschmälerung bis zum Papillenrand erstrecken, von wo aus die arteriellen Blutsäulen erst sichtbar werden. Die übrigen Gefässe auf der Sehnervenscheibe waren deutlich zu erkennen, auch ein kleiner arterieller Ast, der nach der Macul. lut. hin verlief. Das Mikroskop lehrte, dass die Art. centr. ret. von der Siebplatte an bis zu ihrer Theilung in die Hauptäste und deren Anfangsstücke auf der Papille mehr oder minder von einem Embolus ausgefüllt waren, der sich zum grössten Theil organisirt (?) hatte und sich nur am centralen Ende aus weissen Blutkörperchen zusammensetzte. Eine genaue Beschreibung des Augenspiegelbefundes liegt mir von diesem Falle, der übrigens in anderer Beziehung manches Un-

[1] *Ophth. Hosp. Rep.* VIII. S. 9; NAGEL's *Ber.* 1874. S. 403.

[2] *Transact. of the Ophth. Soc. of the United Kingdom.* 1882; nach *Centralblatt für praktische Augenheilkunde.* VI. 1882. S. 466.

klare hat, nicht vor; ich glaube aber, dass das Bild des Hintergrundes wenigstens im Anfang demjenigen, welches in meinem Falle zu beobachten war, die Venen ausgenommen, ausserordentlich ähnlich sein musste. Als ich bei meiner Kranken den ersten Blick auf die Sehnervenscheibe warf und die weissen Stränge bemerkte, war ich der Meinung, den Embolus selbst vor mir zu haben — aber nur einen Augenblick lang. Die beiden weissen Stränge mit den rothen Streifen längs ihrer Mitte mussten natürlich eine andere Bedeutung haben. Die betreffenden Gefässe erwiesen sich denn auch bald zweifellos als Venen, und die ungewöhnliche Trübung an ihnen scheint in der oben beschriebenen Anomalie ihren Grund zu haben. Es konnten also höchstens die übrigen Stränge, die solid waren, Emboli darstellen. Aber auch die Breite der Stränge war zu beträchtlich, als dass ich sie auf einen Pfropf allein hätte beziehen dürfen. Gleichwohl möchte ich vermuthen, dass ursprünglich ein grosser Embolus gerade auf der Gabelung der Centralarterie reitend festsass, der die beiden kurzen Hauptäste ausfüllte und eine ganz kleine Strecke weit in ihre nächsten Verzweigungen hineinreichte. Allerdings musste gleichzeitig die Arterienwandung und am Porus opticus selbst noch benachbartes Gewebe (Meniscus?) getrübt sein, nicht bloss in der gewöhnlichen Weise in Folge der Anämie, sondern wohl gerade in Folge der Anwesenheit des eingekeilten Pfropfes, der durch Druck, durch Dehnung, ausserdem vielleicht auf anderem, nicht mechanischem Wege auf seine Umgebung einwirkte; geringeren Graden solcher Trübung in der Nachbarschaft des Embolus werden wir bald noch in mehreren Beispielen begegnen. Später zeigte sich, dass der Pfropf oder doch Bruchstücke von ihm nicht blendend weiss, sondern grauweiss und matt aussahen; er konnte also auch aus diesem Grunde nicht allein die weissen Stränge gebildet haben. Wahrscheinlich aber rührten die graublauen Fleckchen, die an letzteren, namentlich am unteren Hauptast zu bemerken waren, an den beiden Venen dagegen fehlten, daher, dass der Pfropf in seiner eigentlichen Farbe stellenweise durch die Gefässwandtrübung durchschimmerte. Die hier vorausgesetzte Grösse und Lage scheint nach einigen anderen Befunden der Pfropf thatsächlich gehabt zu haben. Erstens hätten die beiden später sichtbaren Ueberreste des Embolus zusammen schon einen Pfropf von ansehnlicher Ausdehnung ausgemacht. Zu der Zeit ferner, als der obere Hauptast bereits frei geworden war, enthielt der untere noch einen mächtigen Embolus. Denn der Pfropf, welcher dann die Art. temp. inf. verlegte und somit nur aus dem unteren Hauptast, nicht aus dem Stamm dahin verschoben sein konnte, hätte allein ausgereicht, eine lange Strecke des Hauptastes anzufüllen; das Aussehen des letzteren hatte sich aber inzwischen nicht geändert, der Pfropf hatte also wohl von Anfang an daselbst gelegen; und der obere Hauptast war nicht dadurch wieder wegsam geworden, dass ein Embolus des Stammes allmählich in den unteren Hauptast getrieben wurde, sondern dadurch, dass von dem auf der Theilungsstelle reitenden Embolus das Stück, das den oberen Ast verstopfte, abgerissen und weggeschwemmt wurde.

Weich genug war offenbar die Embolusmasse, um sich in die beiden Hauptäste und die Anfangsstücke ihrer nächsten Verzweigungen hineinzuschmiegen und so gleichsam einen Ausguss derselben zu bilden. Konnte ich doch später an dem Pfropf der Art. temp. inf. direct verfolgen, wie er unter dem fortgesetzten Reiben des Augapfels stetig seine Form änderte und sich durch Verdünnung und Verlängerung der sich verjüngenden Lichtung des Gefässes anpasste. Der ganze Pfropf hatte überhaupt ein lockeres Gefüge, sonst hätte er sich nicht so leicht zertrümmern lassen. Schliesslich waren sogar die beiden Emboli, die Anfangs am oberen und unteren Rand des gelben Fleckes liegen blieben, spurlos verschwunden, als die betreffenden Gefässe nach kurzer Zeit, sicher bereits nach 2 Tagen, in Folge der Abnahme der Netzhauttrübung oder eben durch die wiederkehrende Füllung mit Blut wieder sichtbar wurden. Sie haben sich wohl so vollständig aufgelöst oder verflüssigt, dass sich ihre Bestandtheile dem Blutstrom wieder beimengen konnten. Resorption möchte ich aber diesen Vorgang nicht nennen, und natürlich ist die sogenannte Erweichung des Pfropfes auch etwas ganz anderes.

Die Annahme, dass der Pfropf selbst die Hauptrolle bei der Entstehung der weissen Arterienstränge spielte, hat somit vieles für sich. Nur könnte eine gewisse Regelmässigkeit des Bildes, die nahezu gleichmässige Ausdehnung der weissen Stränge über die vier grossen Arterien der Papille ungefähr bis zum Uebertritt in die Netzhaut Bedenken erwecken. Aber die gewöhnliche anämische Gefässwandtrübung allein stellte das Bild auch nicht dar.

Uebrigens bedarf es nach alledem wohl nicht erst eines besonderen Beweises, dass es sich nicht um eine an Ort und Stelle entstandene Thrombose handelte. Es fehlte eine locale Gerinnungsursache; mit völlig unsichtbaren Wandveränderungen, die sich auch sonst durch kein einziges Symptom verrathen, braucht man doch kaum zu rechnen. Ein festes Haften des Pfropfes wäre dabei ausserdem zu erwarten gewesen, wohl auch eine rasche Neubildung. War endlich der Pfropf wirklich ein reitender, so war er eben am wahrscheinlichsten ein Embolus und seine Quelle war vermuthlich in demselben Gefässleiden an der Schädelbasis zu suchen, das mir zuerst die Thrombose der Centralarterie möglich erscheinen liess. Die Carotis int., aus welcher der Pfropf stammen musste, ist ja vorzugsweise und frühzeitig der Sitz der luetischen Gefässentartung.

Nach der Wiederherstellung des Netzhautkreislaufes sah ich bei meiner Patientin von den Bruchstücken des Embolus, die wohl noch in grösserer Zahl, aber symptomlos in den kleinen Gefässen stecken geblieben waren, nur in zwei Arterien Ueberreste, lange grauweisse Cylinder, welche die Lichtung grade ausfüllten, vor und hinter ihnen Blut, das Gefässrohr nach dem Herzen hin normal breit, in der Peripherie etwas verengt. Ebenso sollte in allen anderen Fällen von Astembolie der Pfropf sichtbar sein. Die Netzhautarterien sind ja in der Regel von der Theilung des Stammes an, also in ihrem ganzen Verlauf der ophthalmoskopischen Untersuchung zugänglich. In einer ganzen Reihe von Fällen ist nun dementsprechend ein Embolus beschrieben, freilich nicht immer als solcher bezeichnet worden.

Schmidt entdeckte in seinem Fall von Embolie des Stammes der Art. centr. ret. bei der Section in einer kleinen Netzhautarterie einen eiförmigen Embolus, gerade da, wo sich das Gefäss in 2 ungleich grosse Aeste theilte; derselbe ragte mit der Hauptmasse noch in den einen Zweig, den grösseren, hinein. Während des Lebens war der Pfropf nicht bemerkt worden. Ebenso ist in den anderen Fällen, wo die anatomische Untersuchung kleinere Bruchstücke des Embolus in den Netzhautarterien nachwies, über deren ophthalmoskopisches Aussehen gewöhnlich nichts bekannt. Besonders wichtig ist deshalb der schon öfters citirte Fall II von Schnabel und Sachs. Bereits bei der ersten Untersuchung, 15 Stunden nach dem Eintritt der Embolie, war auf dem unteren arteriellen Hauptast knapp unterhalb des Randes der physiologischen Excavation ein grellweisses Fleckchen zu sehen, das die Gestalt eines nach vorn concaven Schüppchens mit aufgekremptem Rande zu haben schien. Als sich später die Gefässe wieder füllten, besass die Arterie vor und hinter dem Fleck die gleiche Breite. Bei der Section fand sich dort ein Pfropf, welcher dem im Stamme ganz ähnlich, nur viel kleiner war. Die Bestandtheile der Muscularis waren an der Stelle des Gefässrohres, welcher der Embolus anlag, nicht zu erkennen, die Adventitia dort beträchtlich verdickt und mit Rundzellen infiltrirt, in der Media ein schollenförmiges Product von „Arteriitis." Der weisse Fleck konnte nicht der Ausdruck dieser secundären Wandveränderung sein, die sich anderen Sectionsergebnissen zu Folge in der Nachbarschaft des Pfropfes öfters entwickelt, sondern er rührte von dem Embolus selbst her, da er eben von vornherein vorhanden war. — Aehnliche weisse Emboli waren nun noch in mehreren Fällen sichtbar. In Fall V von Schnabel und Sachs lag vermuthlich in dem Stamm der Art. centr. ret. ein Pfropf, von welchem einzelne Stückchen abgerissen und in den oberen Hauptast verschleppt wurden. Da, wo sich dieser theilte, nahe dem Papillenrande, war das eine Bruchstück stecken geblieben und präsentirte sich dort als ein weisser glänzender runder Fleck, der nur am lateralen Rande des Gefässes einen schmalen Streifen der Blutsäule sehen liess. Ein zweiter weisser Fleck, viel kleiner, scharf begrenzt, unregelmässig geformt, $2^1/_2$ PD von der Sehnervenscheibe entfernt, bedeckte scheinbar die Temp. sup., die darunter (?) liegende Blutsäule schimmerte aber durch ihn durch (oder umgekehrt?). Von grösster Bedeutung ist ferner der sichtbare Embolus in einer weiteren Beobachtung von Schnabel und Sachs. Bei dem Patienten, bei welchem nach dem anatomischen Befund die eine Centralarterie einen unvollständig obturirenden Pfropf enthielt, fanden sie in dem anderen bis dahin gesunden Auge kurz nach einer vorübergehenden Sehstörung, die auf flüchtige Embolie zu beziehen ist, ebenfalls einen grellweissen länglichen Fleck; etwa 2 PD vom Sehnerven entfernt unterbrach derselbe die Blutsäule der Temp. inf. vollkommen, ohne dass vor und hinter ihm das Caliber verändert war. Genauere Prüfung wurde durch die schwere Allgemeinerkrankung verhindert. Auch der 6. Fall Schnabel's gehört hierher: 3 Monate nach der Embolie, bei der ersten Untersuchung, zeigte der Augenspiegel aussen unten von der Papille, $1^1/_2$ PD jenseits ihrer Grenze, vor einer Arterie einen kleinen weissen ungemein grell reflectirenden Fleck; die Arterie war dort ganz unsichtbar und unmittelbar vorher auf eine Strecke von etwa $^1/_2$ PD Länge dünner als hinter dem Fleck. Ein zweiter grösserer, sonst ähnlicher Fleck war im inneren oberen Quadranten der Papille der Theilung des oberen Hauptastes dicht an- und vorgelagert und liess stellenweise die Ränder der Blutsäule undeutlich durchscheinen.

Von anderen Beobachtern sah Leber[1] bei einer 8 Tage alten Embolie der Temp. sup. mit entsprechendem Gesichtsfelddefect den betreffenden Ast am Rande der Papille von einem weissen Pünktchen verdeckt und von da an fadenförmig; auch auf der Papille war die Arterie schon etwas verdünnt. In einem Fall Hirschberg's (Nr. 10) erschien ein Vierteljahr nach erfolgter Astembolie die Temp. inf. auf der Papille conisch, dann stark verengt, etwa $0 \cdot 5^{mm}$ jenseits des Papillenrandes durch einen weissen, glänzenden, prominenten zackigen Körper verdeckt, der etwas breiter als die normale Art. nas. inf. war, weiterhin verschmälert, wiewohl nicht fadenförmig. Ferner beobachtete Mules[2] bei Astembolie in der unteren Netzhautarterie einen farblosen Fleck, der bis zu ihrer ersten Verästelung reichte. Durch Massage des Auges wurde nahezu vollkommene Heilung erzielt und das Augenspiegelbild wieder ganz normal. Sodann

[1] Gräfe-Sämisch. V. S. 544.

[2] *Transact. of the ophth. soc.* VIII. S. 151; ber. *Archiv für Augenheilkunde.* 20. S. 225, und *Centralblatt für praktische Augenheilkunde.* XIII. 1889. S. 12.

zeigte sich in dem dritten Emboliefall SARTISSON's[1] auf der Papille da, wo der stark verengte, nach unten innen verlaufende Ast „aus dem Centralgefäss heraustrat", ein stecknadelkopfgrosser weisser Fleck. Endlich war nach dem allerdings nicht ganz klaren Bericht in Arch. f. Augenhk. 12. S. 394 bei einer mit entsprechendem Gesichtsfelddefect verbundenen Embolie der Art. temp. sup., welche NORRIS[2] beschrieben hat, in der Temp. gerade vor deren Bifurcation ein „gelblich weisses Gerinnsel" sichtbar; von da ab bildete der eine Zweig der Temp., der nach oben ging, wie es scheint, auf eine kurze Strecke einen weissen Streifen und zeigte dann wieder einen geringen Blutgehalt, während der andere nach aussen verlaufende Ast in einen 4 PD langen weissen Faden umgewandelt war, jenseits desselben aber eine rothe Blutsäule mit centralem Reflex darstellte. Später scheint der Gesichtsfelddefect verschwunden zu sein; wie sich der Augenspiegelbefund verhielt, wird nicht angegeben.

Alle diese weissen Flecke und Punkte und zackigen Körper sind Emboli[3], welche die Lichtung entweder vollständig oder nur theilweise, zuweilen sogar unmerklich verlegen. Wahrscheinlich ist auch das „weissliche Exsudat", das in einem Fall HIRSCHBERG's (Nr. 8) 28 Stunden nach der Embolie die Art. temp. sup. $^1/_2$ PD von der Sehnervenscheibe entfernt auf eine kurze Strecke unsichtbar machte und hinter welchem die Arterie sofort nur halbbreit, fast fadenförmig erschien, mit hierher zu rechnen; nur war gleichzeitig ähnlich wie in meinem Fall in Folge der Anwesenheit des Embolus eine Trübung der Nachbarschaft stärker ausgeprägt. Und selbst die „weisse Stelle", welche in einer anderen Beobachtung HIRSCHBERG's, Nr. 6, zwei Tage nach der totalen Erblindung an der Art. nas. inf. sichtbar war und „mehr als das halbe Lumen derselben einnahm", scheint nichts anderes als einen unvollständig obturirenden Pfropf zu bedeuten. Die Art der Erblindung macht es wahrscheinlich, dass die Verstopfung der Centralarterie zuerst eine unvollständige war, dass aber das Lumen schnell im Lauf von $1^1/_2$ Stunden durch Thrombose noch ganz ausgefüllt wurde. Der Netzhautkreislauf, so zum Stillstand gebracht, stellte sich jedoch in geringem Grade bis zum nächsten Tag wieder her, wohl durch Ablösung der neugebildeten Thrombusmasse, und

---

[1] *Petersb. med. Wochenschr.* 1876. Nr. 41. 42; nach SCHMIDT's *Jahrb.* 176. S. 254, und NAGEL's *Ber.* 1876. S. 347.

[2] *Amer. Journ. of the med. sc.* 1882. Oct. 84. S. 427.

[3] Aehnliche Erscheinungen, wie mancher dieser Pfröpfe, könnte zuweilen im ophthalmoskopischen und vielleicht sogar im klinischen Bild ein primärer Herd der Arteriosclerosis nodosa hervorrufen. Dann würden aber vor Allem an anderen Stellen der Netzhaut und im zweiten Auge oder an den Körpergefässen weitere Zeichen der Gefässerkrankung nicht fehlen.

ein Bruchstück derselben würde die Tags darauf bemerkte „weisse Stelle“ an der kleinen Netzhautarterie darstellen können.

Die Verengerung des centralen Gefässabschnittes, von welcher mehrmals die Rede ist, erfordert nach dem früher Gesagten keineswegs die Annahme, dass das eigentliche Stromhinderniss weiter rückwärts sitzt; sie spricht also nicht dagegen, dass jene weissen Flecke Emboli sind. Doch wenn auch nach dem Centrum hin im Arterienstamm ein Pfropf vorhanden ist, warum sollten dann die weissen Flecke nicht trotzdem Emboli sein? Dafür, dass zwei Pfröpfe in demselben Gefässgebiet hinter einander liegen können, wurden ja schon einige Beispiele mit aufgezählt, darunter zwei, von denen ein Sectionsbefund existirt. Der Embolus in der kleinen Arterie konnte ein Bruchstück des grossen sein, das sich erst nachträglich ablöste, oder beide wurden getrennt, zu gleicher Zeit oder nach einander, eingeschwemmt. Ebenso sind wahrscheinlich die Angaben von Liebreich[1] zu deuten, welcher bei Stammembolie mitten im Verlauf blutarmer Arterien „kurze rothe Pfröpfe“ antraf, die noch eine Strecke weit in die nächste Verzweigung hineinreichten. Es war dies wohl ein ähnliches Bild, wie es Samelsohn[2] bei einer Stammembolie 14 Tage nach der Erkrankung beobachtete: An der Temp. sup., die wie die anderen Arterien fadenförmig war, fand sich $1^1/_2$ PD jenseits des Sehnervenrandes eine spindelförmige dunkler tingirte Anschwellung, hinter welcher das Gefäss im umgekehrten Bild nahezu unsichtbar wurde. Als sich dann eine stärkere Gefässfüllung einstellte, wurde auch die Temp. breiter bis zu der Anschwellung, die nun nicht mehr als solche hervortrat, blieb aber jenseits derselben eng; mit der erneuten Abnahme des Blutgehaltes (Gefässschrumpfung) kehrte das frühere Bild wieder. — Die rothen Pfröpfe — die dunklere Anschwellung rechne ich unbedenklich zu denselben — sind kaum an Ort und Stelle aus dem ruhenden Blut entstanden, wie ich denn überhaupt nach Embolie der Art. centr. ret. sichere Zeichen einer eigentlichen Gerinnung in den Netzhautgefässen nirgends gefunden habe; ich sehe auch nicht ein, wie die Entstehung der früher besprochenen Injectionsbilder an der Macul. lut. durch die Annahme einer Anfüllung der kleinen Gefässe mit dunkeln Gerinnseln verständlicher werden soll, und es ist weiterhin nicht nothwendig, wegen einer etwaigen Erhöhung des Capillarwiderstandes, deren Möglichkeit erwähnt wurde, eine Thrombose in den Capillaren vorauszusetzen. Die rothen Pfröpfe wurden vielmehr ebenfalls gleichzeitig mit dem Embolus im Stamm oder vorher eingeschleppt oder sie sind nur Bruchstücke desselben. Die rothe Farbe

---

[1] *Archiv für Ophthalmologie.* V. 1859. 2. S. 263.

[2] *Archiv für Augenheilkunde.* 3. Bd. 1. Abth. 1873. S. 133.

der Pfropfmassen ist für sich allein für die Frage, ob Embolus oder nicht, natürlich ganz unwesentlich und bei reinen Astembolien sind rothe Pfröpfe ebensogut wie weisse beschrieben worden.

So bemerkte Ewers[1] in der Temp. sup. auf dem Rande der Papille einen dunkelrothen Pfropf von $^1/_{10}$ PD Länge, hinter welchem die Arterie sehr fein wurde. Da, wo sich die rothe Masse befand, war das Gefäss ein wenig erweitert und seine Begrenzung verwaschen, also die Wandung in der Nachbarschaft des Embolus besonders verändert. Der Pfropf verschwand später wieder und damit verloren sich die Anämie des betreffenden Netzhautbezirkes und der Sehfelddefect vollständig. Hirschberg (Nr. 16) fand wenige Stunden nach dem Eintritt der Embolie 3 PD jenseits des Sehnervenrandes in der bis dahin anscheinend normalen Art. temp. inf. ein linienförmiges bräunliches Gerinnsel von $^1/_3$ PD Länge, zu dessen beiden Seiten sich die Gefässwand als zarte weisse Linie bemerklich machte, wiederum unter der directen Einwirkung des Pfropfes; darauf folgte eine ungleichmässige Füllung der Arterie mit Unterbrechungen und stellenweise dunkelbrauner Färbung des Blutes. Durch Reiben des Auges wurden die Erscheinungen der Embolie völlig beseitigt, und am nächsten Tag constatirte er die normale Beschaffenheit des Hintergrundes. Sodann beschreibt Herter[2] einen im unteren Hauptast noch im Bereich der Papille sitzenden, ganz dunkel-, fast schwarzroth gefärbten Pfropf, welcher eine etwa der doppelten Breite der Blutsäule gleichkommende Längenausdehnung hatte und das Lumen des Rohres anscheinend völlig ausfüllte. Peripherwärts ist die Arterie eine Strecke weit und zwar noch etwas über die erste Theilung hinaus „vollständig blutleer, weiss"; weiterhin zeigten sich die beiden Aeste wieder gefüllt, ungefähr in demselben Maasse wie die übrigen Aeste der Centralarterie. Venen von normaler Weite. Später hatte der Embolus, wie bei einer Untersuchung am neunten Tag constatirt wurde, seinen Platz verändert und ritt jetzt auf der Stelle der Theilung des unteren Hauptastes dergestalt, dass die Temp. verlegt, die Nas. dagegen für den Blutstrom frei geworden war. Dem entsprach der Gesichtsfelddefect. Nach drei Monaten waren die Verzweigungen der Art. temp. sehr eng und von weissen Streifen eingefasst, „an der Stelle des Embolus zeigte sich das Gefäss etwas unregelmässig höckerig." Die Angabe, dass Anfangs, am 1. Tage, eine kurze Gefässstrecke unmittelbar hinter dem Pfropf „blutleer, weiss" war, lässt nicht klar erkennen, wodurch der Anschein der Blutleere an dieser Stelle hervorgerufen wurde. War die Arterie wirklich nur vollständig entleert, so konnte sie doch

[1] Ewers, *Zweiter Jahresbericht der Augenklinik.* 1872.

[2] *Centralblatt für praktische Augenheilkunde.* III. 1879. S. 229.

nicht weiss aussehen. Entweder handelte es sich um eine Wandtrübung, die den mässigen Blutgehalt verdeckte, oder um Entfärbung des Blutes, wie sie nach den früheren Erörterungen nicht unmöglich erscheint. Ganz dasselbe findet sich in einem Fall HIRSCHBERG's (Nr. 15). Hier war das Anfangsstück des unteren Hauptastes normal breit und pulsirte auf Druck, dann folgte eine dunkelbraunrothe kurze Erweiterung, welche nicht mit pulsirte, darauf eine weissliche Strecke, die sich gabelförmig theilte und leer erschien, endlich wieder gefüllte, aber verengte Arterienäste mit centralem Reflexstreifen. — So am Tag nach der Embolie. Die dunkelbraunrothe Masse, welche unmittelbar vor der Theilung des unteren Hauptastes das Gefässrohr ausfüllte und sogar ausdehnte, stellte offenbar den Pfropf dar. Eine Woche später war derselbe nicht mehr zu sehen, die Arterie an dem Ort, den er vorher eingenommen hatte, noch bauchig ausgedehnt, auf Druck auch dort pulsirend, die Circulation in der Art. nas. und temp. inf. aber sehr mangelhaft. — Bemerkenswerth ist erstens die Auflösung, das Verschwinden des Pfropfes, zweitens die zurückbleibende umschriebene Gefässerweiterung an der Stelle, welche dem Sitze des Embolus entsprach, und drittens die unvollkommene Wiederherstellung der Wegsamkeit der bisher anämischen Arterienzweige. Dieser letztere Umstand erklärt sich daraus, dass sich inzwischen die früher besprochenen secundären Wandveränderungen eingestellt hatten und dass vielleicht Ueberreste des Pfropfes, die jetzt durch normales Blut dem Anblick entzogen waren, das Strombett verengten. Die fortbestehende bauchige Ausdehnung der Arterie stellt ein Aneurysma dar, ein embolisches Aneurysma, freilich nicht ein solches, wie sie PONFICK zuerst beschrieben hat. Diese gehören, um es kurz zu sagen, in die Kategorie des Aneurysma spurium, hier dagegen ist das Aneurysma ein verum. Gemeinsam hat es mit den PONFICK'schen den Sitz kurz hinter der Theilungsstelle des Gefässes, entsprechend der gemeinsamen Entstehungsursache. Nur beruht bei jenen die Wirkung des Embolus auf Verletzung oder Zerstörung der Gefässwand, wodurch ein Blutaustritt und damit die Bildung eines aneurysmatischen Sackes ermöglicht wird; hier wirkt der Pfropf, von Veränderungen späterer Stadien abgesehen, nur durch Dehnung der Arterie, durch Druck auf die Wandung, die dabei, wie mehrere Beispiele lehren, eine ungewöhnliche Trübung erfahren kann, namentlich aber an Elasticität stark einbüsst, so dass die Ectasie fortdauert, wenn auch der Pfropf verschwindet.[1] In welcher Weise der Embolus in HIRSCHBERG's Fall beseitigt wurde, ist nicht festzustellen; nur scheint es sich um eine Art

[1] Anders ist natürlich wieder der Vorgang bei der Form des Aneurysma embolicum, welche durch septische Pfröpfe entsteht.

Auflösung des Gerinnsels gehandelt zu haben. Thatsache ist es, dass die Gefässerweiterung, die Anfangs durch den Pfropf gebildet wurde, später denselben nicht mehr enthielt oder höchstens noch Bruchstücke; denn sie pulsirte dann beim Druckversuch und hatte nicht mehr die dunkelbraunrothe Farbe wie zuerst.

Aus dieser Beobachtung geht hervor, welche Bedeutung wahrscheinlich der „eigenthümlichen Anschwellung" zukommt, die KNAPP[1] 8 Tage nach einer unvollständigen Stammembolie[2] am oberen Hauptast am Rande der Sehnervenscheibe bemerkte und von welcher ab dann die einzelnen Aestchen als fadenförmige, einfach contourirte Streifen weiterzogen. Es war also wie in dem zweiten Stadium von HIRSCHBERG's Fall nicht mehr der Pfropf selbst (der wohl erst von dem ursprünglichen Embolus im Stamm herrührte), sondern nur der Ort, an welchem er gesessen hatte, unmittelbar zu sehen, kenntlich an der fortbestehenden circumscripten Ausdehnung des Gefässrohres daselbst und an der peripherwärts sich anschliessenden Gefässverengerung. Ebenso beschreibt SÄMISCH[3] in seinem Fall von Astembolie an dem oberen Hauptast, der mit normalem Durchmesser entsprang, eine spindelförmige Anschwellung, welche am Papillenrand begann, sich etwa $^1/_2$ PD weit erstreckte und dann scharf abgeschnitten endete; dahinter wurde die Arterie plötzlich fadendünn und stellte nur einen feinen weissen Strang dar, der scheinbar erst in der Peripherie wieder Blut enthielt. Ueber die Farbe der Anschwellung wird nichts angegeben, auf der Abbildung sieht sie genau so aus wie die anderen normalen Arterienäste. Hier wurde weiterhin beobachtet, dass die umschriebene Dilatation der Arterie nach und nach zurückging und, wie es scheint, bereits am 10. Tage ausgeglichen war, ohne vollkommene Wiederherstellung des Kreislaufes.

Wenn ich in diesen beiden Fällen ebenfalls ein embolisches Aneurysma fusiforme annehme, so muss ich freilich den strengen Beweis dafür schuldig bleiben. Ich habe nicht das Bedenken, dass es sich nur etwa um primäre Aneurysmen handelte. Fehlte doch an den übrigen Netzhautgefässen jede Spur einer Erkrankung ausser peripherwärts von den Ectasien, wo sich eben die Folgen der Anämie geltend machten; und manches spricht direct dagegen, so in SÄMISCH's Fall die Rückbildung

[1] *Archiv für Ophthalmologie.* XIV. 1868. 1. S. 209 ff.; s. auch *Archiv für Augenheilkunde.* 1. Bd. 1. Abth. S. 31.

[2] Die Bezeichnung „partielle" Embolie hat gerade in diesem Fall zu offenkundigen Missverständnissen Anlass gegeben und ist überhaupt zu vermeiden, da die Einen eine unvollständige Verstopfung des Lumens, die Anderen eine Astembolie darunter verstehen.

[3] *Klinische Monatsblätter für Augenheilkunde.* IV. 1866. S. 32.

des Aneurysma und bei Knapp's Patientin der Beginn der Sehstörung mit Verlust des ganzen Gesichtsfeldes, wenn man hier das Aneurysma nicht gerade für einen zufälligen Befund halten will. Zudem müsste man wenigstens in Sämisch's Fall doch noch eine Thrombose in dem Aneurysma annehmen, um die Sehstörung u. s. w. zu erklären. Dann entsteht aber dieselbe Schwierigkeit wie bei Embolie, dass es nämlich nicht sicher festzustellen ist, ob die Ectasie von Pfropfmasse oder von Blut ausgefüllt war. Die letztere Annahme wurde in Hirschberg's Fall durch die Pulsation der fraglichen Stelle erwiesen; hier gründet sie sich zum Theil darauf, dass in die Peripherie wieder Blut gelangte, und zwar in Knapp's Fall ziemlich viel, da ein Gesichtsfelddefect anscheinend ausblieb, zum Theil nur auf die normale Blutfarbe der Anschwellung. Dies Merkmal ist aber vielleicht nicht zuverlässig, obwohl die Emboli, von denen bisher gesprochen wurde, sämmtlich, von den weissen abgesehen, dunkler roth oder bräunlich tingirt waren. Denn Landesberg[1] konnte z. B. wenige Stunden nach der ursprünglich den Stamm betreffenden Embolie constatiren, dass sich der untere Hauptast, normal gefüllt wie der obere, an der Bifurcationsstelle am Papillenrand plötzlich erweiterte und „eine kleine Erhöhung über das Niveau der Papille“ bildete, von wo ab die beiden Zweige, Temp. und Nas. inf., blassroth, fadendünn erschienen. Von einer dunkleren Färbung der Anschwellung wird nichts gesagt und doch enthielt sie jetzt, so kurze Zeit nach der Embolie, wahrscheinlich noch einen Pfropf; es müssten denn schon wenige Stunden der Dehnung der Gefässwand ausreichen, um die Contractionsfähigkeit des Arterienrohres an der gedehnten Stelle so zu schädigen, dass die Erweiterung nach der frühzeitigen Auflösung des Pfropfes, wenn auch nicht für immer, bestehen bleibt. Fraglich ist es auch, ob in folgendem Fall Hirschberg's (Nr. 2) die sichtbare circumscripte Arterienanschwellung noch durch einen Pfropf gebildet wurde, oder ob sie ein embolisches Aneurysma darstellte. Das Auge war durch Embolie der Centralarterie vollkommen erblindet, die Papille bereits atrophisch, die Gefässe eng, besonders die Arterien. Die Art. nas. sup. zeigte nicht weit von der Papille eine ampullenartige Erweiterung, aus welcher zwei linienförmige Aeste hervorgingen; welche Farbe die Ectasie hatte, wird nicht besonders erwähnt. War es nun ein Aneurysma oder der Pfropf selbst, jedenfalls entwickelte sich dort trotz der allgemeinen Gefässdegeneration keine besonders starke Wandveränderung, namentlich auch keine Trübung. Ob dies oft der Fall ist, lässt sich aus den übrigen Mittheilungen nicht ersehen, da sie sich meist auf ziemlich frühe Stadien beziehen. Doch giebt es, von den anatomischen

[1] *Archiv für Augenheilkunde.* 4. S. 106. Fall III.

Befunden und von HERTER's nicht ganz klarer Beschreibung abgesehen, auch einen Fall, in welchem sich an dem Sitze des Pfropfes eine „perivasculitische weisse Verdickung" der Gefässwand ausbildete. Derselbe betrifft einen Diabetiker, bei welchem NETTLESHIP[1] am Tage nach der Stammembolie neben frischer Netzhauttrübung und alten diabetischen Veränderungen die Arterien eng fand und am unteren Hauptast eine conische Anschwellung entdeckte, die einen Pfropf zu enthalten schien; die Temp. inf. war für eine längere Strecke in einen weissen Streifen umgewandelt, wies aber dann wieder einen Blutgehalt auf. An der Ectasie entstand später eine weisse Wandverdickung.

Endlich existiren noch einige Fälle, in denen ich nichts Sicheres über den wohl vorhandenen Embolus anzugeben vermag. So wird berichtet, dass man in MITTENDORF's Fall I[2] einige Tage nach dem Eintritt der Erblindung in einem Gefässabschnitt das Fortrücken des Pfropfes nach der Peripherie hin beobachten konnte. Ferner hat ANGELUCCI[3] in einem Auge zwei Emboli gesehen, von denen der eine im oberen Hauptast an dessen Theilungsstelle, der zweite im Anfangsstück der Temp. inf. sass. Und STEFFAN[4] spricht von einem Pfropf, der in dem unteren Hauptast gerade auf der Theilungsstelle reitet und dem Gesichtsfelddefect zufolge nur den temporalen Zweig vollkommen versperrt. Näheres ist mir nicht bekannt. Ganz ähnlich wie im letzten Beispiel verhielt sich wahrscheinlich der im oberen Hauptast befindliche Pfropf in dem viel genannten Fall KNAPP's[5] mit dem „haemorrhagischen Infarct". Doch gewährt weder die Beschreibung, noch die Farbentafel hinlängliche Klarheit über das Aussehen der fraglichen Gefässstrecke. Nur das scheint festzustehen, dass das Anfangsstück der Art. nas. sup., die sehr bald wieder normal wegsam wurde, eine kleine längliche Anschwellung, ein embolisches Aneurysma zeigte. In BARKAN's Fall[6] von Embolie des oberen Hauptastes, die aus einer Verstopfung des Stammes hervorging, war vielleicht ein Bruchstück des ursprünglichen Pfropfes auch in die Nas. inf. gerathen, freilich ohne die Circulation in ihr merklich zu beeinflussen. Wenigstens wird beschrieben, wie diese Arterie 1 PD von der Sehnervenscheibe entfernt dünner und undeutlicher wird und sich im Gewebe der Netzhaut zu verlieren scheint, um sogleich wieder mit deut-

[1] *Transact. of the ophth. soc. of the United Kingdom.* 1882; nach *Centralblatt für praktische Augenheilkunde.* VI. 1882. S. 466.

[2] *Transact. of the Amer. ophth. Soc.* 1882; nach SCHMIDT's *Jahrb.* 203. S. 272.

[3] *Gazz. med. di Roma.* Marzo 1882; nach *Archiv für Augenheilk.* 11. S. 494.

[4] STEFFAN, *Jahresber. der Augenklinik.* 1873/74; nach NAGEL's *Ber.* 1874. S. 391.

[5] *Archiv für Augenheilkunde.* 1. Bd. 1. Abth. 1869. S. 32.

[6] *Ebenda.* 3. Bd. 1. Abth. 1873. S. 176.

lichen Contouren und normalem Caliber weiter zu verlaufen. Die Zeichnung lässt nichts hiervon erkennen (Taf. 6 Fig. 6). Auch eine Beobachtung HIRSCHBERG's, Nr. 7, erfordert noch besondere Besprechung. Hier fand sich, als die regelrechte Circulation wiederhergestellt war, in der Art. temp. inf. ein Bild ähnlich dem, wie es z. B. in HERTER's Fall geschildert wurde. Kurz bevor sich diese Arterie theilte, war eine dunklere Stelle in der Blutsäule sichtbar, die „wie verdicktes oder halbgeronnenes Blut“ enthielt; das Gefässcaliber war aber unverändert. Es folgte dann eine „helle, blutleere“ Strecke; diese theilte sich gabelförmig und daran schlossen sich die beiden fadenförmigen Aestchen, die einzelne schmale Blutcylinderchen zeigten und erst weiterhin nach der Peripherie besser gefüllt waren. Trotzdem dass eine Gefässectasie fehlte, liegt es am nächsten, an der dunkelrothen Stelle einen Pfropf anzunehmen (der Anfangs vielleicht am Ursprung der Temp. sass? s. oben S. 71). Allein einige Tage später wird nicht mehr von einer hellen, blutleeren, „natürlich mit Plasma gefüllten“ Strecke peripherwärts von dem vermeintlichen rothen Pfropf gesprochen, sondern von einer „weissen Stelle (weisser Thrombus?)“, zu deren beiden Seiten sich die rothe Blutsäule als rothe Fäden in die beiden Aeste hinein fortsetzt. War diese „weisse Stelle“ wirklich eine compacte Masse, wie es hiernach den Anschein hat, so war sie es wohl von Anfang an und stellte also den Embolus dar, an dessen centralem Ende sich nur ein rothes Gerinnsel gebildet hatte; dass bei dem Zerfall des Blutes in rothe und farblose Cylinder aus letzteren weisse Thromben hervorgehen könnten, erscheint mir durchaus zweifelhaft, und keine sonstige Beobachtung führt zu einer derartigen Vermuthung.

In einem Theil der angeführten Fälle verschwand der sichtbare Embolus wieder, bald unter Aufhebung sämmtlicher oder einiger Emboliererscheinungen, bald ohne wesentliche Beeinflussung der übrigen Symptome. So erklärt es sich, dass noch eine Anzahl von Astembolien übrig bleibt, in denen, entgegen der berechtigten Erwartung, keine Spur eines Embolus zur Zeit der Beobachtung vorhanden war. Das Fehlen eines sichtbaren Pfropfes spricht also nicht in jedem Fall gegen die Diagnose einer Embolie. Umgekehrt ist der positive Nachweis eines Embolus von der grössten Bedeutung, auch bei Stammembolie. Die Sichtbarkeit des Pfropfes verdient, was man nicht selten ganz unbeachtet gelassen hat, in erster Linie unter den ophthalmoskopischen Emboliesymptomen an den sichtbaren Netzhautgefässen genannt zu werden.

Diese Symptome bezogen sich, von dem Embolus abgesehen, auf den Füllungsgrad der Arterien und Venen, auf die directen Zeichen der Blutbewegung, auf die Farbe des Gefässinhaltes und auf die sichtbaren Wandveränderungen. Andere Erscheinungen dürften an den Arterien und

Venen selbst kaum zu Tage treten. Meyhöfer will zwar noch ein weiteres Symptom, nämlich die bei beträchtlicher Stromverlangsamung eintretende Randstellung der farblosen Blutkörperchen in den Venen gesehen haben. Aus seiner Beschreibung geht dies jedoch nicht hervor. Denn nicht das Centrum der Blutsäule im Ganzen sah dunkler aus als deren Ränder, sondern in ihm bewegten sich nur intensiver gefärbte Blutkugeln, die natürlich durch hellere Zwischenräume von einander getrennt waren. Der ganze Veneninhalt hatte also eine relativ helle Färbung und nur in der Mitte fanden sich die bekannten dunkleren Blutperlen. Dass diese Conglomerate rother Blutkörperchen, so lange sie noch nicht gross genug waren, um die Gefässlichtung völlig auszufüllen, der Axe des Stromes am nächsten blieben, hat offenbar denselben Grund wie das gleiche Verhalten der einzelnen Blutkörperchen. Daher „an den Rändern eine hellere Blutsäule.“ An eine Verwechselung mit der Gefässwand ist kaum zu denken. Allerdings hat Jäger schon unter normalen Verhältnissen die öfters sichtbaren, von der Venenwand herrührenden zarten Begleitstreifen als den Ausdruck einer schmalen Randplasmaschicht aufgefasst und um so mehr könnte hier eine anämisch veränderte Wand eine Täuschung hervorbringen. Doch waren nach Meyhöfer wenigstens in späterer Zeit die Wandungen ausserdem noch sichtbar. — Die Mittheilung Meyhöfer's lehrt sonach nur, was andere Beobachter nicht betonen, dass sich die kleinsten Blutkörperchenhaufen des im Zerfall begriffenen Blutes in der Axe des Stromes halten. An den sichtbaren Blutgefässen scheint also nach Embolie kein anderes Symptom als die bereits besprochenen vorzukommen. Dagegen giebt sich die Kreislaufstörung doch noch in einer anderen Weise unmittelbar zu erkennen, nämlich an dem Capillargefässsystem.

Füllung der Capillaren (Farbe der Papille). Das einzige directe Zeichen einer Beeinflussung der Capillaren, welches unmittelbar nach einer Embolie der Art. centr. ret. zum Vorschein kommen kann, ist die Verfärbung der Sehnervenscheibe. Das Roth des Augenhintergrundes hängt nicht von dem Blutgehalt der Netzhautcapillaren ab und bleibt deshalb unverändert, wenn sich auch eine Anämie der Retina einstellt. Nur ein einziges Mal wird von einer abnormen Blässe des Hintergrundes berichtet (Fano[1]); dass derselben jedoch eine ganz andere Bedeutung als blosse Netzhautanämie zukommt, darf man als sicher betrachten, obgleich die Berichte über den Fall noch nicht dazu berechtigen, ohne Weiteres eine Verwechselung mit der fast allein noch in Frage kommenden gewöhnlichen

[1] *Ann. d'Ocul.* 52. 1864. S. 239; nach Schmidt's *Jahrb.* 126. S. 75, und Münch, *Ueber Embolie der Art. centr. ret.* Dissert. 1866, u. s. w.

Trübung der Retina nach Embolie zu vermuthen, zumal da im weiteren Verlauf ausserdem von partieller Netzhauttrübung die Rede ist. FANO selbst scheint an eine Anämie der Aderhaut zu denken (?).

In der Farbe der Papille dagegen muss sich ein Wechsel der Capillarenfüllung deutlich ausprägen. Trotz der langen Reihe von veröffentlichten Krankengeschichten, welche Embolien der Centralarterie betreffen, sind freilich die verwerthbaren Angaben hierüber nicht zahlreich. Dazu kommt noch, dass secundäre Trübung der Papille oft ein Urtheil über die Farbe vereitelt, wodurch von vornherein eine Anzahl von Fällen für die vorliegende Frage bedeutungslos werden. Doch gestatten die Befunde, die ich zusammenstellen konnte, immerhin einige Schlussfolgerungen.

In einer grösseren Reihe von Fällen wird die Sehnervenscheibe in Uebereinstimmung mit der hochgradigen oder anscheinend absoluten Anämie der Netzhautarterien und -venen als ganz bleich, als blass, als abnorm weiss, auch als bläulichweiss oder graublau, immer ohne den sehnigen Glanz der atrophischen Papille, beschrieben. Zuweilen sah sie blassgelb, gelblichweiss aus, hatte also entsprechend einem geringen Blutgehalt der Centralgefässe eine mässige Capillarfüllung aufzuweisen. Oder sie war zwar blass, besass aber „oberflächlich noch einen röthlichen Schimmer“, wobei die Blutzufuhr zur Netzhaut nicht ganz abgeschnitten war. Nicht selten aber erschien die Papille sogar normal roth.

Embolie eines Astes in der Netzhaut oder am Rand der Papille beeinträchtigt natürlich die Circulation im Sehnervenkopf nicht; dass hier demgemäss die Farbe der Papille unverändert bleibt, wird mehrmals ausdrücklich angegeben. Liegt aber das Stromhinderniss weiter rückwärts nach dem Stamm der Centralarterie hin, so ist es möglich, dass ein Sector der Papille oder eine ganze Hälfte und mehr blass wird, während der übrige Theil durch seine normale Röthung auffallend dagegen absticht. Aber auch bei Stammembolie wird öfters die normale Farbe angetroffen und zwar dann, wenn der Netzhautkreislauf nur wenig gestört ist, jedoch manchmal auch bei hochgradiger Blutarmuth der Arterien und Venen, und in etwa fünf Fällen sah die Sehnervenscheibe ebenso roth aus wie im anderen gesunden Auge, obwohl die Blutbewegung in der Centralarterie vollkommen sistirt war; dabei waren dies Fälle, die sämmtlich bereits innerhalb der ersten 24 Stunden nach Eintritt der Embolie zur Beobachtung kamen. Dies Missverhältniss zwischen der Füllung der Papillencapillaren und derjenigen der Netzhautgefässe muss, wenn man die nicht seltene Ueberstimmung beider in Betracht zieht, zunächst auffällig erscheinen. Andererseits dürfte man bei näherer Erwägung nach Embolie der Centralarterie eine hochgradige Blässe der Sehnervenscheibe niemals erwarten, falls die Ergebnisse der anatomischen Untersuchungen über die

Gefässverhältnisse am Sehnervenkopf allgemeine Gültigkeit besitzen. Die Centralarterie versorgt von ihrem Eintritt in den Nervenstamm an denselben in ihrer Nachbarschaft mit Blut, während die übrigen Nervengefässe Anfangs noch von den Scheiden aus gestellt werden. Wo der Opticus die Sclera durchbohrt, werden diese Scheidengefässe durch Zweige des hinteren Scleralgefässkranzes ersetzt. Weiter nach vorn breitet sich das Ernährungsgebiet der Centralarterie mehr und mehr aus. Aber aus dem Aderhautrand treten zahlreiche kleine Gefässe, Arterien wie Venen, in den Nerven ein und selbst das feine Capillarnetz der Chorioidea setzt sich unmittelbar in das weitmaschigere, die Nervenbündel umstrickende Gefässnetz des intraocularen Sehnervenendes fort. Auch bis in die Netzhaut gelangen hiervon und vom Circul. art. Nerv. opt. her Ausläufer, doch, wie es scheint, nur feine Zweige, die sich nicht weit über den Rand der Papille hinaus erstrecken. Hiermit steht in vollem Einklang, dass Leber bei Injectionen der Aderhautgefässe von der Art. ophthalm. aus (ohne die Centralarterie) häufig zugleich die Papille und ein kleines daranstossendes Gebiet der Retina injicirt fand. An der Ernährung des Sehnervenkopfes und des angrenzenden Netzhautbezirkes betheiligen sich also sowohl die Centralgefässe, als auch die Ciliargefässe.

Wird nun das Centralgefässsystem durch Embolie ausgeschaltet, so dürften natürlich die Zuflüsse von den Ciliargefässen her hierdurch nicht berührt werden, sondern sie müssten gefüllt bleiben, und diese Füllung sollte sich durch Fortdauer einer höchstens verminderten Röthung der Papille, wenigstens ihrer Peripherie, anzeigen. Und selbst in das Capillargebiet, das gewöhnlich sein Blut aus den Centralgefässen bezieht, könnte nunmehr, obwohl Anastomosen von mehr als capillarem Durchmesser unter normalen Verhältnissen bisher nicht gefunden worden sind, Aderhautblut einströmen, namentlich, wenn erst einzelne Bahnen Zeit fanden, sich etwas zu erweitern. Ein sichtbarer Blutgehalt der Papille, Röthung oder doch gelbliche Färbung derselben, ist aber nur selten mit wirklich leeren Netzhautgefässen zusammen vorgekommen, wie schon erwähnt, nur in etwa fünf Fällen, denen ich vielleicht meinen Fall noch anreihen darf, da die blasse Papille sicher einen gelblichen Schein hatte. Zahlreicher waren die Beispiele von Aufhebung des Netzhautkreislaufes mit ganz blassem Sehnerven. Hiernach scheint der Antheil der Ciliargefässe an der Blutversorgung der Papille häufig sehr gering zu sein, so gering, dass er selbst unter günstigen Bedingungen nicht einmal eine leise Röthung der Papille herbeizuführen vermag. Und die Blutbahnen von der Chorioidea und vom Circul. art. Nerv. opt. her dürften nicht immer in demselben Maasse ausgebildet sein, wie sie bisher nachgewiesen wurden; was z. B. den Uebergang der Aderhautcapillaren in die des Opticus anlangt, so spricht in der

That KUHNT[1] auf Grund eigener Untersuchungen nur von einem partiellen Zusammenhang.

Gegen diese Schlussfolgerung könnte man einwenden, dass die Blässe der Papille ebensowenig wie z. B. starke Verengerung der Arterien einen zuverlässigen Maassstab der Kreislaufstörung zu bilden scheint. Denn trotzdem dass die Sehnervenscheibe ganz bleich aussieht, ist nicht selten ein mässiges Sehvermögen erhalten, das einen gewissen Grad von Blutzufuhr zur Retina zur Voraussetzung hat; oder es machen sich andere Zeichen der Circulation, wie Blutungen oder gar sichtbare Strömung bemerkbar. Sollte dabei gerade die Papille total anämisch bleiben? Auch ist es vorgekommen, dass wenige Stunden nach einer Stammembolie die Papille zum Theil noch blass aussah, obwohl sich inzwischen die Circulation vollkommen wiederhergestellt hatte ausser in einem Netzhautast jenseits des Papillenrandes. Die Capillaren, die einmal völlig entleert, comprimirt waren, setzen vielleicht der Wiederfüllung einen besonderen Widerstand entgegen, indem ihre Innenflächen fest an einander haften, und bleiben deshalb trotz neuen Zuflusses zur Retina wenigstens zu einem Theil längere Zeit leer. So würden sich allenfalls auch die Fälle erklären, in denen sich bei schwerer allgemeiner Anämie etc. trotz normaler Breite der Centralgefässe eine auffällige Blässe der Papille findet, die erst mit weiterer Zunahme des Zuflusses (Hebung des Allgemeinzustandes, Amylnitrit, operative Herabsetzung des intraocularen Druckes u. s. w.) verschwindet. Aber gerade unter diesen Fällen giebt es manche, in denen jede Functionsstörung fehlt. Wäre dies möglich, wenn die Entfärbung der Sehnervenscheibe wirklich ein Zeichen von ausgebreiteter Capillaranämie im Auge wäre? Trotz auffallender Blässe scheint vielmehr hier und ebenso in den fraglichen Emboliefällen in der Papille ebenfalls Circulation zu bestehen und die Verfärbung hat, da weder von der gewöhnlichen secundären Trübung, noch gar von Atrophie die Rede ist, vielleicht doch hauptsächlich in einer äusserst frühzeitig schon bei mässiger Anämie auftretenden Opacität des Papillengewebes, dem allerersten Stadium jener Trübung (Oedem?) ihren Grund; die normale Durchsichtigkeit wurde wenigstens nur ganz ausnahmsweise ausdrücklich festgestellt. So könnte aber leicht der verringerte Blutgehalt verdeckt und eine vollständige Ischämie vorgetäuscht werden. Allein an der Mangelhaftigkeit der Blutzufuhr von den Ciliargefässen her ist gleichwohl nicht zu zweifeln.

Neuer Blutzufluss. Es ist dann auch wenig wahrscheinlich, dass die Verbindungen zwischen Ciliar- und Retinalgefässen am Sehnervenkopf im Stande sind, einen genügenden Collateralkreislauf herzustellen. Jeden-

[1] *Archiv für Ophthalmologie.* 25. 3. S. 232.

falls werden sie gewöhnlich erst spät die Wiederkehr der Netzhautcirculation ermöglichen können. In der That lässt dieselbe, wenn sie auch wohl niemals ganz ausbleibt, oft genug lange auf sich warten. Und selbst wenn die Gefässverbindungen anscheinend reichlicher entwickelt sind, treten sie nicht leicht und schnell zum Ersatz für die Centralarterie ein. Denn die Anämien mit rother und mit blasser Papille zeigen keinen Unterschied im Verlauf, insbesondere in der Wiederfüllung der Gefässe, ein Verhalten, welches durchaus der Thatsache entspricht, dass selbst bei den vollkommensten Aderhautinjectionen, bei denen die Injectionsmasse bis in die Papille und deren Umgebung vordrang, die Centralgefässe nicht mit gefüllt wurden. Auch auf den kurzen Bestand einer wiedereingeleiteten Circulation hat man sich berufen und gemeint, falls jene Gefässverbindungen die neuen Zuflussbahnen bildeten, müsste im Gegentheil die Blutzufuhr mit der Zeit eher zunehmen. Indessen berechtigt die oft nur nach Tagen bemessene Dauer der secundären „relativen Hyperämie" doch nur zu dem Schlusse, dass die Blutversorgung zu schwach war, um eine anämische Gefässatrophie, eine Endarteriitis obliterans, hintanzuhalten, und würde sich mit dem, was sie ausschliessen soll, nämlich mit einer wenn auch beschränkten Betheiligung der Ciliargefässe an dem retinalen Kreislauf wohl vereinigen lassen. Erweiterungen der fraglichen Collateralbahnen sind allerdings, wie einige Sectionsberichte hervorheben, bisher nicht gefunden worden. Und wenn Meyhöfer einzelne kleine Aestchen auf der Papille, die mit der Zeit während der zunehmenden Verstärkung der Circulation sichtbar wurden, für Collateralen erklärt, so bleibt er den Beweis dafür schuldig; das Causalverhältniss zwischen Netzhautkreislauf und Erweiterung der Gefässchen scheint eher gerade ein entgegengesetztes zu sein.

Andererseits hat man den Gefässverbindungen am Sehnervenkopf öfters eine viel zu hohe Bedeutung zugeschrieben und sie für weite Anastomosen, wie sie sich bei Thieren vorfinden, gehalten. Hiernach sollte eine Verstopfung der Centralarterie nur eine Netzhautanämie von kürzester Dauer zur Folge haben; alle Fälle bleibender Anämie der Retina, welche als Embolien der Centralarterie aufgefasst worden sind, seien vielmehr Embolien der Art. ophthalm., deren Verschluss zugleich die Ciliararterien anämisch mache und so den Ausgleich der Kreislaufstörung in der Netzhaut durch jene Anastomosen verhindere. Dass diese Anschauung nicht richtig ist, erhellt aus dem Obigen. Man könnte sogar versucht sein, betreffs des Sitzes des Embolus beinahe das Gegentheil zu behaupten: wenn die Netzhautanämie nur kurze Zeit bestehen bleibt, so handelt es sich vielleicht eher um Embolie der Ophthalm. als um Embolie der Art. centr. ret. Denn die Endzweige der Ophthalm. gehen mehrfache Anastomosen mit benachbarten Arteriengebieten ein. Am wichtigsten ist die Verbindung der Dorsal. nasi mit der Angular. aus der Max. ext. und die der Front. oder Supraorb. mit dem vorderen Ast der Temp. superf. Mit den anderen Arterien des Gesichts hängt die Ophthalm. durch schwächere und vielleicht weniger constante Aestchen zusammen. Doch giebt es ausserdem von hinten her Anastomosen mit der Maxill. int., die eine wechselnde Entwickelung zeigen. Hier sind zu nennen die Temp. prof. ant. und die Infraorb., insbesondere aber scheint der Zweig der Mening. med., der öfters den Stamm der Ophthalm. vertritt, grössere Bedeutung gewinnen zu können; vielleicht steht er der Verbindung mit der Angul. sogar in jeder Beziehung gleich. Unbedeutend sind dagegen die Anastomosen zwischen Ophthalm. und Carotis int. — Von der Carot. ext. her also wird sich auf diesen Wegen die Ophthalm. mit ihren Aesten nach einer Verstopfung jenseits des Pfropfes bald wieder füllen, wenn es auch fraglich ist, ob der Blutdruck wieder die beträchtliche Höhe des Normalzustandes erreicht, und unter all den Aesten wird die Centralarterie keine Ausnahme machen. Eine derartige Vermuthung führte auch anscheinend weiterhin zu der Annahme, dass bei andauernder Netzhautischämie nicht nur die Ophthalm., sondern zugleich eine Anzahl Ciliararterien verstopft sein müssten.

Einige Beobachtungen scheinen freilich mit diesen Voraussetzungen über die Embolie der Ophthalm. im Widerspruch zu stehen. So waren in einem bereits citirten Fall von Demme[1] die Netzhautgefässe leer, wie die Section ergab, in Folge einer Compression, welche die Art. ophthalm. noch innerhalb der Schädelhöhle durch ein Extravasat erfuhr. Ferner hat Rothmund[2] bei Thrombose der rechten Carot. int., welche im Sulcus carot. begann und sich in die Art. foss. Sylv. und die Art. ophthalm. hineinerstreckte, das Bild einer Embolie der Centralarterie gesehen. Ebenso sind vielleicht die beiden folgenden Fälle hier anzuführen: Bei einem 50jährigen Mann, der an einem Aortenaneurysma litt und fünf Monate vor seinem Tode plötzlich von einer totalen rechtsseitigen Hemiplegie mit Aphasie befallen wurde, fand Fränkel[3] neben Erweichungsherden der linken Hirnhälfte und ausser beträchtlicher Enge beider Vertebralarterien einen alten organisirten Embolus in der linken Carotis int. innerhalb des Sin. cavern. und nicht ganz vollständige Obturation der Art. foss. Sylv., zugleich aber war die linke Art. ophthalm. von einem auf der medianen Seite mit der Gefässwand verwachsenen, „central canalisirten“ weisslichen

[1] Siehe oben S. 17. — Gräfe-Sämisch. VI. S. 574.

[2] *Mittheilungen aus der Universitäts-Augenklinik zu München.* I. 1882. S. 328.

[3] Virchow's *Archiv.* 1880. 79. S. 509.

Gerinnsel erfüllt und der Sehnerv stark atrophisch. Und unter Blodig's[1] 13 Fällen von Amaurose bei Krankheiten des Herzens und der grösseren Gefässe war bei einem Kranken mit Aortenklappeninsufficienz und Erweiterung des linken Ventrikels die Art. ophth. der rechten Seite ebenso wie die Carot. int. dextra auf der Innenfläche mit zahlreichen atheromatösen Ablagerungen besetzt und der rechte Sehnerv bis zum Chiasma atrophirt. Endlich berichten Nothnagel[2] und andere nach ihm, dass „in sehr vereinzelten Fällen bei Hirnarterienembolie mit den übrigen Symptomen zugleich eine urplötzliche Amaurose eintrat, welche von einer Embolie der Art. ophth. abhängt" und mit dem Augenspiegelbild einer Anämie des Hintergrundes, mit Verengerung der Arterien und Venen verbunden ist. Ich weiss nicht, welche Fälle gemeint sind, und ob sich die Diagnose einer Embolie der Ophth., wie es mir scheint, lediglich auf den klinischen Befund der einseitigen Netzhautanämie und Erblindung stützt. Ich selbst habe aus der Literatur vier Fälle gesammelt, in denen die Affection des einen Auges gleichzeitig mit einer Lähmung der anderen Körperhälfte einsetzte; sie wurden veröffentlicht von Pagenstecher[3], Galezowski[4], Mauthner[5] und Gowers. Einmal, im letzten Fall, kam der Patient zur Section und es wurde eine Embolie der Art. cerebr. med., sowie eine Embolie der Centralarterie constatirt. Ebenso erscheint in Mauthner's Beobachtung die Annahme einer Verstopfung der Art. centr. ret. selbst ohne anatomischen Nachweis ziemlich gesichert. Denn höchst wahrscheinlich verdankte das kleine querelliptische Gesichtsfeld, welches auf die Dauer erhalten blieb, seine Existenz, wie wir noch näher sehen werden, dem Umstand, dass bei Anämie aller übrigen Netzhautarterien ein oder einige cilioretinale Gefässe andauernd regelrecht mit Blut versorgt wurden. War dies aber der Fall, so liegt es auf der Hand, dass nicht die Ophthalm. der Sitz des Embolus war, sondern die Centralis und zwar die dem Bulbus zunächst gelegene Strecke oder jede beliebige Stelle, je nachdem jenes cilioretinale Gefäss einen Ast der Centralarterie bildete oder nicht. Muss man auf Grund dieser Feststellungen nicht auch in den beiden übrigen Fällen in erster Linie an eine Verstopfung der Centralis neben der Hirnarterienembolie denken? Jedenfalls kann ich vorläufig der Bemerkung Nothnagel's über Embolie der „Ophthalmica"

---

[1] *Wien. Zeitschr.* 1851. VII. 6; nach Schmidt's *Jahrb.* 72. S. 82.

[2] Ziemssen's *Handbuch.* XI. — *Krankheiten des Nervensystems.* 1876. I. 1. S. 170.

[3] Pagenstecher, *Klin. Beobachtungen.* 1862. 2. Heft. S. 27.

[4] *L'Union.* 1869. 112; nach Schmidt's *Jahrb.* 145. S. 189.

[5] *Wien. med. Jahrb.* II. 1873. S. 195; nach Schmidt's *Jahrb.* 159. S. 278, Nagel's *Ber.* u. s. w.

keinerlei Werth beimessen. Geht doch selbst aus den vorhin aufgezählten Beispielen von anatomisch erwiesenem Verschluss dieser Arterie nicht hervor, dass reine Embolie derselben wirklich länger dauernde Netzhautanämie und Sehnervenatrophie bedingt. In Blodig's Fall vermisse ich Angaben über die Zweige der Ophthalm.; wenn dieselben ebenso verändert waren wie der Stamm, was mir nicht unwahrscheinlich ist, so vermochten natürlich die Anastomosen mit der Carot. ext. keinen Nutzen zu bringen. Insbesondere aber ist die normale Wegsamkeit der Centralarterie nicht festgestellt. Wäre dieselbe andererseits unversehrt gewesen, so konnte die Opticusatrophie doch noch ganz andere Ursachen haben als eine von der Verstopfung der Ophth. herzuleitende Netzhautanämie. Letzteres gilt in noch höherem Maasse in dem Fall Fränkel's. Denn hier war nicht bloss der linke Sehnerv atrophirt, sondern auch in ganz gleicher Weise der rechte, trotz völliger Integrität der Ophth. dieser Seite. Zudem ist nicht bekannt, wie lange die Atrophie bereits bestand. Möglich, dass sie doch mit der Embolie zusammenhing, nur nicht vermittelst einer acuten Anämie beider Netzhäute, sondern auf andere Weise, vielleicht durch Störungen der intracraniellen Circulation, womit sich die linksseitige totale Oculomotoriuslähmung vereinigen liesse, welche drei Tage nach dem Beginn der Erkrankung auftrat und sich nur theilweise wieder zurückbildete; ein näheres Eingehen auf die Frage nach dem Ort der Läsion des Sehapparates ist aber nutzlos, da die Sehnervenatrophie sowie Chiasma und Tractus, wie es scheint, gar nicht genauer untersucht wurden und da die Krankengeschichte die Form der Gesichtsfelder, überhaupt die Art der functionellen Störungen mit keinem Wort erwähnt. Es kommt hier auch recht wenig darauf an, dass das Lumen der linken Centralarterie nachweislich frei war. Netzhautanämie spielte hier eben allem Anschein nach gar keine Rolle. Anders in den beiden ersten Fällen. Aber in dem von Rothmund ist gleichzeitige Centralarterienembolie nicht ausgeschlossen, wenn nicht gar noch andere Verhältnisse mitwirkten; die Mittheilung Rothmund's beschränkt sich auf das, was ich oben anführte. Und in Demme's Fall war vielleicht wie bei Ruptur der Ophth. der gleichzeitig vorhandene orbitale Bluterguss, der zu einem mässigen Exophthalmus Anlass gab, unter Vermittelung von Gefässcompression die Ursache davon, dass sich die Centralarterie nicht wieder füllte. In den meisten übrigen Aesten der Ophth. war sicherlich in der Hauptsache hier ebenso wie im vorhergehenden Fall die Circulation von den Anastomosen aus wieder eingeleitet.

Wenn ich sonach auch an der Vermuthung, dass auf diesem Wege bei reiner Embolie der Art. ophth. die Netzhautanämie bald wieder beseitigt wird, vorläufig festhalten möchte, so vermag ich dieselbe doch kaum durch Thatsachen zu stützen. In den Sectionsberichten wird die Embolie der Ophth. nicht ganz selten erwähnt, wenigstens ihr Verschluss durch einen Pfropf, der an ihrem Ursprung in der Carot. int. selbst sitzt und diese vollständig ausfüllt. Ueber den Einfluss auf das Auge, insbesondere darüber, wie sich während des Lebens der Hintergrund und das Sehvermögen verhielt, wird jedoch gewöhnlich nichts gesagt. Dies erklärt sich einerseits hauptsächlich daraus, dass häufig andere, weit schwerere Symptome im Vordergrund stehen, gestattet aber andererseits immerhin einige Schlussfolgerungen. Das Aeussere des Auges blieb, von den septischen Embolien abgesehen, anscheinend stets unverändert, der grössere Theil des Ernährungsgebietes der Ophth. hatte demnach wahrscheinlich bald wieder eine genügende Blutzufuhr. Ja man darf vielleicht annehmen, dass in einem Theil der Fälle, natürlich nur derjenigen, welche nicht schnell im Coma zum Tode führten, auch keine merkliche Sehstörung bestand, dass also die Netzhaut ebenfalls schon nach kurzer Zeit wieder hinreichend ernährt wurde. Einige andere Krankengeschichten, allerdings sehr wenig zahlreich, enthalten eine gelegentliche Bemerkung über das ungestörte Sehvermögen oder über das normale Aussehen des Sehnerven. Indessen betreffen sie, wie es scheint, Thrombosen, bei denen natürlich ein ausreichender Collateralkreislauf weit leichter als nach Embolie zu Stande kommen würde, oder es sind doch keine reinen Embolien. Allenfalls lässt sich die folgende Beobachtung Lebert's[1] für die vorliegende Frage verwerthen. Ein 64jähriger sehr herunter gekommener Mann, mit Gangrän eines Beines, zeigte eines Tages plötzlich eine sehr heftige linksseitige Panophthalmitis, durch welche das Auge binnen 24 Stunden verloren ging. Auch das rechte Auge entzündete sich und die Cornea trübte sich; es wurde aber, eine leichte Hornhauttrübung abgerechnet, wieder ganz gesund. $2^1/_2$ Wochen nach dem Ausbruch der Augenaffection starb der Patient. Die Zweige der Carot. int. enthielten theils flache, wandständige, theils obturirende Pfröpfe und beide Art. ophth., ebenso atheromatös wie die übrigen Gefässe, wurden durch Pfröpfe, welche besonders links „sehr dicht und adhärent“ waren, ganz verstopft. — Dass das Auge der rechten Seite, auf welcher der septische Process zufällig nur einen geringen Grad erreichte, trotz der Unwegsamkeit der Ophth. wieder „gesund“ wurde, ist nicht ohne Bedeutung; die Netzhautfunction hatte wahrscheinlich nicht gelitten, die Retina war also vermuthlich keiner länger dauernden Anämie ausgesetzt. Es ist jedoch in Anbetracht der Beschaffenheit der Gefässwandungen nicht sicher, dass hier die Gefässverstopfung eine ganz acute war, wiewohl man die entzündlichen Vorgänge auf Embolie von mehr oder

[1] Virchow's *Archiv.* XIII. S. 165.

weniger septischen Massen zurückführen möchte. Aehnlich steht es mit jenem von VIRCHOW[1] beschriebenen Fall, in welchem zuerst die anatomische Entdeckung von markhaltigen Nervenfasern der Netzhaut gemacht wurde. Der 46jährige Mann war 3 Monate vor seinem Tode von einem apoplektischen Insult betroffen worden und hatte davon eine Lähmung der rechten Körperhälfte und allerlei Zeichen von Verwirrtheit zurückbehalten. Ausserdem wurde eine schnell wachsende Lebergeschwulst bemerkt. Letztere erwies sich als ein melanotischer Krebs, der auch an vielen anderen Organen vorgefunden wurde, nur nicht im Gehirn. Hier war dagegen ein grosser gelberweichter Herd vorhanden, der in der linken Grosshirnhälfte sass und sich in das Corp. striat. und bis zur Basis ausdehnte; die linke Hälfte der Brücke und die rechte Hälfte des Rückenmarkes waren atrophisch. Als Ursache dieser Veränderungen fand sich eine totale Obstruction der ganzen Carot. int. sin., von ihrem Ursprung bis zu ihrem Ende, durch die ganze Ausdehnung des Canal. carot. hindurch, nur mit partieller Dilatation und fettigkalkiger Degeneration der Häute; der Propf erstreckte sich auch noch ziemlich weit in die Art. foss. Sylv. hinein, während er sich bei den kleineren Aesten nur auf die Anfangspunkte derselben fortsetzte. „Obwohl die Art. ophthalm., offenbar durch Collateralstrom, noch ein offenes Lumen hatte, so schien es doch von Interesse, die Augen zu untersuchen.“ So entdeckte VIRCHOW die markhaltigen Nervenfasern der Retina. Sonst war Alles normal, abgesehen von einigen punktförmigen Linsentrübungen, besonders auf der linken Seite. „Bei Lebzeiten hatte BAMBERGER constatirt, dass der Kranke ein etwas schwaches Gesicht hatte, indess war eine besondere Störung nicht gefunden worden.“ Hiernach lässt sich nicht entscheiden, ob der Zufluss zur Ophth. von der Carot. int. her allmählich oder mit einem Schlage aufhörte, selbst wenn man, was leicht möglich, den apoplektischen Insult aus einer Embolie erklärt, an die sich dann eine ausgedehnte (centripetale) Thrombose anschloss. Jedenfalls bedingte der Verschluss der Ophth. Dank deren Anastomosen mit der Car. ext. keine dauernde Anämie der Netzhaut und keine Schädigung ihrer Function, da ja die geringfügige Sehschwäche (Presbyopie?) vielleicht nur mit der angeborenen Anomalie zusammenhing, und da ausserdem eben die markhaltigen Nervenfasern sichtbar waren, die sonst wohl atrophirt wären.

Obwohl also die Beweisführung anfechtbar ist, halte ich es doch für wahrscheinlich, dass bei Embolie der Ophth. der Netzhautkreislauf zwar Anfangs wohl stets sofort unterbrochen wird, dass er aber in der Regel mehr oder weniger schnell wieder in Gang kommt, wenn auch nicht

[1] VIRCHOW's *Archiv.* X. 1856. S. 189.

immer vollständig. Dem entsprechend würde, wenn bei einer Embolieerblindung der Blutzufluss zur Netzhaut relativ rasch wiederkehrt, wie oben bemerkt, weniger an Embolie der Centralarterie und an Gefässverbindungen im Sehnervenkopf als an Embolie der Ophth. und an deren Anastomosen mit der Car. ext. zu denken sein. Ja der Pfropf sitzt dann vielleicht sogar noch weiter rückwärts, z. B. in der Car. int. noch vor dem Ursprung der Ophth. Allerdings wird der sofortige reichliche Zufluss vom Circul. Will. her eine auch nur momentane Aufhebung der Netzhautcirculation gewöhnlich verhüten. Manchmal jedoch ist diese Quelle, sei es in Folge von Gefässanomalien, sei es aus anderen Gründen, sehr schwach, wenigstens im ersten Augenblick, und eine flüchtige Netzhautanämie wäre so möglich, oder sie versiegt vollständig, so dass die Ernährung der Retina jetzt ganz wie nach Embolie der Ophth. lediglich auf deren Anastomosen mit der Car. ext. angewiesen ist. Beweisende Beobachtungen stehen mir hier wiederum nicht zur Verfügung. Aber das Gesagte ergiebt sich aus den Erfahrungen, welche man bei Ligatur der Carot. comm. gewonnen hat; diese vermag die stellvertretende Einwirkung des Circul. Will. auf den Netzhautkreislauf am reinsten zu zeigen, da ja bei ihr auch jene Verbindungen zwischen Ophth. und Car. ext. für längere Zeit ausser Wirksamkeit gesetzt sind.

Während nun die Ligatur der Car. comm. und ebenso die Compression, selbst die doppelseitige, in der Regel gar keinen sichtbaren Einfluss auf die Retinalgefässe ausübt, führt sie doch öfters, von den chronischen Folgen abgesehen, zu acuten Schädigungen des Sehvermögens. Unter den etwa 600 Carotisunterbindungen, die Pilz[1] zusammengestellt hat, kam dies bei 21 Patienten zur Beobachtung. 12 Mal handelte es sich um eine Sehstörung, welche im Augenblick des Schliessens der Ligatur, meist ohne irgend welche Hirnerscheinungen, einsetzte, um eine Schwächung der Sehkraft, welche rasch wieder verschwand oder auch einige Tage anhielt, oder um eine Erblindung, die nur wenige Minuten dauerte, um dann allmählich im Laufe von Stunden oder Tagen oder selbst erst nach Wochen dem normalen(?) Zustande Platz zu machen. Nur einmal, im Falle Jüngken Nr. 149 (bei Friedländer[2] = Nr. 13) blieb die Amaurose, mit der sich eine gleichseitige Taubheit verband, länger bestehen, erst am dritten Tag wurde wieder etwas Lichtschimmer wahrgenommen; doch erfolgte dann bald die Heilung (vollkommen?). Zwei dem ganz ähnliche

[1] Langenbeck's *Archiv für klinische Chirurgie.* IX. 1868. S. 257.

[2] Friedländer, *Ueber die Ligatur der Carotis.* Diss. Dorpat 1881. F. konnte, wie es scheint, auch die Statistik Wyeth's in *Transact. of the Amer. med. soc.* 29 benutzen.

Fälle theilt von HOROCH[1] mit, nur waren in beiden Anfangs schwerere Hirnsymptome vorhanden.[2] Immer wurde natürlich das Auge der operirten Seite betroffen; es ist jedoch hervorzuheben, dass in einem Falle, in welchem fast $^3/_4$ Jahr vorher die linke Carotis unterbunden worden war, bei der Ligatur der rechten eine vorübergehende Schwäche beider Augen auftrat. Die Ursache der Sehstörung darf man wohl in diesen 14 Fällen, auch in dem zuletzt genannten, in einer acuten Netzhautanämie suchen, welche früher oder später ausgeglichen wurde. Freilich liegt kein einziger Augenspiegelbefund aus frühester Zeit vor und auf HIRSCHBERG's[3] Beobachtung kann man sich kaum berufen. Derselbe hatte Gelegenheit, bei einer 35jährigen Frau, der wegen eines linksseitigen pulsirenden Exophthalmus die linke Car. comm. unterbunden wurde, wenige Minuten nach der Operation eine ophthalmoskopische Untersuchung vorzunehmen, und fand dabei allerdings „die Netzhautarterien fadenförmig.“ Nach acht Tagen waren diese weiter geworden; es entwickelte sich aber schliesslich eine Atrophie des Sehnerven und später noch eine Verdickung und Trübung der Gefässwandungen. Allein wie sah denn der Augenhintergrund unmittelbar vor der Ligatur aus? $1^1/_2$ Wochen früher war constatirt worden, dass er sich bei mässiger Herabsetzung der Sehschärfe normal verhielt. Inzwischen war jedoch, drei Tage vor der Operation, ganz plötzlich das linke Auge völlig erblindet. Die Ursache dieser Amaurose bedingte vielleicht schon die Verengerung der Netzhautarterien und von ihr hingen wohl zugleich „die zahlreichen Blutungen in der Netzhaut, besonders nahe dem Centrum“, ab, welche HIRSCHBERG bereits bei der ersten Untersuchung nach der Ligatur antraf; mit letzterer sind sie jedenfalls nicht in Verbindung zu bringen. Andererseits spricht ein bei PILZ aufgeführter Fall mit normalem Augenspiegelbefund, Nr. 134, nicht gegen die Annahme einer vorübergehenden Netzhautanämie in jenen Fällen. Denn in demselben hatte die Sehstörung einen ganz anderen Verlauf; die Unterbindung der rechten Carotis rief zunächst keinerlei Erscheinungen hervor, „es erfolgte nur ein Schrei“; Tags darauf war das Sehvermögen des rechten Auges herabgesetzt und nahm dann immer mehr ab, ohne dass Veränderungen des Augenhintergrundes zu entdecken waren. Ausserdem stellten sich Kopfschmerzen, Husten und Athembeschwerden ein und der Patient starb am 27. Tage an Lungenschwindsucht. Die Section ergab Caries des Felsenbeins und zwei Oeffnungen in der Car.

---

[1] *Allgem. Wiener med. Zeitung.* 1889. Nr. 46. S. 534.

[2] Ueber den Fall von Phosphornekrose vergl. auch SCHMITT, *Statistische Bemerkungen über Ligaturen der Carotis communis.* Diss. Würzburg 1887. Fall 15.

[3] *Centralblatt für praktische Augenheilkunde.* IV. 1880. S. 221, und VII. 1883. S. 185.

int. beim Eintritt in den Can. carot. — Hier entwickelte sich wohl ganz unabhängig von der Ligatur eine Affection des rechten Sehnerven ausserhalb des Auges, welche vermuthlich durch das sonstige Leiden des Patienten hervorgerufen wurde. Nähere Beziehungen zur Ligatur zeigen sich dagegen wieder in einer weiteren Reihe von Fällen, in denen es entzündliche Erscheinungen waren, unter welchen das Sehvermögen, ja das Auge der operirten Seite zu Grunde ging. Die Entzündung begann erst nach einigen Tagen oder noch später und stellte in zwei Fällen von Pilz sicher nur eine eitrige Panophthalmitis dar, die durch Embolie oder auf anderem Wege von der Operationswunde her verursacht wurde. Beide Patienten erlagen einer eitrigen Meningitis, die einmal mit einem Lendenabscess, einmal mit einer strangartigen Schwellung und Entzündung längs der Vena jugul. int. verbunden war. Walter Edmunds[1] und Nettleship[2] berichten je einen ähnlichen Fall. Beide Mal begann die Panophthalmitis wenige Tage nachdem die gleichseitige Carotis unterbunden wurde, und beidemal ergab die Section Hirnabscesse, Basalmeningitis, Eiter im Sehnervenscheidenraum und geringe Entzündung des Opticus selbst, eitrige Infiltration der Retina und Chorioidea, sowie des Glaskörpers. Es ist nun klar, dass derartige Beobachtungen an sich für die uns hier interessirende Frage ziemlich gleichgültig sind. Ich habe sie aber deshalb besprochen, weil ihnen Fälle gegenüber stehen, die ihnen vielfach ähnlich sind, ihrer Entstehung nach jedoch vielleicht weit inniger mit dem Verschluss der Carotis zusammenhängen. Es erscheint nicht unmöglich, dass die Circulationsstörung nach der Ligatur gelegentlich stark genug werden kann, um eine Hornhautnekrose herbeizuführen. Die „Entzündung“ würde dann wahrscheinlich so verlaufen, wie es in zwei Fällen[3] von pulsirendem Exophthalmus beschrieben wird: einige Tage nach der Operation bildete sich ein eitriges Hornhautgeschwür, das einmal durch Panophthalmitis Phthisis bulbi nach sich zog, einmal aber mit Hinterlassung einer ausgedehnten Narbe wieder ausheilte; in einem dritten Falle[4] nahm die geschwächte Sehkraft noch weiterhin ab und die Cornea wurde leicht trübe und matt, klärte sich aber nach einer Woche unter Besserung des Sehvermögens wieder auf. Die Erkrankung der Cornea lässt sich hier wegen des Exophthalmus und weil sie in den beiden ersten Fällen in der untern Hälfte begann, nicht sicher von der Carotisunter-

[1] *Ophth. Soc. of the United Kingdom.* 1882; nach *Centralblatt für praktische Augenheilkunde.* VI. S. 455. 464, und *Archiv für Augenheilkunde.* 12. S. 261.

[2] *Brit. med. Journ.* I. 1882. S. 381, nach Nagel's *Ber.* 1882. S. 327.

[3] Nieden, *Archiv für Augenheilkunde.* 8. S. 127, und Walter Rivington nach Sattler, Gräfe-Sämisch. VI. S. 826.

[4] Curling nach Sattler, Gräfe-Sämisch. VI. S. 784.

bindung herleiten, könnte jedoch wohl davon abhängen. Ebenso ist es vielleicht in zwei bei PILZ citirten Fällen ohne Exophthalmus u. s. w., in denen nichts Näheres darüber mitgetheilt wird, wie die entzündliche Zerstörung des Auges erfolgte, die sich aber vor jenen zuerst genannten schweren Panophthalmitisfällen dadurch auszeichnen, dass die Patienten — ebenso wie die mit pulsirendem Exophthalmus — am Leben blieben. Daran darf man nicht Anstoss nehmen, dass die Augen, wie es scheint, nicht blind waren, als die Entzündung einsetzte, dass also die Hornhautnekrose entstand ohne vorherige Nekrose der Retina; so ist es ja auch sonst häufig. Doch sollte allerdings ebenso wie eine Nekrose der Hornhaut auch eine solche der Netzhaut gelegentlich vorkommen. In der That ist es zwar in den noch übrigen vier Fällen von PILZ, ferner in drei Fällen von FRIEDLÄNDER, in einem von WALTER EDMUNDS[1] u. a. nicht immer ersichtlich, ob eine entzündliche Affection vorlag oder nicht, oder es bleibt der Zeitpunkt des Beginnes, auch die Dauer der vorübergehenden Sehstörung u. s. w. fraglich, zuweilen aber scheint es sich um einen nicht entzündlichen, augenblicklichen und bleibenden Verlust des Sehvermögens auf der operirten Seite zu handeln, um eine Amaurose (oder Amblyopie), die wohl durch Netzhautanämie und -nekrose in Folge von unzureichender und zu später Entwickelung eines Collateralkreislaufes entstand. Zudem geht schon aus den oben besprochenen Beispielen hervor, dass die acute Netzhautanämie nach der Ligatur nicht immer rasch wieder beseitigt wird und dass deshalb eine Nekrose der Retina wohl möglich wäre.

Alle diese Beobachtungen wurden bei Unterbindungen der Car. comm. gemacht; würde aber eine Embolie derselben gelegentlich die gleichen Folgen haben? Bei der Ligatur können ja die Collateralbahnen häufig nur in geringerem Grade zur Geltung kommen, namentlich weil in der Mehrzahl der Fälle schwere Blutungen die Operation nöthig machten, also allgemeine Anämie vorlag, zum Theil weil mehrmals bereits auf der anderen Seite die gleiche Operation vorausgegangen war, eine Complication, deren Einfluss sich z. B. darin deutlich zeigt, dass sich bei PILZ unter den zwölf vorübergehenden Sehstörungen drei Fälle mit doppelseitiger Unterbindung finden, während die Gesammtsumme (600) nur etwa 30 enthält. Zu erwähnen ist ferner, dass in einigen anderen Fällen gleichzeitig die Subclavia unterbunden wurde. In einem kleinen Theil der Fälle aber lagen die Verhältnisse nicht anders als bei Embolie. Bei dieser würden also die gleichen Erscheinungen der Anämie am Auge,

[1] Hier ist der erste Fall aus der Literatur gemeint, der zweite findet sich bereits bei PILZ = Nr. 389/390 und der dritte betrifft eine „Zerstörung des Auges“.

nur noch viel seltener, auftreten können — wenn eben Embolie der Car. comm. leicht vorkäme, was nicht der Fall ist. Bei Thrombose, welche öfters ziemlich acut die Gefässverstopfung zu einer vollständigen zu machen scheint, ist aber Aehnliches beobachtet worden, und ich kann nicht umhin, wenigstens über zwei Fälle hier genauer zu berichten. SAVORY[1] fand bei einer 22 Jahre alten Patientin eine Obliteration der linken Subclavia und Carotis. Während des Lebens, anscheinend mindestens $1^1/_2$ Jahre vor dem Tode, war ausser Kopfschmerzen, besonders auf der linken Seite, und Schwindel, eine Schwächung der Sehkraft am linken Auge vorhanden; später kam dazu eine Ulceration der linken Cornea und der Umgegend des Septum nasi; zuletzt trat Parese der rechten Körperseite mit Krämpfen in derselben auf. In den letzten drei Monaten blieb alles ziemlich unverändert, nur das Sehvermögen des linken Auges nahm weiter ab und erlosch allmählich vollkommen. Hauptsächlich wegen der Ulcerationen, die wohl nekrotischen Ursprunges waren, führe ich gerade dies Beispiel hier an. Weit wichtiger ist der von PENZOLDT[2] und von MICHEL[3] beschriebene Fall: Ein 49jähriger Mann, bei dem von PENZOLDT eine nahezu vollständige Thrombose der rechten Carotis ohne Herzfehler u. s. w. nachgewiesen wurde, war vor 14 Tagen plötzlich erblindet und hatte einige Minuten lang gar nicht mehr sehen können. Darauf besserte sich das Sehvermögen rasch, blieb aber beiderseits schlecht, besonders auf dem rechten Auge, welches nur Finger in 5′ zählte, während links die Sehschärfe $^2/_3$ (bis 1) betrug. Rechts war jetzt die Papille in ihrer Färbung kaum verändert, höchstens leicht getrübt, ebenso die Retina in der Umgebung und bis zur Peripherie. An den Netzhautgefässen trat, wie es scheint, einmal eine wenige Secunden dauernde völlige Anämie auf, und darauf folgte eine relative venöse Hyperämie bei ungemein schmalen arteriellen Blutsäulen. Der intraoculare Druck erschien etwas herabgesetzt. Nach zwei Tagen war der Verschluss der Carotis total geworden; die Trübung der Papille und der Retina hatte wohl zugenommen und war am stärksten in der Maculagegend, in deren Mitte sich ein kirschrother Fleck befand. „Die Venen zeigten sich gestaut, besonders war die stärkere Stauung auch an der grossen Menge sichtbar gewordener kleinerer Venenverzweigungen zu erkennen.“ Die Arterien waren dünn und theilweise ungleich breit. Dies Symptom verschwand im weiteren Verlauf, ebenso der centrale rothe Fleck. Dagegen machte sich mehr und mehr eine atrophische Verfärbung des Sehnerven geltend. Das Sehvermögen hob

[1] *Med.-Chir. Transact.* Bd. 39; nach SCHMIDT's *Jahrb.* 96. S. 301, und PILZ, a. a. O. S. 408.

[2] *Deutsch. Arch. f. kl. Med.* 28. S. 79.

[3] *Beitr. zur Ophthalmologie.* Festgabe zu HORNER's Jubiläum. 1881. S. 16.

sich nur vorübergehend auf Fingerzählen in 4 bis 5 m. Weiterhin kam es allmählich (ob im Anschluss an Blutverluste aus einer Krampfader des linken Fusses?) zu linksseitiger Hemiparese und Hemianästhesie, sowie zu einer conjugirten Deviation der Augen nach rechts, ferner zu Demenz. Während dieses Stadiums, kaum vier Monate nach der Erkrankung, war das Sehvermögen jedenfalls sehr gering und es fand sich rechts: mässig stark ausgesprochene Atrophie des Sehnerven, dünne arterielle Blutsäulen, ungleiche Füllung der Venen, und links: blasse Färbung der Papille, leichtes Oedem derselben und der Retina mit Ausnahme der Peripherie, Füllung der Arterien schwach, die der Venen sehr ungleich, ausser in der Peripherie, Blutsäule tief dunkelroth. In der folgenden Zeit bildete sich die Körperlähmung wieder zurück, aber 15 Monate nach Beginn der Sehstörung starb der Patient, nachdem sich in den letzten Wochen die Hirnerscheinungen unter Convulsionen von Neuem eingestellt hatten. Bei der Section constatirte Zenker neben ausgedehnter Erweichung der rechten Hirnhemisphäre und neben leichtem Hydrocephalus internus eine Obliteration der rechten Carot. comm., die einen derben soliden Strang bildete. Der gleichmässig gelblichweisse Thrombus endigte an der Abgangsstelle der Car. ext., deren Lumen frei war; dagegen war die Car. int. an ihrem Ursprung ebenfalls obliterirt, weiterhin ganz schmal und nicht völlig von einem mit der Wand einseitig verwachsenen Thrombus ausgefüllt, der sich noch in der Länge eines Centimeters in die Art. foss. Sylv. forterstreckte. Die rechte Communicans post. war dünn, die linke etwas dicker und mit gelblich fleckiger Wand. Beide Vertebrales zartwandig, die linke etwas weiter als die rechte, die linke Car. int. normal. Die Art. ophth. beiderseits ohne Veränderung. Auch die Art. centr. ret. des rechten Auges hatte durchweg (auch ausserhalb des Opticus?) ein freies Lumen. Obwohl es trotzdem nicht ausgeschlossen ist, dass ursprünglich in derselben ein Embolus vorhanden war, der nur später wieder verschwand, halte ich es doch für richtiger, die Augenaffection von der Verstopfung der Carotis herzuleiten, gleichviel ob diese durch eine Embolie oder durch Thrombose erfolgte. Der Fall würde ein Beispiel dafür bilden, dass der Carotisverschluss ein ähnliches Bild wie die Centralarterienembolie — zunächst ohne sonstige, insbesondere cerebrale Erscheinungen — hervorzurufen vermag, ein ähnliches Bild, keineswegs das gleiche. Handelt es sich doch in dem einen Fall lediglich um Anämie der Netzhaut, in dem anderen aber ausserdem um Anämie des ganzen Auges und seiner Umgebung, sowie anderer mit ihm zusammenhängender Organe, ein Unterschied, der nicht ohne Rückwirkung auf die Symptome bleiben wird. Eine vollständige scharfe Trennung der beiden Zustände erscheint allerdings noch nicht möglich, so lange weitere genaue Beobachtungen fehlen. MICHEL's Fall gestattet jedoch bereits einige Andeutungen, auf die wir gelegentlich zurückkommen werden. Hier sei nur noch zur Ergänzung des anatomischen Befundes berichtet, dass die Netzhaut des rechten Auges durchaus normal war, auch ihre Gefässe, und lediglich eine auffallende Verbreiterung der Zwischenräume der Stützsubstanz, also ein Oedem erkennen liess, dass ferner die Aderhaut in den Winkeln, welche durch die Vereinigung grösserer Venen entstehen, kleine Herde von dicht gedrängten Rundzellen vorzugsweise da, wo die Venen den Bulbus verlassen, enthielt, und dass der Opticus, dessen Nervenfasern in partieller Atrophie begriffen waren, ohne Veränderungen an den Gefässen oder an seinen Scheiden, seiner ganzen Länge nach bis zum normalen Chiasma eine Anhäufung von wenig zahlreichen lymphoiden Elementen im Bindegewebe zeigte, die nur in der Nähe des Bulbus, namentlich in dem lockeren Gewebe des Centralcanals in der Umgebung der Centralvene reichlicher wurde; über das linke Auge wird nur nebenbei eine kurze Bemerkung gemacht, nach welcher „eine starke Ausdehnung der Räume um den Opticus, sowie eine mässige Wucherung der zelligen Elemente derselben“ vorhanden war.

Die Resultate der vorstehenden Untersuchung lassen sich schliesslich dahin zusammenfassen, dass vermuthlich in Fällen, welche man als Embolien der Centralarterie zu betrachten gewohnt ist, in denen jedoch die Circulationsstörung mehr oder weniger schnell und vollständig ausgeglichen wird, nicht bloss Embolien der Ophthalm., sondern ausnahmsweise und selbst ohne jede Hirnerscheinungen solche der Car. int. oder der Car. comm. vorliegen können. Es soll jedoch damit keineswegs behauptet werden, dass nun alle oder viele derartige Fälle wirklich Embolien der Ophthalm. u. s. w. betreffen. Dies mag höchstens für den einen oder anderen Fall einmal Geltung haben und wird sich dann gelegentlich durch irgend welche Eigenthümlichkeiten verrathen. In der Regel wird es sich doch um Centralarterienembolie handeln. Es giebt ja dabei auch sonst noch Mittel und Wege zur Wiederherstellung des Netzhautkreislaufes, deren Vorkommen zudem wohl constatirt ist und welche die Annahme einer Embolie der Ophthalm. für einen Theil der Fälle ausschliessen, für einen anderen zum mindesten überflüssig machen.

Ganz ohne Einfluss sind freilich die sogenannten cilioretinalen Gefässe, die in der Nähe des Papillenrandes getrennt von den Centralgefässen auftauchen. In einer Reihe von Emboliefällen ist beobachtet worden, dass eine solche Arterie vorhanden und wegsam geblieben war, sei es weil der Pfropf die Centralarterie erst jenseits der Stelle verstopfte, wo sich jener Ast, noch fern vom Auge, abzweigte, sei es, weil die Arterie gar nicht dem Centralgefässsystem angehörte, sondern aus den Ciliargefässen hervorging.

Beides ist möglich. BIRNBACHER[1] und RANDALL[2] haben in mikroskopischen Präparaten echt cilioretinale Gefässe nachgewiesen, Gefässe, welche in der Nähe des Sehnerven aus einer grösseren Arterie der Chorioidea entspringen, nach der Papille hin verlaufen und im Bogen um den Rand der äusseren Netzhautschichten herum in die Nervenfaserschicht gelangen. In BIRNBACHER's Präparat betrug der Durchmesser dieser kleinen Arterie 0,04 mm, sie musste also bei der Augenspiegeluntersuchung wahrnehmbar sein („als ein Ast zweiter Ordnung"). Andererseits sah H. MÜLLER ein grösseres Gefäss aus der Sclera an den Aderhautrand treten, sich dicht um denselben herumbiegen und nach der Seite des gelben Fleckes hin in die Netzhaut hineingehen, ohne dass dessen Abzweigung von der Centralarterie ersichtlich war. Und NETTLESHIP[3] fand auf einem senkrechten Durchschnitt eine Arterie von relativ beträchtlicher Breite, welche aus der Sclera von der temporalen Seite her im Niveau der vorderen Grenze der Lamin. cribr. in den Opticus selbst hineinzog, wo sie fast bis zu der Glaskörpergrenze der Netzhaut verfolgt werden konnte. Dass das Präparat von einer beginnenden Stauungspapille herrührte, beeinträchtigt kaum seinen Werth. Ferner beobachtete DONDERS, wie solche cilioretinale Gefässe im Opticusstamm gesondert verliefen, so dass sie ihm nicht von der Centralarterie zu entspringen schienen. Ob also cilioretinale Gefässe, welche nicht aus der Aderhaut ihren Ursprung nehmen, von der Centralarterie oder nur von dem hinteren Scleralgefässkranz und direct von den Ciliararterien stammen, ist anatomisch noch nicht sicher gestellt. Dagegen scheint mir eine klinische Beobachtung von KNAPP[4] zu beweisen, dass ein „cilioretinales" Gefäss ein Ast der Centralarterie sein kann: bei einer Embolie der letzteren war ein solches Gefäss Anfangs verschont geblieben, nachträglich aber wurde es allmählich ebenfalls unwegsam und der Gesichtsfeldrest, der seinem Ernährungsgebiet[5] entsprechend erhalten war, ging auch noch verloren. Vermuthlich bildete sich an dem centralen Ende des Pfropfes ein Thrombus, der sich bis zu der Abzweigung des „cilioretinalen" Astes hinauf fortpflanzte und diesen selbst mit verlegte. HIRSCHBERG beschreibt einen in manchen Punkten ähnlichen Fall, Nr. 14, und erblickt in demselben ebenfalls einen Beleg für den Ursprung des cilioretinalen Gefässes aus der Centralarterie; indessen war hier der Zusammenhang, worauf schon hingewiesen wurde, wahrscheinlich ein ganz

[1] *Archiv für Augenheilkunde.* 15. 1885. S. 292.

[2] *Transact. Amer. ophth. Soc.* 1887; nach NAGEL's *Ber.* 1887. S. 39.

[3] *Ophth. Hosp. Rep.* IX. 1877. 2. S. 161; nach *Centralblatt für praktische Augenheilkunde.* II. S. 92.

[4] *Heidelb. Ophthalmolog. Gesellsch.* 1885.

[5] Trübte sich dann auch diese Netzhautstelle?

anderer. Eher scheint für diese Frage ein anderer Fall Hirschberg's, Nr. 7, von Bedeutung zu sein, in welchem eine cilioretinale Arterie vorhanden war, die angeblich gar keinen Einfluss auf das Sehvermögen äusserte und später mit den übrigen Arterien ganz dünn wurde. Völlig einwandsfrei ist zwar der Beweis nicht. Denn das cilioretinale Gefäss war Anfangs ganz allein unter allen Netzhautgefässen „von deutlich arteriellem Charakter", es konnte also von vornherein wie gewöhnlich, vielleicht sogar, durch collaterale Fluxion, übermässig von Blut durchströmt werden und kehrte nur nachträglich wie im vorhergehenden Fall zur Norm zurück. Die ursprüngliche Sehstörung in dem zugehörigen Ernährungsgebiet würde allenfalls in unten noch zu besprechenden Vorgängen ihre Erklärung finden. Dass zuerst Handbewegungen oberhalb des Fixirpunktes wahrgenommen wurden, dürfte man vielleicht auch der kleinen Arterie zuschreiben, da sie ja ziemlich tief, ungefähr in der Höhe des unteren Papillenrandes nach der Macul. lut. hin verlief. Allein das später vorhandene Gesichtsfeld sah nicht so aus wie ein cilioretinales oder als ob es aus einem solchen hervorgegangen wäre. Und dass die cilioretinale Arterie Anfangs normal breit war, ist auch nicht sicher. Hirschberg selbst nennt sie „verhältnissmässig dünn" und auf die beigegebene Zeichnung ist nicht viel Werth zu legen (vgl. oben S. 69). Ich möchte sie deshalb mit Hirschberg als einen peripherwärts vom Embolus abgehenden Zweig der Art. centr. ret. ansehen, der einfach das Schicksal der anderen Aeste theilte.

Die Emboliefälle aber, in welchen ein cilioretinales Gefäss frei blieb, gleichen in ihrem Verlauf, namentlich was die Wiederherstellung der Netzhautcirculation anlangt, vollkommen den übrigen Fällen und sind durchaus auf eine Stufe mit den eigentlichen Astembolien zu stellen, bei denen die Anämie eines Bezirkes der Retina und der Sehnervenscheibe auch nicht von der regelrecht mit Blut versorgten Nachbarschaft her ausgeglichen wird. Die Verbindung der cilioretinalen Gefässe mit den Netzhautarterien in der Retina selbst ist offenbar ebenso wie die der Centralarterienäste unter einander nur capillar und zu gering, um als Collateralbahn zu dienen. Uebrigens war dies schon nach den Angaben über die Gefässverbindungen am Sehnervenkopf vorauszusehen. Denn dabei handelte es sich zum Theil um ganz ähnliche cilioretinale Gefässe, nur waren dieselben zu klein, um im Augenspiegelbild wahrnehmbar zu werden.

Auf einen anderen Weg deuten folgende anatomische Verhältnisse hin. In dem centralen Bindegewebsstrang des Nervenstammes verlaufen ausser den Centralgefässen 2 kleine oder mittlere Arterien, welche, von den Scheidengefässen herstammend, fast stets zugleich mit den Centralgefässen in den Nerven eintreten oder aus der Centralarterie hart an deren Umbiegungsstelle entspringen und bis in die Nähe des Auges reichen; manchmal soll auch nur ein Ast an der Umbiegungsstelle und der zweite erst auf halbem Wege zum Augapfel entstehen. Diese Arterien geben zahlreiche Zweige ab, welche mit den Capillaren jener zugleich direct von der Centralarterie aus ernährten Gegend anastomosiren. Sitzt nun der Pfropf ein grösseres Stück hinter der Siebplatte, in deren Höhe normaler Weise nichts mehr von den Begleitarterien zu sehen ist, so könnte sich hierdurch gelegentlich mit der Zeit ein neuer Zufluss zur Netzhaut entwickeln. Entsprechende Sectionsbefunde nach Embolie stehen noch aus. In Schmidt's Fall enthielt ein derartiger grosser Ast ebenso einen Embolus wie der Stamm der Art. cent. ret.; dagegen wurden allerdings auf dem Querschnitt des Sehnerven und des centralen Bindegewebsstranges in der Höhe der Gefässverstopfung noch verschiedene kleine offene Gefässe, meist Arterien angetroffen, die wohl Collateralen darstellten. — Wirkliche Neubildung von Anastomosen, wie sie in Pagenstecher's Fall[1] von Sehnerventrauma mit Zerreissung der Centralgefässe sehr bald auf der Papille sichtbar wurde, scheint nach Embolie nicht vorgekommen zu sein, wenn man nicht das Convolut äusserst feiner Gefässe, das Hock[2] einmal 32 Tage nach der Erblindung im äusseren Theil der Papille vorfand, das aber mit den Netzhautgefässen nicht in wahrnehmbarem Zusammenhang stand, als einen freilich verfehlten Anlauf hierzu betrachten will. — Es kann ferner durch entzündliche Vorgänge die Entstehung von Gefässverbindungen zwischen Aderhaut und Netzhaut veranlasst werden; die uncomplicirte blande Embolie der Centralarterie hat aber nichts damit zu thun, weil sie eben keine Chorioretinitis nach sich zieht. — Weiterhin war nach den Sectionsergebnissen die Vascularisation des Pfropfes in einzelnen Fällen vielleicht angedeutet; eine grössere Rolle spielt sie allem Anschein nach nicht, und sie kann natürlich nicht schon in den ersten Stadien einen Blutstrom in die Netzhaut leiten. Ebenso wird eine Schrumpfung des Pfropfes, die unter Umständen möglich ist, wohl erst mit der Zeit dem Kreislauf einigen Nutzen bringen. Viel häufiger und wohl verbürgt sind andersartige Veränderungen der Emboli, die frühzeitig eintreten und einen grossen Einfluss ausüben können, nämlich Zertrümmerung, Auflösung und Lagewechsel des Pfropfes. Es ist nicht nöthig, auf die Erfahrungen an anderen Arteriengebieten hinzuweisen. Gerade die Embolien der Netzhautarterien geben am deutlichsten über die Umwandlungen eines Pfropfes Aufschluss, welche wieder eine Strömung

[1] *Archiv für Ophthalmologie.* XV. 1869. 1.

[2] *Wiener medicinische Presse.* 1869. Nr. 44; nach Leber in Gräfe-Sämisch. V. S. 540.

durch das verstopfte Gefässrohr ermöglichen. Ich erinnere an die Beobachtungen, die in dem Abschnitt über die Sichtbarkeit der Emboli mitgetheilt wurden, darunter namentlich an meinen eigenen Fall. Wie dort constatirt wurde, änderte der Embolus öfters seinen Ort; oder in einer ganzen Anzahl von Fällen verschwand er anscheinend spurlos; von manchen anderen sichtbaren Pfröpfen war es wahrscheinlich, dass sie Bruchstücke eines Embolus darstellten, der weiter rückwärts gesessen hatte oder noch sass. Hieraus lässt sich die Wiederkehr der Circulation in der ganzen Netzhaut oder in einzelnen Abschnitten derselben nach Embolie der Centralarterie vollkommen erklären. Und später werden wir noch anderen wichtigen Erscheinungen begegnen, welche auf ähnlichen Vorgängen an den Pfröpfen zu beruhen scheinen. Durch sie wandelt sich nun auch nicht selten ein vollständig obturirender Pfropf in einen unvollständig obturirenden um; es hat keine Schwierigkeit, sich vorzustellen, wie etwa der Blutstrom eine schon vorhandene winzige Lücke auffindet und sie erweitert, indem er anliegende Partikel zur Seite drängt oder ablöst, oder wie er sich durch partielle Zerreissung des Pfropfes und Wegschwemmen der abgelösten Stückchen einen neuen Weg bahnt, während die Hauptmasse des Embolus fest liegen bleibt. Es ist auch denkbar, dass ein Pfropf von festerer Form, der ursprünglich die Lichtung ganz verschliesst, sich später dreht und vielleicht eine Lage annimmt, durch welche neben ihm ebenfalls eine Pforte für den Blutstrom geschaffen wird. Der nachträgliche thrombotische Verschluss einer neugebildeten kleinen Oeffnung, den man früher so unbedingt erwartete, dass man deshalb die Wiederherstellung der Circulation auf die genannte Weise überhaupt nicht anzunehmen wagte, kann natürlich vorkommen, wie z. B. in Sichel's Fall, braucht aber keineswegs stets einzutreten; das lehren die unvollständig obturirenden Pfröpfe, die Schnabel und Sachs bei der Section fanden, das lehren ebenso die während des Lebens in einzelnen Aesten beobachteten Emboli, welche die Circulation nicht ganz aufhoben oder anscheinend gar nicht beeinträchtigten.

Die vorstehenden Erörterungen haben zu einem Ergebniss geführt, an welches ich im Anfang am wenigsten dachte, dass nämlich nach Embolie der Centralarterie, falls wirklich eine solche vorliegt, der Kreislauf vorzugsweise durch Veränderungen des Pfropfes selbst wiederhergestellt wird, während die Gefässverbindungen am Sehnervenkopf und im centralen Bindegewebsstrang, sowie Gefässneubildungen nach dem Grade und der Schnelligkeit ihrer Wirkung gewöhnlich erst an zweiter Stelle in Frage kommen. Die zuerst genannte Form des neuen Blutzuflusses ist, um es nochmals zu betonen, nicht die einzige; denn z. B. in Gräfe's Fall, wo der Embolus die Centralarterie dicht hinter der Siebplatte vollständig ausfüllte, machten sich etwa acht Tage nach der Erblindung trotzdem die ersten Zeichen einer wieder beginnenden, freilich ganz schwach bleibenden Circulation bemerkbar. Aber sie kann am frühsten und wirksamsten auftreten und ihr Vorkommen ist bei weitem häufiger constatirt als das der übrigen Formen. Allerdings ist der Einwand nicht ganz unberechtigt, dass sich diese Annahme fast nur auf Beobachtungen von Astembolien stützt, bei denen auf anderem Wege als durch Veränderungen des Pfropfes eine neue Circulation kaum möglich ist, da ja Gefässverbindungen wie im Sehnervenkopf u. s. w. überhaupt nicht existiren. Allein warum sollten die Veränderungen eines Embolus im Stamm der Centralarterie nicht ebenso häufig und wirkungsvoll sein wie in einem Netzhautast? Ausserdem fanden sich doch manche directe Gründe dafür, dass jene Gefässverbindungen gewöhnlich nur eine untergeordnete Rolle spielen können. Am sichersten wäre eine Entscheidung über ihren Werth wohl durch genaue Vergleichung der Erscheinungen einer neuen Circulation nach Astembolie und nach Stammembolie zu erreichen. Aber bei Astembolie ist ja das Urtheil über Bewegung oder Stillstand des Blutes besonders schwierig und wenigstens das mir vorliegende Material giebt nur ungenügenden Aufschluss. Ich möchte trotzdem auf Grund desselben vermuthen, dass kein wesentlicher Unterschied besteht, wiewohl nicht alle Bilder, die nach Stammembolie sichtbar werden, auch nach Astembolie wiederkehren und wiederkehren können. Ich bleibe also zunächst bei der oben dargelegten Ansicht über die Ursachen der neuen Blutzufuhr nach Embolie. Ganz ausgeschlossen erscheint mir ein Vorgang, in welchem Schnabel und Sachs den Grund für den Uebergang der Zeichen eines vollständigen Arterienverschlusses in diejenigen eines unvollkommenen suchen. Nach ihnen war in Fällen mit derartigem Verlauf die Verstopfung von vornherein unvollständig; trotz des vorhandenen Zuflusses entstand aber augenblicklich totale Anämie durch das „Contractionsbestreben der elastischen Arterienwandungen“, welches über den plötzlich verringerten Blutdruck das Uebergewicht bekommt; später lässt die Contraction wieder nach und die Gefässe erweitern sich, ohne dass am Embolus selbst eine Aenderung eingetreten wäre und ohne dass sich neue Zuflussbahnen geöffnet hätten. — Die secundäre übermässige Erweiterung ist wohl erklärlich, wenn nach der Anämie wieder Blut eindringt. Es soll auch nicht geleugnet werden, dass die Netzhaut total anämisch sein kann, obwohl die Lichtung der Centralarterie an dem Sitz des Embolus noch theilweise, spurweise offen ist. Räthselhaft bleibt aber die anfängliche „totale Contraction“ der Gefässe, die auch nicht durch „Muskelkrampf“ verständlicher wird. Auf die Einwände, welche gegen die Annahme einer totalen Contraction oder eines Muskelkrampfes im Allgemeinen zu erheben sind, brauche ich nicht zurückzukommen. Entleeren sich die Gefässe gänzlich, so geschieht dies wahrscheinlich nur in Folge der Compression, und so wird eine Wiederfüllung nicht schon durch die anämische Wanderschlaffung ermöglicht, sondern eine Zunahme des minimalen Blutzuflusses, eine Steigerung des Blutdruckes, ist ebenfalls noch erforderlich. Wenn nun auch die Bahnen, die an der Papille von der Aderhaut und vom Circul. art. n. opt. her zur Netzhaut führen, in dieser Hinsicht nicht viel leisten, so sind sie doch nicht selten von Bedeutung, wie es sich schon vielfach an den nunmehr zu besprechenden entfernteren ophthalmoskopischen Folgen einer Embolie der Art. centr. ret. kund giebt.

Blutungen. Unter diesen sind im engsten Zusammenhang mit den Blutgefässen zuerst die Netzhautblutungen zu nennen. Dieselben kommen nicht selten vor, ich habe sie in 55 Fällen, darunter acht Astembolien, verzeichnet gefunden. Hierbei sind aber Fälle wie der von Hoffmann[1] und der von Treitel[2], in denen ich die Diagnose der Embolie für sehr zweifelhaft halten muss, nicht mit gerechnet. Ebensowenig habe ich die Beobachtungen von einseitiger, nahezu plötzlich entstehender hämorrhagischer Retinitis bei Herz- und Gefässleiden in Betracht gezogen. Denn wiewohl die Erklärung auf den ersten Blick einleuchtend erscheint, dass dieselben auf multiplen Embolien kleiner Zweige der Centralarterie beruhen, so fehlt doch noch ein anatomischer Beweis dafür und andere Ursachen sind keineswegs ausgeschlossen; so erwähne ich nur die Venenthrombose, mit Rücksicht auf die enorme venöse Hyperämie, mit der jene Retinitisform gewöhnlich verbunden ist, und auf die Massenhaftigkeit der Blutungen. Bei wirklicher Embolie treten die Extravasate vereinzelt oder in geringer Zahl auf und nur in wenigen Fällen massenhaft, so dass man allenfalls von hämorrhagischem Infarct sprechen könnte, letzteres übrigens nicht nur bei Astembolie, sondern auch bei Embolie des Stammes der Centralarterie, z. B. in Löwenstein's Fall.[3] Was die Vertheilung der Blutergüsse auf die einzelnen Bezirke des Hintergrundes betrifft, so waren sie in 19 Fällen ausschliesslich am Sehnerven, auf der Papille selbst oder häufiger am Rande und in der nächsten Umgebung vorhanden. Die Macul. lut. allein war nur dreimal Sitz der Blutungen. Oefters fanden sie sich in der Gegend des gelben Fleckes und an der Papille zugleich, namentlich in dem Gebiet zwischen beiden. Doch auch in der Peripherie der Netzhaut sind sie mehrmals und nicht bloss bei massenhafter Entwickelung gesehen worden. Sie sind punkt- oder fleckförmig, streifig oder

[1] *Klinische Monatsblätter für Augenheilkunde.* XXIII. 1885. Jan.
[2] *Archiv für Ophthalmologie.* 25. 3. S. 23.
[3] *Klinische Monatsblätter für Augenheilkunde.* XVI. 1878. S. 270.

flammenartig, am Papillenrand auch dreieckig, und erreichen bisweilen eine Ausdehnung von $^1/_2$ PD, ja selbst von mehr als Papillengrösse. Manchmal sitzen sie ganz oberflächlich, manchmal, wie es scheint, etwas tiefer und können dann durch die Netzhauttrübung verdeckt werden. Sie verschwinden später spurlos; doch bilden sich in einzelnen Fällen vorher an ihrer Stelle ebenso wie inmitten grösserer Blutungen an der Oberfläche, kleine mattweisse oder hellglänzende Punkte und Fleckchen, auch an ihren Rändern helle Säume; ausnahmsweise sollen einzelne Pigmentflecken, die in späteren Stadien sichtbar waren, von ihnen herrühren. Sie wurden einmal bereits kaum einen halben Tag nach der Erblindung angetroffen, einmal sicher nach viel weniger als 24 Stunden, nicht selten schon nach einem Tag; gewöhnlich aber vergeht längere Zeit, 3, 7, 12 Tage, ehe ein Bluterguss zu entdecken ist. Selbst erst nach einigen Wochen scheinen sie auftreten zu können, in manchen Fällen aber giebt es wochen- und monatelang immer wieder einen neuen Nachschub von Hämorrhagien.

Ihre Entstehung hat nichts mit nekrotischem Zerfall des Netzhautgewebes zu thun, sondern ist an die Bedingung geknüpft, dass wieder Blut in die Gefässe eindringt, welche eine Zeit lang der Anämie ausgesetzt waren und deren Wandungen in Folge dessen eine Alteration erfahren haben, die sich eben, wenn es so weit kommt, in abnormer Durchlässigkeit für Blut äussert; gegen die andere Anschauung, nach welcher abnorme Widerstände in den kleinsten Gefässen für die Entstehung von Extravasaten von grösster Bedeutung sein sollen, scheint eine Beobachtung zu sprechen, die gerade hier bei Embolie der Centralarterie öfters zu machen ist, dass sich nämlich die Fälle, in denen der Gefässfüllung zu Folge abnorm hohe Capillarwiderstände wahrscheinlich sind, keineswegs durch Neigung zu Hämorrhagien vor den übrigen auszeichnen. In einzelnen Fällen, so in dem von Löwenstein, wurde der zeitliche Zusammenhang zwischen der Wiederkehr einer sichtbaren Strömung und dem Beginn der Extravasation auch mit Sicherheit festgestellt. Umgekehrt darf der Bluterguss, mit gewissen Ausnahmen, als Zeichen einer neuen Blutzufuhr gelten. Insofern ist es nicht unwichtig, dass die Gegend der Papille der bevorzugte Sitz der Extravasate ist und dass dort Blutungen zum Vorschein kommen, obwohl nach den sichtbaren Gefässen zu urtheilen ein Kreislauf nicht besteht. Selbst bei ganz blasser Sehnervenscheibe sind Blutungen daselbst beschrieben worden und wenigstens in einem Theil solcher Fälle war die Anämie der Netzhautgefässe anscheinend eine absolute. Diese Beobachtungen würden ebenfalls zu der Annahme stimmen, dass es an der Stelle, wo der Sehnerv in's Auge eintritt, Gefässverbindungen giebt, die unabhängig von dem Centralgefässsystem und in dessen Vertretung einzelne Gebiete der Retina daselbst mit Blut versorgen können.

Eine Anzahl Gefässchen, gewöhnlich von der Centralarterie her gespeist, wurde nach Embolie derselben anämisch, sie füllten sich jedoch von der Aderhaut her von Neuem; inzwischen war aber die Gefässwandalteration schon soweit gediehen, dass es dann zu Extravasaten kam, eben auf Grund der Wandveränderung und nicht etwa in Folge von collateraler Fluxion in andauernd regelrecht durchströmten Gefässchen. Dass übrigens eine solche Hyperämie bei Astembolie auf Netzhautstellen mit freier Circulation Blutungen veranlasst hätte, ist in keinem einzigen Falle zu erkennen. Nicht einmal die Grenze des anämischen Gebietes ist ein Lieblingssitz der Hämorrhagien. Indessen hat das häufige Vorkommen der Blutungen an der Papille nicht nur in jenen Gefässverbindungen seinen Grund. Schon dann, wenn unabhängig von solchen auf irgend einem Wege wieder eine minimale Blutmenge in die Centralarterie gelangt, werden sich die Hämorrhagien entsprechend der Ausbreitung der schwachen Circulation auf die Nachbarschaft der Papille beschränken. Aber ganz dasselbe zeigt sich, wo der Kreislauf viel stärker und sicher über die ganze Netzhaut ausgedehnt ist; das Bestimmende scheint hier die grössere Höhe des Blutdruckes am Gefässcentrum der Netzhaut, d. h. an der Papille, zu sein. Die Blutungen an der Papille sind jedoch noch in ganz anderer Beziehung von Wichtigkeit. Magnus fasst sie, gestützt auf seine Experimente, deren Ergebnisse wir bereits kennen, nicht als secundäre, in der geschilderten Weise entstandene Erscheinungen auf, sondern nach ihm verdanken sie ihre Existenz „wohl meist“ nur dem Durchbruch eines angeblich im Nervenstamme befindlichen Extravasates, das er an Stelle der gewöhnlich diagnosticirten Embolie der Centralarterie als Grundlage des ganzen Krankheitsbildes ansieht. Selbstverständlich soll hier, so fügt er hinzu, nur von solchen Blutungen an der Papille die Rede sein, welche bald nach Beginn der Erkrankung sichtbar werden und nicht von denen, die sich in der Netzhaut später in Folge deren Degeneration bemerkbar machen. Die Hämorrhagien könnten hiernach einige Bedeutung für die Differentialdiagnose zwischen Apopl. Nerv. opt. und Embol. Art. centr. ret. gewinnen, aber selbst nach Magnus nur dann, wenn sich frühzeitig Gelegenheit bietet, sie zu constatiren. Es fragt sich also nur, wie lange eine Netzhautanämie bestehen kann, ohne dass sich eine hinreichende Durchlässigkeit der Gefässwände ausbildet, welche den Blutaustritt gestattet. Wie wir sahen, sind die Blutungen nach Embolie schon am ersten Tage beobachtet worden, wenn auch andererseits feststeht, dass sie gewöhnlich doch erst nach einigen Tagen oder noch später auftreten. Sie könnten somit zu früher Zeit ebensowenig wie in späteren Stadien, höchstens, soviel sich bis jetzt beurtheilen lässt, mit Ausnahme des ersten halben Tages nach dem Beginn der Erkrankung zum Beweis für das Vorhandensein einer extraocularen Apopl. Nerv. opt. dienen oder eine Embolie der Centralarterie zweifelhaft machen.

Nach Cohnheim erfolgen die postanämischen Blutungen, von denen hier ausschliesslich die Rede ist, nur aus den Capillaren und kleinsten Venen. In manchen Fällen wird nun betont, dass hie und da ein Bluterguss an oder auf einer Vene liegt, dass die Vene in einem Blutpunkt zu enden scheint oder ähnliches, während allerdings meist die Extravasate, selbst die grossen, von sichtbaren Gefässen fern bleiben. Es ist aber nicht sicher, dass wegen dieser nahen räumlichen Beziehung die Vene nun auch die Quelle des Ergusses darstellt; Cohnheim sah die Hämorrhagien ausser an den Capillaren nur an den kleinsten Venen, nicht auch an den grösseren. Wenn sie wirklich nach Embolie der Centralarterie häufiger an den Venen als an den Arterien gefunden werden, so würde der Grund vielleicht darin zu suchen sein, dass sich die Capillaren zwar von den Arterien, aber nicht von den Venen in „respectvoller Entfernung" halten. Der capillarfreie Raum, der nach Johannides[1] längs der Netzhautarterien besteht, und dessen Vorhandensein Becker[2] nach seinen eigenen Injectionspräparaten bestätigt, besitzt schon eine beträchtliche Breite, nach Johannides eine solche von 0·11—0·12 mm; dagegen reicht das Capillarmaschennetz bis unmittelbar an die Venen heran. Man hat aber, wie es scheint, den örtlichen Zusammenhang zwischen den Extravasaten und den Venen vielfach deshalb hervorgehoben, weil man erstere aus einem rückläufigen Venenstrom herzuleiten geneigt war; manchmal erscheint hämorrhagischer Infarct und rückläufige Anschoppung geradezu identificirt. Dass dies unrichtig ist, bedarf nicht erst des Beweises. Selbst die grosse Menge der Blutungen, welche die Netzhaut in Löwenstein's Fall aufzuweisen hatte, entstand nachweislich unter der Wiederkehr einer rechtläufigen Blutbewegung, wie sie nach Stammembolie ausschliesslich vorkommt. Auch bei Astembolie würden massige Hämorrhagien allein die Existenz eines rückläufigen Venenstromes nicht beweisen und z. B. in Knapp's bekanntem Fall sehe ich gar keinen Grund, an der Entstehung des „hämorrhagischen Infarctes" durch normal gerichteten Strom zu zweifeln. Andererseits scheint gerade aus den Beobachtungen bei Embolie von Centralarterienästen hervorzugehen, dass der rückläufige Venenstrom nicht stets Blutungen zur Folge haben muss. Ich möchte dies weniger aus meiner immerhin mangelhaften Statistik schliessen, nach welcher die Blutungen bei Astembolien, bei denen allein auch ein Rückstrom möglich ist, durchaus nicht häufiger, im Gegentheil seltener als bei Stammembolie

[1] *Archiv für Ophthalmologie.* 1880. 26. 2. S. 122.
[2] *Ebenda.* 1881. 27. 1. S. 6.

sind, da sie 8mal unter 45 Astembolien, d. h. 1:5·6 und 47mal unter etwa 155 Stammembolien, d. h. 1:3·3 vorkommen. Dies Verhalten könnte ja unter anderem mit dem Umstand zusammenhängen, dass bei Astembolien öfters eine nicht unbedeutende Quelle der Hämorrhagien, die Gefässverbindungen am Sehnervenkopf, vollkommen ausgeschlossen ist; in der That befindet sich unter den 19 Fällen, in denen sich die Blutungen auf die Papillengegend beschränken, eine einzige Astembolie. Aber die Betrachtung der einzelnen Fälle lehrt, dass sich die Venenüberfüllung, die ja wenigstens manchmal von rückläufiger Strömung herzurühren scheint, keineswegs ungewöhnlich häufig mit Blutungen verbindet. Oder sollte in solchen Fällen lediglich deshalb, weil Extravasate fehlen, die Venenfüllung nicht eine rückläufige sein? Dann dürfte man fast mit gleichem Recht da, wo nach längerer Zeit ein normal gerichteter Strom wiederkehrt, ohne zu Blutungen zu führen, die Existenz desselben leugnen. Nun wäre zwar zu entgegnen, dass dieser allein im Stande ist, die abnorme Durchlässigkeit der Gefässwand zu verhüten oder wieder auszugleichen, während der Rückstrom trotz des geringen Blutdruckes mit der Zeit doch zu Extravasaten führen würde, weil die Wandveränderung mehr und mehr zunimmt. Indessen gerade in dieser Beziehung scheinen die Netzhautgefässe oft ungewöhnlich widerstandsfähig zu sein. — Ganz abgesehen von der Richtung des neuen Blutzuflusses sieht man nach Embolie die Circulation bald mit, bald ohne Extravasate einhergehen, und die Differenzen erklären sich nur zum Theil aus der Dauer und dem Grade der vorausgehenden Anämie und aus deren Einwirkung auf die Höhe der Gefässwandalteration, wobei freilich zu bedenken ist, dass das Urtheil über vollständige oder unvollständige Unterbrechung des Stromes nicht selten sehr unsicher bleibt. Die Hauptsache scheint die ungleiche Resistenz der Gefässwände gegen die Einwirkung der Anämie zu sein. Im Ganzen ist diese Resistenz, soweit es sich um die Entstehung von Extravasaten handelt, in der Netzhaut sehr hoch, sehr hoch sowohl im Vergleich zu den übrigen Folgen der Anämie für die Gefässwand als auch gegenüber anderen Organen; die wahrscheinliche Ursache hiervon werden wir noch näher kennen lernen und mit derselben würde auch die Gefässwandverdickung indirect zusammenhängen, die sich bald entwickeln kann und dann vielleicht ihrerseits dazu beiträgt, dass Blutungen ausbleiben.[1] Dieser relativ geringen Neigung der Netzhautgefässe zu postanämischen Hämorrhagien würde es also entsprechen, wenn nach Embolie der Centralarterie trotz des neuen Blutzuflusses, eines regelrechten oder rückläufigen, Blu-

[1] Die gewöhnliche Sclerose scheint freilich gerade entgegengesetzte Wirkung zu haben.

tungen verhältnissmässig selten und spärlich auftreten. Ausserdem ist es den anatomisch begründeten Beispielen bei andersartigen Netzhauterkrankungen zu Folge möglich, dass öfters Extravasate vorkommen, welche zu klein sind, als dass sie bei der Augenspiegeluntersuchung bemerkt werden könnten; oder aber sie haben einen grösseren Umfang, sind jedoch durch die Netzhauttrübung dem Anblick entzogen, wie ja unmittelbar beobachtet worden ist, dass selbst beträchtliche Hämorrhagien von der Trübung allmählich verhüllt wurden und umgekehrt erst bei Aufhellung der Trübung zu Tage traten. Wenn sich ferner die Umwandlung der Extravasate in weisse Fleckchen nicht auf die ganz oberflächlich liegenden beschränkt, so könnte man daran denken, dass zuweilen die glänzenden Stippchen u. s. w., welche in der Trübung oder nach Aufhellung derselben öfters zum Vorschein kommen, nur Ueberreste von Blutungen sind. Endlich ist für ein Extravasat mehrmals der rothe Fleck gehalten worden, der gerade an der Stelle des directen Sehens nach Embolie sichtbar wird. Diese Auffassung mag bisweilen einmal zutreffend sein, wiewohl keine der so gedeuteten Beobachtungen beweisend erscheint. In der Regel entsteht der rothe Fleck auf andere Weise. Von nicht geringer Bedeutung hierfür ist allem Anschein nach die Netzhauttrübung.

Netzhauttrübung. Dieselbe gehört zu den constantesten Symptomen der Embolie der Art. centr. ret. Sie stellt einen zarten, grauen oder grauweissen Nebel dar, welcher rauchig, wolkenartig und demgemäss an verschiedenen Stellen ungleich dicht, häufiger aber mehr gleichmässig den Hintergrund verschleiert und das normale Roth noch durchscheinen lässt. Oder sie ist dichter, völlig undurchsichtig und erscheint weiss, grauweiss, milchweiss, „milchglasähnlich“, mit einem bläulichen oder selbst grünlichen Farbenton, auch „rahmähnlich gelbweiss.“ Dabei sieht sie gewöhnlich matt aus, zuweilen wie gestichelt, nur zweimal hatte sie, wie ausdrücklich angegeben wird, einen starken Glanz, das eine Mal nur an der Macul. lut. Manchmal begann sie, wenigstens am gelben Fleck, in Form von kleinen runden milchweissen Fleckchen oder sie enthielt schon zeitig, nach wenig Tagen, eine Unzahl weisser Stippchen und hellglänzender Punkte. Die Netzhautgefässe werden durch sie öfters und zwar an Stellen, wo sie am dichtesten ist, verschleiert oder ganz verdeckt; andererseits können sie durchaus unverhüllt und um so schärfer auf dem hellen Grund hervortreten. Die Trübung nimmt nicht den ganzen Hintergrund ein. In einzelnen Fällen war sie zuerst oder überhaupt ausschliesslich an der Papille vorhanden, deren Grenzen nicht ganz scharf und wie von einem leichten Schleier überzogen erschienen. Gewöhnlich aber wird die Sehnervenscheibe selbst grauweiss, matt und undurchsichtig, ihre Grenze unbestimmt, und von da aus breitet sich die Trübung, manchmal unter feiner, aber deutlich sichtbarer radiärer Streifung, kürzere oder längere Strecken weit nach allen Richtungen hin, am wenigsten nasalwärts, über die Netzhaut aus. Vorzugsweise jedoch entwickelt sie sich, in unmittelbarem Zusammenhang mit der Trübung an der Papille oder getrennt von ihr, in der Gegend des gelben Fleckes und sie kann sogar, allerdings gewöhnlich nur vorübergehend, auf diese beschränkt sein. Dort erreicht sie häufig ihre grösste Dichtigkeit und zwar in dem Saum einer kreisförmigen oder querovalen Figur, deren Durchmesser dem der Papille nahekommt oder ihn um etwas übertrifft. Von dieser Stelle aus erstreckt sie sich unter allmählicher Abnahme ihrer Dichtigkeit nach der Peripherie hin, lässt dieselbe aber in grosser Ausdehnung frei, so dass dort der normale rothe Hintergrund sichtbar bleibt; nur ausnahmsweise war angeblich die ganze Netzhaut getrübt. Ebenso verschont sie fast immer das Centrum, die Stelle des directen Sehens, die sich gerade inmitten der dichtesten Trübung als rother Fleck, bald grösser, bald kleiner, manchmal scharf abgegrenzt, auffällig bemerkbar macht. In dieser Regelmässigkeit ist aber das Bild der Trübung nicht immer ausgeprägt. In 2—3 Fällen fand sich nur ein „Trübungsstreifen“, in der Nähe des gelben Fleckes oder von der Papille ausgehend. Bei Astembolien ferner bleiben, wie nicht anders zu erwarten, diejenigen Abschnitte der Netzhaut und der Papille, welche an der Kreislaufstörung nicht betheiligt sind, auch ungetrübt und setzen sich oft mit scharfer Grenze gegen die getrübten Bezirke ab. Ebenso ist, wenn bei Stammembolie ein cilioretinales Gefäss vorhanden ist und wegsam bleibt, in der Netzhauttrübung ein kleines, meist scharf begrenztes Gebiet ausgespart, welches dem Ernährungsbereich der cilioretinalen Arterie angehört und demzufolge gewöhnlich nach aussen von der Papille liegt, an dieser mit breiter Basis beginnend und an der Macul. lut. zugespitzt endend. Doch auch da, wo ein ophthalmoskopisch sichtbares cilioretinales Gefäss fehlt, kommen am Rande der Papille nach verschiedenen Richtungen hin, ausschliesslich in der Retina oder zugleich auf der Sehnervenscheibe selbst, noch kleinere, dreieckige oder streifenförmige, ganz oder theilweise verschonte, zum Theil nur zeitweilig ungetrübte Stellen, rings von Trübung umgeben, vor. Andererseits scheint die Trübung in seltenen Fällen auch die Stelle des directen Sehens vollständig zu verhüllen. Oefters tritt sie ferner an einzelnen Orten ungewöhnlich stark auf, namentlich in der Nähe der Papille, und zwar als geschlossener dichter Hof um die Sehnervenscheibe oder auch nur an dem oder jenem Punkte der nächsten Umgebung, besonders nach aussen hin. Auch kann die Papille selbst betroffen sein und die starke Trübung ist dann ausnahmsweise sogar mit einer nicht unbedeutenden Schwellung des Sehnerven verbunden. Vor allem aber zeigen intensiv getrübte Netzhautpartien daselbst gewöhnlich eine beträchtliche Schwellung, so dass mehrmals von einem trüben Wulst in der Nähe des Sehnervenrandes die Rede ist, in welchem die Retinalgefässe ganz verschwinden, um erst jenseits desselben wieder aufzutauchen, oder über den sie, in einem einzigen Fall, im Bogen hinwegziehen. Allein nicht bloss hier, sondern auch bei der gewöhnlichen Form macht die Trübung, wenn sie intensiver entwickelt ist, nicht selten zugleich den Eindruck einer Schwellung, namentlich am gelben Fleck, wo nahe neben der dichtesten Trübung eine ungetrübte Stelle liegt. Die Schwellung kann daselbst so hochgradig werden, dass der centrale rothe Fleck gleichsam eine tiefe trichterförmige Einsenkung bildet und dass der Höhenunterschied der Netzhautoberfläche durch parallaktische Verschiebung nachzuweisen und an der Einstellungsdifferenz messbar ist. Eine Unregelmässigkeit in der Verlaufsrichtung der Netzhautgefässe finde ich bei solchen Beobachtungen niemals erwähnt, dagegen verschwinden öfters die kleinen Maculagefässe, um die es sich ja fast immer handelt, in der Netzhauttrübung.

Wann sich dieselbe nach Embolie der Centralarterie in der Regel einstellt, lässt sich nicht genau angeben, da sie fast immer schon bei der ersten Untersuchung vorhanden ist, ihre Entstehung also gewöhnlich nicht unmittelbar beobachtet wird. Aber der Termin dieser ersten Untersuchnng beweist, dass ihre ersten Anfänge in eine sehr frühe Zeit fallen. Sie findet sich nicht bloss vor, wenn sich der Kranke mehrere Wochen oder Tage nach dem Eintritt der Embolie zum ersten Mal vorstellt; sie wurde vielmehr oft, in wenigstens 23 Fällen, sicher schon am Tage nach der Erblindung angetroffen, und ebenso häufig nach kürzeren Zeiträumen: nach 20 Stunden (Schmidt, und gewiss nicht später in Birnbacher's[1] Fall, wo die Embolie Abends auftrat und die Untersuchung am nächsten Morgen stattfand), nach 18 Stunden (von Oettingen[2]), nach 16 Stunden (Meyhöfer, Förster[3]), nach 15 Stunden (Schnabel, Fall II, Benson[4]), nach 12 Stunden (Ingenohl, Fall III[5]), nach kaum einem halben Tag (Helmkampff, Fall II[6], ebenso vielleicht Landesberg, Fall III[7], der früh Morgens untersucht wurde, nachdem über Nacht die Erblindung einge-

---

[1] *Centralblatt für praktische Augenheilkunde.* VII. 1883. S. 207.

[2] *Dorp. med. Zeitschr.* VI. S. 443; nach Schmidt's *Jahrb.* 174. S. 288, und Nagel's *Ber.* 1876. S. 346.

[3] Gräfe-Sämisch. VII. S. 67.

[4] *Ophth. Rev.* 1886. Jan.; nach *Archiv für Augenheilkunde.* 17. S. 233, und *Centralblatt für praktische Augenheilkunde.* X. 1886. S. 25.

[5] Ingenohl, *Ueber Embolie der Art. centr. ret.* Diss. 1875.

[6] Helmkampff, *Zur Lehre von der Embolie der Art. centr. ret.* Diss. 1874.

[7] *Archiv für Augenheilkunde.* 4. 1874. S. 106.

treten war, und sicher auch HAASE, Fall II[1]), nach 6 Stunden (der dritte MAGNUS'sche Fall von angeblicher Apoplex. Nerv. opt.), nach etwa 5 Stunden (INGENOHL, Fall I), nach einigen wenigen Stunden (BLESSIG[2], STELLWAG, Fall II, HIRSCHBERG Nr. 6 und Nr. 16, wahrscheinlich WOOD-WHITE[3] und EALES[3]), nach 3 Stunden (vielleicht MITTENDORF's Fall II[4]), nach $2^1/_2$ Stunden (STELLWAG, Fall I), nach 2 Stunden (SCHNABEL, Fall III und mein eigener Fall). Selbst in HILBERT's Fall[5] von Embolie der linken Temp. inf., der, wie es scheint, „einige Minuten" nach der Verdunkelung des Gesichtsfeldes untersucht wurde, war die Gegend der Macul. lut. bereits verschleiert (?). Nur vereinzelt war unter diesen letzten 24 Fällen die Trübung am gelben Fleck oder gar an der Papille allein, sonst immer schon an beiden Orten zugleich sichtbar.

Dass die Trübung bei der ersten Untersuchung fehlte, weiss ich nur von wenigen Fällen. HERTER constatirte bei einer Astembolie am 1. Tag der Erkrankung (wie lange nach der Embolie?) ein „völlig zartes" Aussehen der Retina, fand aber am nächsten Tag die Trübung. In dem Fall FÖRSTER's wurde sie 8 Stunden nach der Embolie noch vermisst, war jedoch 8 Stunden später, bei der zweiten Untersuchung, deutlich, und der frühzeitige Eintritt ist somit festgestellt. Bei einer unvollständigen Verstopfung der Centralarterie sah SCHIRMER[6] nach 4 Stunden zwar den centralen rothen Fleck, aber keine Trübung; 2 Tage darauf war sie vorhanden; sie verschleierte die Papille und deren nächste Umgebung sammt den Netzhautgefässen, ziemlich gleichmässig nach allen Seiten hin sich ausbreitend, ohne die Macula zu erreichen. Gegen frühzeitigen Beginn spricht also der Fall nicht. Bemerkenswerth ist, dass die Embolie keine vollständige war. Letzteres gilt auch für STEPHAN's Fall[7], bei dem der Augenspiegel in den ersten Stunden, im Maximum 10, im Minimum 2 bis 3 Stunden, normale Durchsichtigkeit der Netzhaut ergab, während bei der zweiten Untersuchung, nach 3 Tagen, die Trübung bereits intensiv ausgebildet war, demnach gleichfalls zeitig entstanden sein konnte. Und bei einer Patientin HIRSCHBERG's, Nr. 7, war am Tage nach der unvollständigen Embolie die Netzhaut noch ungetrübt, blieb aber, wie

[1] *Archiv für Augenheilkunde.* 10. 1881. S. 474.

[2] *Archiv für Ophthalmologie.* VIII. 1860. 1. S. 216.

[3] *The ophth. rev.* I. 1882. Jan.; nach *Centralblatt für prakt. Augenheilkunde.* VI. S. 303 und 304, und *Archiv für Augenheilkunde.* 11. S. 499 und 12. S. 240.

[4] *Transact. of the Amer. Ophth. Soc.* 1882; nach *Centralblatt für praktische Augenheilkunde.* VI. 1882. S. 501.

[5] BETZ' *Memorabilien.* 1888. 33. Jahrg. S. 457.

[6] *Klinische Monatsblätter für Augenheilkunde.* VI. 1868. S. 38.

[7] *Archiv für Ophthalmologie.* XII. 1866. 1. S. 34.

sich schon am nächsten Tage herausstellte, auch nicht lange verschont.

Die bisherigen Angaben berechtigen zu der Annahme, dass sich die Netzhaut immer sehr zeitig, in den ersten Stunden oder doch in den ersten Tagen trübt. Nur ein einziger Fall, der GRÄFE'sche[1], weicht davon ab: eine Woche nach der Erblindung war bei Fortdauer der Anämie Papille und Netzhaut noch vollkommen klar und durchsichtig; erst etwa 8 Tage später begann die Trübung. Wenn man aber bedenkt, dass dem einen Fall mindestens 47 gegenüberstehen, in welchen die Trübung nach einem Tage oder früher nachgewiesen wurde, und ausserdem noch mindestens 31, in denen sie innerhalb der ersten Woche constatirt werden konnte, so scheint der späte Eintritt der Trübung doch eine ausserordentliche Seltenheit zu sein. In der Regel wird man sie schon in den ersten Stunden oder am ersten Tag erwarten dürfen.

Ich habe hier die einzelnen Fälle ausführlicher besprochen, weil der Zeitpunkt des Beginnes der Netzhauttrübung eine besondere Wichtigkeit erlangt hat. Denn nach MAGNUS, dem sich auch in dieser Beziehung Andere ohne Weiteres angeschlossen haben, soll er es vorzugsweise sein, der eine scharfe diagnostische Trennung der Embolie der Art. centr. ret. einerseits und ähnlicher Krankheitsbilder, insbesondere der „Apoplex. nerv. opt.“ andererseits ermöglicht. MAGNUS[2] behauptet, dass die Netzhaut gegen jede Verletzung des Sehnerven, gegen jede traumatische Beleidigung des Nervenstammes in schnellster Weise mit einer grauweissen Trübung antwortet. Die Nervenfaserschicht der Retina zerfällt, wenn die zugehörigen Fasern im Opticus verletzt sind; dieser Zerfall macht sich nach ihm durch den Verlust der Durchsichtigkeit bemerklich, und schon in den nächsten Stunden nach einer gröberen Läsion des Sehnerven (Apoplexie) müssen wir, sagt MAGNUS, bei der Augenspiegeluntersuchung eine grauweisse Trübung der Netzhaut (Degeneration der peripheren Endigungen des Opticus) erwarten. Das frühzeitige Auftreten der Trübung ist also eine Folge des Sehnerventraumas, und es spricht für Sehnervenblutung, gegen Embolie. Bei Embolie ist es überhaupt zweifelhaft, ob die Trübung u. s. w. in directen Zusammenhang mit der plötzlichen Unterbrechung des Blutstromes gebracht werden darf. Doch ist das Fehlen der Trübung bei Embolie nur für die ersten Wochen zweifellos gewiss.

Der letzte Satz hätte höchstens dann vielleicht Gültigkeit, wenn GRÄFE's Emboliefall der einzige wäre, der je beobachtet wurde. MAGNUS hält sich in der That für berechtigt, dies anzunehmen und demzufolge

---

[1] *Archiv für Ophthalmologie.* V. 1859. 1. S. 136.

[2] A. a. O. S. 50. 29 und 30. 46. 52.

in allen übrigen Emboliefällen die Diagnose für falsch oder für zweifelhaft zu erklären. Dies widerspricht aber den Thatsachen. Wo sich die Diagnose durch die ophthalmoskopische Sichtbarkeit des Embolus feststellen liess, wurde die Netzhauttrübung früher als in Gräfe's Fall angetroffen, so von Leber 8 Tage nach der Embolie, von Schnabel in Fall V, von Herter und von Hirschberg bei Nr. 9 nach einem Tag, von Letzterem bei Nr. 16 nach wenigen Stunden, in meinem Fall nach 2 Stunden u. s. w. Aber auch die Fälle von anatomisch erwiesener Embolie verliefen, soweit mir Angaben über den Befund bei der ersten Untersuchung vorliegen, mit einer viel zeitiger als dort entstandenen Trübung; der Zeitraum zwischen der Erkrankung und der ersten Untersuchung, bei der die Trübung bereits vorhanden war, betrug in Priestley Smith's Fall 1 Woche, bei Gowers 5 Tage, bei Nettleship 4 Tage, bei Schmidt 20 Stunden, bei Schnabel II 15 Stunden. Doch setzen wir einmal voraus, von diesen Beobachtungen wäre nichts bekannt. Sehen wir ferner vorläufig von der Frage ab, wie man sich etwa den Zusammenhang zwischen Trübung und Kreislaufstörung näher zu denken hat. Wie kommt Magnus zu der Behauptung, dass die Netzhauttrübung, insbesondere der frühzeitige Beginn derselben, von einem Sehnerventrauma abhängt und nicht von einer plötzlichen Unterbrechung der Netzhautcirculation? Er geht davon aus, dass die Opticusverletzung eine secundäre Degeneration der Nervenfaserschicht zur Folge hat, eine Thatsache, die keinem Zweifel unterliegt. Aber es handelt sich um die sichtbare Netzhauttrübung; ist diese eine Folge des Nerventraumas? ist sie der Ausdruck der absteigenden Degeneration? Magnus sucht es durch Thierversuche zu beweisen. Die vier Unterbindungen des Sehnerven führten rasch zu exquisiter Stauungspapille, welche später in Atrophie überging; sie kommen also hier nicht in Betracht. Nach den sieben Durchschneidungen wurde gewöhnlich sofort eine sehr bemerkliche Blässe der Papille und Entleerung ihrer Gefässe constatirt; die grösseren Aeste der Netzhautgefässe verschwanden vollständig oder wenigstens auf der Papille, oder wurden doch haardünn, kaum sichtbar; in der Peripherie behielten sie eine mittlere Füllung. Meist schon in den nächsten Stunden stellte sich eine mehr oder minder ausgiebige Füllung auch der papillaren Gefässpartien wieder her. An der Netzhaut wurde, ebenfalls in den nächsten Stunden nach der Durchschneidung (S. 26), eine Trübung in der Umgebung der Papille u. s. w. beobachtet, die sich dann in der Regel längere Zeit ziemlich unverändert erhielt. Dagegen gelang es Magnus nicht, durch Bluteinspritzungen in den Nervenstamm, womit er spontane Blutungen nachahmen wollte, eine Netzhauttrübung hervorzurufen. Der Kreislauf blieb dabei unversehrt, nur einmal zeigten die papillaren Venenenden eine Zuspitzung. Auf solche „experimentelle Erfahrungen" stützt sich Magnus, um als Ursache der Netzhauttrübung die Nervenläsion hinzustellen, die Kreislaufstörung aber zu verwerfen. Allein wenn auf das Trauma eine Trübung folgte, war immer zugleich die Circulation behindert; umgekehrt, wo die Trübung fehlte trotz eines allerdings vielleicht unbedeutenden Traumas, war auch der Kreislauf in Ordnung, und nur ein einziges Mal unter 15 Fällen, offenbar in geringem Grade, geschwächt. Hieraus könnte man eher das Gegentheil von der Magnus'schen Behauptung folgern, die ausserdem den minder wichtigen Umstand ganz unbeachtet lässt, dass sich in den Experimenten trotz Durchschneidung des Sehnerven seiner ganzen Dicke nach nur ein kleiner Abschnitt der Retina, nicht etwa die ganze Endausbreitung des Opticus trübte. Als weiteren Beweis für seine Ansicht theilt Magnus seine klinischen Erfahrungen mit, die drei Fälle von angeblicher Apopl. Nerv. opt. Bei diesen wurde die Netzhauttrübung frühzeitig constatirt, nach 7 Stunden, nach 1 Tag, nach 6 Stunden. Im ersten Fall sind jedoch die Arterien verdünnt, wiewohl nicht bedeutend, sie zeigen immer noch wenigstens $^2/_3$ des gewöhnlichen Durchmessers; sie sind aber verengt, selbst noch am 10. Tage der Amblyopie. Der Fall beweist also nicht, dass ausschliesslich die Zertrümmerung des Nerven durch die wahrscheinlich vorliegende Apoplexie die Ursache der Trübung ist, da ja der Blutstrom zur Netzhaut nicht ungehindert von Statten ging. In den beiden anderen Fällen dürfte, wie wir sahen, die Diagnose der „Apoplexie" nicht richtig sein. Aber selbst wenn man eine directe Läsion des Opticus zugeben will, so braucht die Trübung noch keineswegs von derselben abzuhängen; denn der arterielle Strom war beide Male nicht frei. In Fall II erscheinen die Arterien am Tage nach dem plötzlichen Beginn der Amblyopie auf der Papille und dicht vor der Papillengrenze leicht verdünnt und schmäler wie gewöhnlich; ebendaselbst zeigen die Venen eine Verengerung, die an ihnen viel schärfer ausgesprochen ist. Und im dritten Fall sind 6 Stunden nach der Erkrankung die Gefässe auf der Papille, namentlich bis zur Gefässpforte hin, zugespitzt, die Venen schliesslich haardünn, weniger eng die Arterien, die vielmehr „noch sehr deutlich die dunkleren Randstreifen und das hellere Centrum des Arterienrohres auch auf der Sehnervenscheibe erkennen lassen". Ausserhalb der Papille sind sie ebenfalls noch eine Strecke weit verengt, angeblich nur scheinbar in Folge der Netzhauttrübung. Dass also auch hier die Circulation gestört war, beschreibt Magnus selbst; in welchem Grade, lässt sich, um es zu wiederholen, nach der Gefässbreite allein oft nicht beurtheilen. Die drei eigenen klinischen Beobachtungen von Magnus sind sonach ebensowenig beweiskräftig wie seine Experimente. Aber ebenso sind die Mittheilungen von anderer

Seite, die Magnus gelegentlich anführt (Just, Knapp, Pagenstecher, Schweigger, Verletzungen des Sehnerven betreffend) und die seiner Ansicht zur Stütze dienen könnten, dazu nicht geeignet, da bei ihnen die Behinderung des Arterienstromes erst recht eine Rolle spielt.

Wollte man entscheiden, welchen Antheil die Sehnervenverletzung und welchen die Kreislaufstörung an der Netzhauttrübung hat, so müssten die Versuche selbstverständlich so eingerichtet werden, dass möglichst immer nur eine der beiden Bedingungen zur Wirkung kommt. In dieser Beziehung ist es interessant, dass Berlin[1] bei seinen Sehnervendurchschneidungen die Trübung stets entstehen sah ausser in zwei Fällen, und in beiden fand er den Opticus durchschnitten, aber die Centralgefässe unversehrt. Andere Experimentatoren, welche bei anderer Operationsmethode gewöhnlich die Centralgefässe schonten, beobachteten die Trübung überhaupt nur selten. Und wenn durch intracranielle Nervendurchschneidung (beim Frosch) jede Beeinträchtigung des Kreislaufes vermieden wird, bleibt die Trübung immer aus. Am wichtigsten scheinen mir die Versuche Marckwort's[2] zu sein, welcher absichtlich bei Hunden von der Orbita aus abwechselnd den Opticus ohne die Centralgefässe und letztere ohne den Sehnerven durchschnitt; nur im letzten Falle kam es zur Trübung der Netzhaut. Indessen ist schon die Vergleichung der Ergebnisse dieser Thierversuche untereinander und erst recht die Uebertragung derselben auf die Verhältnisse beim Menschen aus mehr als einem Grunde nicht ohne Weiteres statthaft; sie ist aber auch unnöthig. Beim Menschen ist aus einer nicht geringen Zahl von Beobachtungen bekannt, dass die traumatischen Läsionen des Sehnervenstammes, soweit er die Centralgefässe noch nicht enthält, ohne eine Spur von Netzhauttrübung mit einem einzigen ophthalmoskopischen Symptom, einer nachträglichen Atrophie der Papille verlaufen. Die Atrophie zeichnet sich insofern aus, als sie immer binnen einer bestimmten kurzen Frist nach der Nervenverletzung in der Verfärbung der Sehnervenscheibe zu Tage tritt, früher oder später je nach der Entfernung des Ortes der Läsion vom Augapfel; erfolgte die Unterbrechung der Nervenfasern sehr nahe am Auge, doch noch jenseits der Stelle, wo die Centralgefässe eintreten, so beginnt die Papille schon nach wenigen Tagen, nach 5 Tagen, nach einer Woche bleich zu werden; etwa in der dritten Woche zeigt sich die Atrophie, wenn die Läsion am Foram. opt. statthatte; noch längere Zeit vergeht bei intracranieller Verletzung, bis zum Chiasma, etwa 6—8 Wochen. Hiernach steht es fest, dass ein reines Sehnerventrauma ohne Kreislaufstörung beim Menschen

[1] *Heidelb. Ophthalmol. Ges.* 1871.

[2] *Archiv für Augenheilkunde.* 10. 1881. S. 269.

zwar absteigende Atrophie, aber keine Netzhauttrübung hervorruft. Wodurch letztere bedingt wird, ergiebt sich schon aus einzelnen, sonst durchaus ähnlichen Verletzungsfällen, in denen es zu einer geringfügigen Trübung an der Papille oder in der Netzhaut kam; diese war zum Theil vielleicht entzündlicher Natur und durch die Wunde veranlasst, häufiger aber war eine gleichzeitige Beeinträchtigung der Netzhautcirculation, Compression der Gefässe durch Bluterguss u. s. w. nachweisbar. Noch deutlicher tritt diese Ursache in den Fällen von Verwundung der die Centralgefässe enthaltenden Sehnervenstrecke zu Tage. Hier, wo zugleich der Retinalkreislauf aufgehoben ist, bildet sich stets eine frühzeitige und starke Trübung. Dieselbe entsteht ferner, wenn der Strom in der Art. centr. ret. auf andere Weise, durch Compression, durch Zerreissung der Gefässe ausserhalb des Nerven u. s. w. eine Unterbrechung erfährt. Warum soll sie nun bei Embolie der Art. centr. ret., wo sie ein constantes Symptom bildet, also bei reiner Kreislaufstörung nicht von dieser direct abhängen? Beweisend erscheinen namentlich auch die Fälle, meist Astembolien, in denen nicht die ganze Netzhaut anämisch ist und in denen sich demgemäss normal ernährte, ungetrübte Partien neben anämischen, getrübten vorfinden. Eine nähere Betrachtung lehrt freilich, dass in manchen Punkten zwischen Kreislaufstörung und Netzhauttrübung ein Missverhältniss besteht, für welches vorläufig eine völlig sichere Erklärung nicht möglich ist. Darin liegt aber kein Grund, den Zusammenhang zwischen beiden nun sofort zu leugnen.

Die Netzhaut erleidet durch die vollständige Aufhebung der Blutzufuhr eine hochgradige Ernährungsstörung, und es erscheint auf den ersten Blick selbstverständlich, dass sie in Folge dessen genau so wie andere Körpertheile unter denselben Umständen, der Nekrose verfällt. Die örtliche Nekrose würde aber wahrscheinlich in einer Trübung der Retina ihren sichtbaren Ausdruck finden, analog den Veränderungen, die sich in der Leiche bald nach dem Eintritt des Todes entwickeln. Hiernach würde wenigstens die Annahme, dass die Netzhauttrübung, die nach totalem embolischem Verschluss der Centralarterie entsteht, ein Zeichen der Nekrose ist, nicht ganz der Begründung entbehren. Die Natur der Trübung ist freilich bei dem Mangel an anatomischen Untersuchungen aus früher Zeit noch unbekannt. Durch gröbere Zerfallsproducte ist sie aber im Anfange wahrscheinlich nicht bedingt; dazu tritt sie einerseits zu früh auf, andererseits kann sie sich relativ schnell, namentlich aber ohne irgend eine Schädigung der Function zu hinterlassen, zurückbilden. Sie weist vielmehr zunächst nur auf einen leichten, nicht tief greifenden Process hin, und insofern ist es vielleicht wichtig, dass sie mit einer Quellung des absterbenden Gewebes zusammenzuhängen scheint. Wenigstens fand Berlin[1] bei einem Kaninchen 7 Stunden nach der Durchschneidung des Opticus mit den Centralgefässen eine Art Quellung der feinkörnig getrübten, erweichten und gelockerten Retina, eine Aufnahme von Wasser in und zwischen die Netzhautelemente, Veränderungen, wie sie sich auch sehr rasch einstellen, wenn man eine frische Netzhaut in Wasser legt. Quellung gehört ja überhaupt häufig zu den ersten Symptomen der beginnenden Nekrose, namentlich an jedem Bindegewebe. Nach Embolie der Centralarterie wird es sich zunächst vermuthlich ebenfalls weniger um Quellung der Nervensubstanz, insbesondere der Axencylinder, handeln, an denen sie nach Unterbrechung ihrer Continuität constatirt wurde, als vielmehr um Quellung der übrigen Bestandtheile der Retina, also vor allem der Stützsubstanz, aber auch der Binde- und Kittsubstanz. Die Wasseraufnahme ist vielleicht sogar die nächste Ursache der Trübung, welch' letztere sich erst später durch Zerfallsproducte noch steigert.

Es werden nun von der Nekrose und demzufolge von der Trübung natürlich nur die Theile befallen, welche auf die Ernährung durch die Centralarterie angewiesen sind, das ist die Gehirnschicht der Retina, also die Nervenfasern, die Ganglienzellen, die granulirte Schicht, auch die innern Körner bis zur Zwischenkörnerschicht. Wenn dann durch Embolie der Centralarterie die Netzhaut in ihrer ganzen Ausdehnung des einen ernährenden Stromgebietes beraubt wird, so muss sich die Trübung da am ersten und auffälligsten bemerkbar machen, wo jene inneren Schichten am dicksten sind. Von der Papille nach der Peripherie hin nehmen aber alle Lagen der Retina an Dicke ab, verhältnissmässig wenig die an sich dünnen granulirten und Körnerschichten, sehr stark dagegen die Nervenfaser- und Ganglienzellenschicht. Während diese, Faser- und Zellenschicht zusammen, in unmittelbarer Nähe der Sehnervenscheibe ungefähr die Hälfte der ganzen Netzhautdicke ausmacht, ist sie in 8 mm Entfernung — soweit reicht zuweilen die Trübung — nur so dick wie jede einzelne der Körner- oder der granulirten Schichten. Noch anschaulicher erhellt ihre Verdünnung aus der Thatsache, dass sie nahe der Papille (0·5 mm entfernt) etwa 8 Mal so dick ist als 8 mm entfernt von ihr. Hiernach muss zwischen Peripherie und Papillengegend ein bedeutender Unterschied in der Dichtigkeit der sichtbaren Netzhauttrübung bestehen, in dem Sinne, wie er thatsächlich nach Embolie in der Regel zu Tage tritt. Das Verhalten der Papille selbst wird hierdurch nicht berührt, trotzdem dass dort die Nervenfasern am dichtesten angehäuft sind. Denn die Ernährung des

[1] Unter den zahlreichen bei experimentellen Sehnervendurchschneidungen u. s. w. gewonnenen Befunden ist dies der einzige, der sich theilweise für die vorliegende Frage, die Folgen der absoluten Anämie betreffend, verwerthen lässt. Die übrigen zeigen vorwiegend andere Vorgänge, auf die wir unten zurückkommen müssen.

Sehnervenkopfes und der angrenzenden Netzhaut ist, wie wir sahen, zum Theil ohne die Centralgefässe möglich, woher es kommt, dass die Papille noch ganz durchsichtig erscheinen kann, obwohl im Uebrigen die Trübung bereits deutlich wird, oder dass nur der Papillenrand verschleiert ist, ferner dass bei Stammembolie ein kleineres oder grösseres Gebiet der Papille und der nächsten Umgebung, unabhängig von sichtbaren cilioretinalen Gefässen, inmitten der Trübung normal bleibt. In meinem Falle war die Netzhaut rings um die Papille herum und der Rand der letzteren ziemlich frei; im Hinblick auf die leicht gelbliche Färbung des Sehnerven dürfte dies mehr als Zufall sein und auf der Fortdauer einer wenn auch mangelhaften Blutversorgung dieser Stelle beruhen, einer Blutversorgung, die nach der Dichtigkeit der Trübung zu schliessen, von den Ciliargefässen am Sehnervenrand ausging und nicht vom Stamme der Centralarterie, woran wegen des relativ peripheren Sitzes des Embolus an der Theilungsstelle vielleicht zu denken wäre. — Mit diesem Hinweis auf die Ausnahmestellung der Papille und deren Nachbarschaft erledigt sich übrigens ein Einwand, den Magnus gegen die hier vertretene Ansicht von der Ursache der Trübung erhoben hat. Er meint, wenn die Trübung von der Kreislaufstörung abhinge, müsste sie am hinteren Pol am wenigsten, in der Peripherie am stärksten, also in einem dem thatsächlichen Befund entgegengesetzten Sinne entwickelt sein, weil der hintere Pol trotz Aufhebung der Circulation im Centralgefässsystem noch von den Ciliargefässen her ernährt werde, die Peripherie aber nicht. Es liegt auf der Hand, wie sehr hier der Einfluss der Gefässverbindungen am Sehnervenkopf überschätzt ist. Nur in einem sehr beschränkten Maasse vermag derselbe die Trübung in der Papillengegend zu verhindern. Allerdings werden wir finden, dass er nach einiger Zeit vermuthlich viel weiter ausgebreitet sein kann als es nach dem Verhalten von Farbe und Durchsichtigkeit der Papille den Anschein hat. Es wird sich aber bald zeigen, warum dann die Trübung der Anämie nicht parallel geht.

Wie nun in der Peripherie und Papillengegend die Dicke der inneren Netzhautschichten den scheinbaren Grad der Trübung aufs deutlichste beeinflusst, so macht sie sich auch am gelben Fleck auffällig geltend. In der Richtung nach der Macul. lut. hin behält die Nervenfaserschicht ihre Dicke bei. Im gelben Fleck selbst, sein horizontaler Durchmesser 2—3 mm gerechnet, verdünnt sie sich nach der Netzhautgrube hin und fehlt nach H. Müller in einem Gebiet von 0·6 mm horizontalem und 0·4 mm verticalem Durchmesser vollständig; nach anderen hört sie noch viel früher auf. Dagegen ist hier die Ganglienzellenschicht um so mächtiger entwickelt. In der Umgebung der Papille nur einschichtig enthält sie schon ausserhalb der Macul. lut. 2—3 Reihen von Nervenzellen übereinander und wächst nach der Mitte hin mehr und mehr, bis sie nahe dem Rande der Fovea aus 8—10 Lagen besteht; die ganze Schicht ist hier 4—5 mal so dick als an der Papille. Darauf folgt sehr schnell die Verdünnung zur Netzhautgrube. Auch die innere granulirte Schicht ist in der Macul. lut. verdickt, aber nur mässig, stärker, aufs doppelte, die innere Körnerschicht. Diese Dickenverhältnisse gelten aber nicht nur in der einen Richtung von der Fov. centr. nach der Papille hin, sondern annähernd rings um die Stelle des directen Sehens herum (?). Die Trübung muss demnach am Rande des gelben Fleckes ungefähr die gleiche Dichtigkeit aufweisen wie in der Nähe der Papille; sie wird ferner nach der Mitte hin sogar noch zunehmen, solange die allmähliche Verdünnung der Nervenfaserschicht gegenüber dem starken Wachsthum der übrigen keine merkliche Abnahme der Gehirnschicht im Ganzen bedingt; endlich wird sie in der Netzhautgrube selbst, im Fundus, ganz fehlen. Und damit würden die Beobachtungen, namentlich auch soweit sie sich auf den Ort der stärksten Trübung in der Macul. lut. beziehen, übereinstimmen. Indessen kommen doch mancherlei Abweichungen von dem nach den Dickenverhältnissen der Gehirnschicht zu erwartenden Bild der Trübung vor.

Die Betheiligung der Nervenfaserschicht an der Trübung ist öfters aus der radiären Streifung von der Papille her und aus der Verschleierung des Papillenrandes und der Blutgefässe ersichtlich. Der Umstand, dass die ungetrübte rothe Stelle in der Macul. lut. manchmal ungefähr mit dem Bezirk zusammenfällt, in welchem die Faserschicht vermisst wird, könnte vielleicht dahin gedeutet werden, dass die Faserschicht allein oder vorzugsweise getrübt ist. Andererseits sind aber die Gefässe meist ganz unverhüllt und heben sich von der Trübung ausserordentlich scharf ab; diese muss sich dann auf die dahinter liegenden Schichten beschränken oder wenigstens die oberflächlichsten Partien der Nervenfaserschicht nicht stark betreffen. Der Unterschied ist freilich zum Theil nur ein scheinbarer, da ja die Gefässe, abgesehen von Füllungsdifferenzen, einmal oberflächlich verlaufen, einmal tiefer in die Nervenfaserschicht eingebettet sind. Trübung der tieferen Schichten ist weiterhin anzunehmen, wenn der rothe Fleck kleiner und kleiner wird, so dass zuletzt nur der Grund der Netzhautgrube ungetrübt bleibt. Bei alleiniger Trübung der Nervenfaserschicht wäre es auch unverständlich, dass gerade eine Zone der Macula der Ort der stärksten Trübung ist, da ja diese Schicht dort nicht besonders dick wird. Unter sonst gleichen Bedingungen scheint also vorübergehend oder auf die Dauer bald mehr die eine, bald mehr die andere Schicht Sitz der Trübung zu sein. Ferner ist bemerkenswerth, dass die Trübung fast in allen Fällen nicht weit nach der Peripherie reicht. Daraus könnte man schliessen, dass sie sich überhaupt weniger auf die äusseren Lagen der

Gehirnschicht, als vielmehr auf die beiden innersten Schichten, Nervenfasern mit Ganglien, welche sich allein stark verdünnen, erstreckt und deshalb schon da unmerklich wird, wo die Gehirnschicht im Ganzen noch eine beträchtliche Dicke besitzt; die Erscheinungen am gelben Fleck würden nicht dagegen sprechen. Aber wie sollten jene äusseren Schichten unversehrt bleiben, wenn ihnen von der Centralarterie aus kein Blut mehr zugeführt wird?

Nach traumatischer Sehnervenverletzung mit Durchtrennung der Centralgefässe war in mehreren der sieben mir bekannten Fälle die Netzhauttrübung viel stärker und weiter ausgebreitet als bei vollständiger Embolie der Art. centr. ret. Beidemal ist aber die Blutzufuhr zur Netzhaut vollkommen aufgehoben, die Hauptbedingung der Trübung also beidemal ganz gleich. Man hat nun vermuthet, dass gleichzeitige Durchtrennung der Nervenfasern und Aufhebung des Kreislaufs zusammen die Entstehung der Trübung begünstige und so deren ungewöhnliche Steigerung verschulde, und hat sich hierfür namentlich auf die Ergebnisse der experimentellen Sehnervendurchschneidungen berufen. In welcher Weise man dieselben in diesem Sinne verwenden will, ist mir nicht bekannt. Aber sie enthalten in der That manches, was sich mit der ausschliesslichen Abhängigkeit der Trübung von der Netzhautanämie nicht wohl vereinigen lässt. Insbesondere gilt dies von ihrer zuweilen beobachteten weiten Verbreitung. Die Retina des Kaninchenauges besitzt nur in einem kleinen Bezirk, dem die markhaltigen Fasern angehören, eigene Gefässe; ein grosser Theil ist wie bei anderen Thieren, z. B. beim Pferd gefässlos. Die Trübung reicht jedoch öfters anscheinend über das Gebiet der Centralgefässe weit hinaus, kann also in der Peripherie nicht durch die Unwegsamkeit derselben bedingt sein. Wie soll nun dort die Verbindung mit der Nervenläsion, die für sich allein gleichfalls ohne Einfluss auf die Durchsichtigkeit der Netzhaut ist, eine besondere Wirkung entfalten? Vielmehr scheint die mit der Operation verknüpfte Störung des Aderhautkreislaufes von wesentlichem Einfluss zu sein, wofür vor Allem die Fälle sprechen, in denen sich die Trübung ungleichmässig fast nur über eine Hälfte der Netzhaut, wie es scheint, nur über die dem Operationsfeld benachbarte, erstreckte. Sicher hat die Chorioidea einen grossen Theil der Retina mit zu ernähren; wird dies durch die Vernichtung von Ciliararterien in Folge der Operation erschwert oder verhindert, so entsteht eine entsprechende Netzhauttrübung, die bei anderer Operationsweise, welche die Ciliararterien mehr schont, gering ausfällt oder ganz fehlt, selbst wenn einmal der Blutstrom in der Netzhaut vorübergehend unterbrochen wurde. Dass die Aderhautcirculation bei den Sehnervendurchschneidungen oft wirklich nicht unbedeutend leidet, geht aus der nachfolgenden Pigmenteinwanderung in die Netzhaut hervor, die andererseits ausbleibt, wenn die Operation (beim Frosch innerhalb der Schädelhöhle oder nach MARCKWORT's Verfahren in der Orbita u. s. w.) ohne Gefährdung der Augengefässe ausgeführt wird. — Gegen die hier vorausgesetzte Bedeutung der Aderhaut für die Retina scheint der Umstand zu sprechen, dass z. B. MARCKWORT trotz grösster Schonung der Ciliargefässe ausgedehnte Trübungen beobachtete. Allein er operirte nicht an Kaninchen, sondern an Hunden. Zum Theil werden die Versuchsresultate eben auch dadurch beeinflusst, dass die Chorioidea bei den verschiedenen Versuchsthieren in ganz ungleichem Grade zur Ernährung der Netzhaut beiträgt, z. B. viel bei Kaninchen, weniger bei Hunden, je nach dem Gefässreichthum der Netzhaut. Doch auch bei den Hunden gab sich nach den Experimenten MARCKWORT's der Einfluss der Ciliargefässe klar zu erkennen. Denn er sah bei Compression des Opticus mit stets eintretender Unterbrechung der Netzhautcirculation die Trübung viel früher da auftreten, wo vorher die meisten Gefässe des Bulbus durchschnitten waren, als da, wo dies vermieden wurde. Die Verwerthung dieser Versuche für die die Netzhauttrübung im Allgemeinen betreffenden Fragen wäre freilich nicht ganz einwandsfrei, da die Nervencompression vermuthlich noch in ganz anderer Weise als durch die Kreislaufstörung in der Retina auf die Entstehung der Trübung einwirkt. Die bedingte Abhängigkeit der letzteren von der Aderhaut zeigen sie aber deutlich genug.

Ein ähnlicher Einfluss auf die Netzhaut kommt nun der Choriocapillaris vielleicht beim Menschen zu. Das Zusammentreffen der Kreislaufbehinderung in den Centralgefässen mit der Verwundung der Nervenfasern kann in jenen Fällen nicht die Ursache des höheren Trübungsgrades sein. Denn dieser findet sich auch ohne dass der Sehnerv durchtrennt ist: so sah KNAPP[1] 18 Stunden nach einer schweren Verletzung der Orbita durch Messerstich die stark anämische Netzhaut getrübt und zwar „in viel grösserem Maasse als dies bei der Embolie der Fall ist.“ Dabei war aber in allen Theilen des Sehfeldes die Lichtempfindung erhalten, die Leitung im Nervenstamm also nicht unterbrochen! Dagegen ist es erklärlich, dass bei solchen Verwundungen, gleichviel ob der Sehnerv selbst durchtrennt wird oder nicht, wie die Centralgefässe so auch mehr oder weniger zahlreiche Ciliararterien verletzt, zerrissen oder comprimirt werden und dass so die Blutzufuhr zur Aderhaut eine allgemeine oder nur örtliche Beschränkung erleidet. Ein Ausgleich wird trotz der nicht spärlichen Anastomosen in dem einen Fall später als in dem anderen, manchmal überhaupt nur ungenügend stattfinden, je nach der Zahl und Be-

[1] *Archiv für Ophthalmologie.* XIV. 1. S. 209.

deutung der unversehrt gebliebenen Blutbahnen, nach der Beschaffenheit der Gefässwandungen und nach anderen individuellen Eigenthümlichkeiten. Dabei braucht der intraoculare Druck, wie es manchmal sogar unmittelbar nach der Verletzung (in operativen Fällen) constatirt wurde, keine fühlbare Herabsetzung zu zeigen, selbst wenn die meisten hinteren Ciliargefässe durchschnitten sind. Die nicht unbedeutende Betheiligung der Aderhaut hat sich aber in jenen Fällen auch direct bemerklich gemacht: einmal waren einzelne in der Peripherie sichtbare Aderhautgefässe eine Zeit lang vollkommen blutleer und später entwickelte sich eine inselförmige Atrophie der Chorioidea; öfters aber erfolgte im Einklang mit den Versuchsresultaten nachträglich eine Pigmenteinwanderung in die Netzhaut oder ausgedehnte Verödung der Aderhaut und des Pigmentepithels. Die gleichzeitige Kreislaufstörung in der Aderhaut ist es also wahrscheinlich, die der Trübung den höheren Grad und damit die weitere Ausdehnung giebt, wenn auch zuweilen bei einigen Verletzungen vielleicht noch andere wichtige Vorgänge wie Commotio retinae mitspielen. Es erscheint sogar nicht unmöglich, dass locale Anämien der Aderhaut allein eine Netzhauttrübung, überhaupt ähnliche Erscheinungen wie die Embolie der Centralarterie hervorrufen, wie etwa in den von Knapp[1] unter der Diagnose einer Embolie hinterer Ciliararterien mitgetheilten Fällen; doch giebt es keine weiteren klinischen Beispiele und namentlich keine anatomischen Beweise hierfür.

Andererseits ist es nach allem wohl denkbar, dass bei Embolie der Centralarterie die Aderhaut, die normal oder selbst übermässig mit Blut versorgt wird, die Entwickelung der Netzhauttrübung in Schranken hält. Ihr Einfluss auf die Ernährung der äusseren Netzhautschichten unterliegt kaum einem Zweifel; aber auch die inneren vermag sie längere Zeit am Leben zu erhalten, wenn sie als Ersatz für das Centralgefässsystem eintreten muss. Ist doch die auf totale Anämie folgende Nekrose der Netzhaut, wenn man so sagen darf, nur eine unvollständige und viel geringeren Grades als anderswo. Die Gefässe z. B. scheinen nie wirklich abzusterben. Zwar kommt es vor, dass der wieder frei gewordene Blutstrom nicht recht mehr in sie einzudringen vermag, dafür mussten aber andere Gründe als Nekrose geltend gemacht werden. Und wenn wir von ihnen in späteren Stadien nur geringfügige Ueberreste sehen, so haben wir dann doch nur den Ausgang einer allmählich sich entwickelnden Atrophie des Centralgefässsystems vor uns. Ferner zeigen die Gefässe, was hier wohl auch zu erwähnen ist, relativ wenig Neigung zu postanämischen Blutungen, also eine auffallende Widerstandsfähigkeit gegenüber der Anämie. Das Stütz-

[1] *Archiv für Ophthalmologie.* XIV. 1. S. 237.

gewebe geht ebenfalls nicht zu Grunde, wenn es auch nicht unverändert bleibt. Aber selbst die nervösen Elemente scheinen relativ wenig gegen die Netzhautanämie empfindlich zu sein; sie verfallen zunächst nur in Scheintod, aus dem sie noch nach einiger Zeit durch die Wiederkehr der Circulation erweckt werden können, um schliesslich ihre Function wieder aufzunehmen. Die Fortdauer einer schwachen Ernährung von der Aderhaut her muss wohl die Ursache dieser Beschränkung und Abschwächung der Nekrose abgeben.[1] Der Umstand, dass z. B. die abgelöste Netzhaut nicht sofort ihre Function einzubüssen braucht, beweist nur, dass umgekehrt auch die Centralgefässe bis zu einem gewissen Grade für die Aderhautgefässe eintreten können, und spricht keineswegs gegen die gewöhnlich stattfindende Einwirkung der letzteren auf die Netzhaut. Diese Einwirkung wird aber unter sonst gleichen Bedingungen um so grösser sein, je näher eine Netzhautschicht der Choriocapillaris liegt, und sie wird sich um so mehr auf die innersten Schichten erstrecken, je dünner die Netzhaut im Ganzen ist. In der Peripherie könnte hiernach, in entfernter Aehnlichkeit mit den Verhältnissen bei Thieren, die Ernährung der inneren Netzhautschichten wohl leichter theilweise von der Aderhaut übernommen werden als in der Nähe der Papille und am hinteren Pol, und dieser Umstand würde zur Verschärfung des Gegensatzes zwischen Peripherie und Centrum in Betreff der Trübung mit beitragen. Doch will ich nicht behaupten, dass ein solcher Zusammenhang besteht. Andere pathologische Vorgänge, die vielleicht damit in Verbindung zu bringen wären, wie die vorzugsweise von der Peripherie her beginnende Betheiligung der Retina an diffusen Aderhautleiden, erscheinen selbst noch in mehr als einer Beziehung zweifelhaft. Zudem ist, wenn man darauf Gewicht legen dürfte, das Capillarnetz der Choriocapillaris nach vorn hin entschieden weniger dicht als am hinteren Pol und demnach anscheinend der geringeren Dicke der Netzhaut in der Peripherie schon angepasst.

[1] Noch in ganz anderer Art scheint die Aderhautcirculation für die Netzhauttrübung von Wichtigkeit zu sein: Derselbe von ihr ausgehende Flüssigkeitsstrom, der die Nekrose der Retina verzögert und abschwächt, liefert zugleich das Material für die seröse Durchtränkung oder für die Quellung des doch noch absterbenden Gewebes, das damit der Trübung verfällt. Wäre er verringert, so würde die Nekrose früher eintreten, aber ebenso die Trübung, da der Netzhaut immerfort, wenn auch in verminderter Menge, neues Serum zugeführt wird. Wenn er dagegen ganz aufgehoben ist, so kann, trotzdem dass die Ernährung sofort aufhört, die Wasseraufnahme und damit die Trübung nicht so schnell erfolgen wie sonst, da ja die Quellungsflüssigkeit erst dem umgebenden Gewebe entzogen werden muss, was allerdings nach einiger Zeit keine Schwierigkeit hat. Und so würde es sich auch erklären, wenn nach totaler Embolie der Centralarterie die nekrotische Trübung der Retina früher zur Entwickelung kommt als selbst im enucleirten Bulbus oder in der Leiche.

Aber der Einfluss der Aderhaut auf die Netzhauttrübung überhaupt, auf ihren Grad und damit auf ihre scheinbare Ausdehnung, scheint mir doch eine Rolle zu spielen, freilich in dem einen Falle mehr, in dem anderen weniger. Nimmt man noch hinzu, dass schon in Folge der Embolie der Centralarterie die Aderhautcirculation wohl immer eine vorübergehende Aenderung erfährt, der sich die Gefässe bald früher, bald später anpassen, dass ferner durch gleichzeitige Embolie einzelner Ciliararterien in entgegengesetztem Sinne eine schnell oder langsam sich ausgleichende Circulationsstörung in der Chorioidea eintreten kann, dass endlich die eine Netzhaut lebensfähiger und so weniger zur Nekrose, Quellung und Trübung geneigt ist als die andere, so wird eine völlige Gleichheit in dem Verhalten der Netzhaut in den verschiedenen Fällen selbst nach vollständiger Embolie der Centralarterie nicht zu erwarten sein. Durch Zusammenwirken mehrerer günstiger Umstände wird es dann vielleicht erklärlich, dass ausnahmsweise die Trübung trotz vollkommener Aufhebung der Blutbewegung in der Retina lange Zeit auf sich warten lässt. Wenn sie dagegen in den Ischämiefällen von Alfred Gräfe[1], Heddäus[2] u. s. w. ganz ausblieb, so folgt daraus noch keineswegs „mit voller Sicherheit", dass sie nicht von einer Kreislaufstörung abhängen kann. Vielmehr scheint hier, auch im Hinblick auf andere Hauptsymptome, eine Auffassung zulässig oder sogar geboten zu sein, nach welcher trotz der beträchtlichen Arterienverengerung die wirkliche Anämie verhältnissmässig gering, ja nicht einmal stark genug war, um eine partielle Nekrose der Retina und damit die Trübung herbeizuführen. Andererseits wird unter ungünstigen Verhältnissen der angedeuteten Art die Netzhaut nach Embolie der Centralarterie zuweilen fast ihrer ganzen Ausdehnung nach getrübt sein können und es mag selbst vorkommen, dass sich dann eine Trübung entwickelt, obwohl die Strombehinderung niemals einen höheren Grad erreichte. Ein solches Missverhältniss zwischen Trübung und Netzhautanämie wird namentlich auch da anzutreffen sein, wo einmal die letztere nicht von einer Embolie der Centralarterie, sondern von einer Verstopfung der Ophthalm. oder gar der Carotis abhängt, da ja unter solchen Umständen die Circulation in der Aderhaut gleich stark beeinträchtigt wird. Indessen kommt in all den Fällen, wo die Blutzufuhr zur Retina nicht vollkommen aufgehoben ist, schon die zweite Form der Netzhauttrübung nach Embolie mit in Betracht.

Nach den Cohnheim'schen Experimenten hat die Unterbrechung des Blutstromes für die Gefässwand mehrfache Folgen. Von diesen wurden

---

[1] *Archiv für Ophthalmologie.* VIII. 1861. 1. S. 143.

[2] *Klinische Monatsblätter für Augenheilkunde.* III. 1865. S. 285.

diejenigen, welche sich bei Wiedereröffnung der Blutbahn in der Erweiterung der Gefässe, in Extravasaten und im Stillstand des Stromes offenbaren, unter den Erscheinungen nach Embolie der Art. centr. ret. ebenfalls angetroffen und mit ihren Eigenthümlichkeiten, die durch die besonderen Verhältnisse dieser Erkrankung in diesem Organe bedingt waren, bereits genauer besprochen. Ein weiteres Symptom, das der Zeit nach noch vor den Blutungen kommt, ist „Oedem mit Emigration“: Blutserum und weisse Blutkörperchen treten aus den Capillaren und aus den kleineren und mittleren Venen aus, wenn sich der unterbrochene Blutstrom nach einiger Zeit wieder herstellt. Auch dieses Symptom macht sich nun in der Netzhaut nach Embolie der Centralarterie geltend. Cohnheim[1] spricht sich zwar dahin aus, dass es nach Embolie niemals zu Emigration kommen könnte. Allein der Grund, der ihn zu dieser Behauptung veranlasst, ist gerade für die Embolie der Centralarterie hinfällig. Er hält die Emigration nach Embolie deshalb für unmöglich, weil dazu ein normal gerichteter Venenstrom mit Randstellung der farblosen Blutkörperchen die unerlässliche Vorbedingung ist, die bei der rückläufigen Anschoppung nicht erfüllt wäre. Aber nach Embolie der Centralarterie ist ja höchstens mit Ausnahme gewisser Fälle von Astembolie von rückläufigem Venenstrom nicht die Rede; wo immer eine Blutbewegung wieder in Gang kommt, hat sie normale Richtung. Oedem mit Emigration ist also hier gerade so wie die übrigen Folgen der anämischen Gefässveränderung zu erwarten, und zwar offenbar unter dem Augenspiegelbild einer Trübung[2] der Netzhaut. Diese Oedemtrübung, wie wir sie nennen wollen, obwohl die Bezeichnung die Emigration unberücksichtigt lässt[3], ist unbedingt zu trennen von der bisher besprochenen Nekrosentrübung. Allerdings wird sich die Oedemtrübung nicht selten mit der Nekrosentrübung verbinden, da ja in Folge der Anämie auch die Ernährung des Netzhautgewebes gelitten hat und sich deshalb das zum Theil nekrotische Gewebe um so leichter trübt, wenn mit dem Aufhören der Anämie die abnorme Durch-

[1] A. a. O. S. 58.

[2] Bei den experimentellen Sehnervendurchschneidungen bildet Oedem mit Emigration den häufigsten anatomischen Befund, da die Unterbrechung der Netzhautcirculation gewöhnlich bald wieder vorübergeht. Ueber die Bedingungen der gleichzeitigen Trübung ist aber daraus nichts zu entnehmen. Denn mit dem Oedem mischen sich die directen Folgen der Anämie und die der Nervenläsion, also nekrotische Veränderungen der Netzhaut und absteigende Degeneration der Nervenfasern.

[3] „Entzündung“ passt auch nicht recht, würde aber den Unterschied von „Nekrose“ gut ausdrücken. Andererseits könnte man bei der ersten Trübungsform an Stelle von Nekrose Quellung sagen, um einen scharfen Gegensatz zu Oedem zu bekommen; doch würde Quellung nicht gleichzeitig eine Mitwirkung von Zerfallsproducten in sich fassen.

lässigkeit der Gefässwand in Wirksamkeit tritt. Und ebenso wird sie sich oft zu der schon vorhandenen Nekrosentrübung hinzugesellen. Für sich allein ist mit einiger Sicherheit nur die Nekrosentrübung zu beobachten, dann, wenn der Kreislauf der Netzhaut wirklich noch aufgehoben ist. Oedemtrübung kann es nur bei bestehender Circulation geben. So geschieht es häufig, dass die Netzhauttrübung mit der Wiederkehr des Blutstromes noch bedeutend zunimmt oder sich überhaupt erst danach einstellt. Im Aussehen unterscheiden sich die beiden Trübungen im Allgemeinen nicht; beruhen sie doch wahrscheinlich beide in gleicher Weise hauptsächlich auf seröser Durchtränkung der Netzhaut, nur die eine vielleicht durch Zerfallsproducte, die andere durch zellige Infiltration verstärkt. Auch die scheinbare Vertheilung über den Augenhintergrund und die Ausbreitung wird den Dickenverhältnissen der Netzhaut entsprechend beidemal dieselbe sein. Indessen finden sich doch einige Differenzen.

Zuerst scheint mir die reine Nekrosentrübung nach Embolie weniger als die Oedemtrübung mit Schwellung einherzugehen. Oefters kann man in den Krankengeschichten verfolgen, wie bald nach der Wiederherstellung der Blutzufuhr die Schwellung der getrübten Netzhaut bemerkt wird. Allerdings ist sie bei jenen Sehnervenverwundungen trotz andauernder absoluter Netzhautanämie stark ausgeprägt, hängt also anscheinend nicht allein von der Gefässwandalteration, sondern auch von dem Grade der Ernährungsstörung im Gewebe ab, wenn nicht ausserdem an den gleichzeitigen Einfluss einer abnormen Durchlässigkeit von vorübergehend anämischen Aderhautgefässen zu denken ist. Aber der Vergleich der Emboliefälle unter einander scheint den Unterschied zu ergeben, dass die Durchtränkung und Infiltration der Netzhaut in Folge der Gefässwandalteration zu stärkerer Schwellung führt als die blosse Nekrosenquellung. Namentlich dürften die wulstartigen Netzhautverdickungen um die Papille herum und die Schwellung der Papille selbst nicht durch einen höheren Grad der „Nekrose“ bedingt sein, da ja dort noch am leichtesten eine Fortdauer der Ernährung möglich ist, sondern zum Theil grade dadurch, dass in die kleinen bisher anämischen Gefässe dieser Gegend am ersten und stärksten oder ausschliesslich wieder Blut eindringt und so ein locales Oedem mit Emigration zu Stande kommt. Besondere Erwähnung verdienen hier die anatomischen Befunde Nettleship's und Gowers'. Ersterer sah in dem Falle mit sichtbarem Embolus, der freilich nicht ganz rein blieb, sondern in Glaucom endete, 4 Monate nach Beginn der Erkrankung eine Einlagerung von Eiterkörperchen in einzelne Theile der Papille und in die Nervenfaserlage der angrenzenden Netzhaut. Und in dem Falle von Gowers war 2 Monate nach der Embolie die Nervenfaserschicht in der nächsten Umgebung der Papille ein wenig angeschwollen;

darunter (?) zeigte sich die ganze Dicke der Netzhaut mit kleinen Körperchen, die den Elementen der Körnerschichten glichen, infiltrirt. Die starke Schwellung an der Papille hat übrigens ausnahmsweise sogar eine anscheinende Faltenbildung zur Folge. Die relative Leichtigkeit, mit der hier von Neuem Blut zufliessen kann, trug dazu bei, dass die Papillengegend den bevorzugten Sitz der Hämorrhagien bildete; bei der Trübung gilt für einen Theil der Fälle das Gleiche — nicht für alle, da gewöhnlich schon die Dickenverhältnisse der Gehirnschicht der Retina allein für den vorliegenden Trübungsgrad maassgebend sind und da andererseits unter günstigen Bedingungen die Gefässverbindungen am Sehnervenkopf die Entwickelung der Trübung hemmen können. Zweifelhaft ist dagegen, ob man in ähnlicher Weise eine Bevorzugung der Macul. lut. annehmen darf, indem man von einem grösseren Gefässreichthum derselben und einer angeblich dadurch bedingten localen Steigerung der Transsudation und Emigration ausgeht. Gleichviel ob die Gefässe zahlreich oder spärlich sind, ihre Menge allein gestattet keinen zuverlässigen Schluss auf die Folgen einer Störung der Circulation in ihnen, und selbst eine ungewöhnlich starke Schwellung in der Macula erfordert noch nicht die Annahme einer anderen Ursache, als sie in der Dicke der inneren Netzhautschichten gegeben ist.

In der Peripherie bleibt die Oedemtrübung ebenso unmerklich wie die Nekrosentrübung, aus dem gleichen Grund wie diese, oder bisweilen vielleicht deshalb, weil der neue Blutstrom sehr mangelhaft ist und nicht weit nach vorn reicht oder sich gar nur auf die Papillengegend beschränkt. Manchmal aber wird die Oedemtrübung, im Allgemeinen stark ausgebildet, auch in der Peripherie sichtbar, ein Umstand, der neben den übrigen Gründen zu berücksichtigen ist, falls einmal fast der ganze Hintergrund getrübt erscheint. Bemerkenswerth sind vielleicht noch die Fälle, in denen sich die Trübung, wohl Oedemtrübung, an die Gefässe, speciell die Venen hält und sich längs derselben zungen- oder flammenartig nach der Peripherie hin erstreckt; reine Nekrosentrübung sollte sich eher von den wieder Blut führenden Gefässen fern halten.

Die Oedemtrübung hat ferner trotz der weitgehenden Aehnlichkeit mit der Nekrosentrübung vor allem ein ganz anderes Verhalten der Netzhautgefässe zur Voraussetzung und so trägt sie dazu bei, dass sich das ophthalmoskopische Bild der Embolie immer wechselvoller gestaltet, obwohl die Hauptursache des ganzen Symptomencomplexes anscheinend eine durchaus einheitliche ist. So sehen wir eine Netzhauttrübung bald mit, bald ohne Circulation. So sehen wir aber auch den wiederkehrenden Kreislauf einmal eine Trübung hervorrufen, einmal zum Verschwinden bringen. Eine nur momentane Anämie, eine „flüchtige Embolie“ vermag selbstverständlich weder eine Nekrosentrübung, noch die Vorbedingung der Oedemtrübung, die besondere Gefässwandalteration herbeizuführen; der ganze Vorgang bleibt ohne jeden Einfluss auf die normale Durchsichtigkeit der Netzhaut. Ist ferner bei bleibender Embolie schon frühzeitig oder von vornherein ein geringer Blutstrom vorhanden, so kann sich, wie es nach den früher (S. 125) mitgetheilten Beispielen den Anschein hat, der Eintritt der Trübung verzögern und sie bleibt dann zuweilen überhaupt geringfügig wie bei HIRSCHBERG's Patientin. Auch eine schnelle Rückbildung der unbedeutenden Gefäss- und Netzhautveränderungen, von denen die Trübung abhängt, ist in solchen Fällen möglich, namentlich wenn sich die Circulation noch weiter verstärkt. Und so erklären sich zum grossen Theil die wahrscheinlich auf Embolie zu beziehenden Fälle, die zu einer Zeit, wo sich sonst die Trübung noch vorfindet, 14 Tage nach der Erblindung oder später, zur Beobachtung kamen, ohne je eine Spur von Netzhauttrübung zu zeigen. Selbst KNAPP's Fall[1] von unvollständiger Embolie gehört hierher, in welchem sich die Trübung bereits bis zum Ende der ersten Woche wieder verloren hatte, wenn sie nicht überhaupt ganz fehlte; zur Zeit der ersten Untersuchung war die Function der Retina schon theilweise wiederhergestellt und wurde schliesslich ganz normal. Doch selbst durch mehrstündige absolute Anämie, die eine Nekrosentrübung verursachte, scheinen die Gefässe der menschlichen Netzhaut nur wenig zu leiden; bei der Wiederherstellung der normalen Circulation kommt es dann wohl nicht einmal zu den geringsten Graden von Oedem mit Emigration, wir sehen vielmehr die vorhandene Trübung rasch abnehmen und bald — nach Stunden, bis zum nächsten Tag — ganz verschwinden. Längere Zeit kann dagegen trotz anscheinend reichlicher Blutzufuhr vergehen, ehe eine einmal ausgebildete Gefässwandalteration ausgeglichen und damit die Transsudation beendigt wird. Während sich z. B. in meinem Fall die Trübung mit der Beseitigung des Stromhindernisses in der Centralarterie im Ganzen bald wieder aufhellte, blieb sie in der Macul. lut. selbst dann noch bestehen, als die beiden kleinen verstopften Arterien wieder wegsam geworden waren, ja sie nahm sogar noch zu, wenigstens im rothen Fleck. In der Regel, bei schwächerer Circulation, ist sie aber noch viel länger, einige Wochen und mehr, sichtbar und sogar noch 8 und 10 Wochen nach dem Beginn der Erkrankung wurde sie im Augenspiegelbild in starker Entwickelung angetroffen. — Meist ist deutlich zu erkennen, worauf dieser Wechsel der Erscheinungen beruht, sei es dass der Grad und die Dauer der Anämie, sei es dass von Seiten des neuen Kreislaufs die Höhe des Blutdrucks und die Strom-

[1] *Archiv für Ophthalmologie.* XIV. 1868. 1. S. 209.

geschwindigkeit den Ausschlag geben. Ausserdem kommt aber die Empfindlichkeit des Netzhautgewebes und der Gefässe gegen die Anämie in Frage. Wenn sodann in Ausnahmefällen z. B. bei Astembolie die Trübung, die bald nach der Embolie constatirt wurde, wenige Tage darauf nicht mehr vorhanden war, ohne dass die zugehörige blutarme Arterie ihr Aussehen geändert hatte, so wird die Ursache vielleicht sogar ausserhalb der Netzhaut zu suchen sein. Umgekehrt ist wahrscheinlich eine gleichzeitige Anämie der Aderhaut von maassgebendem Einfluss nicht nur auf die Entstehung der Trübung und deren Grad, sondern auch auf ihre Dauer, was in den Fällen von Embolie der Ophthalm. u. s. w. zu beachten wäre, falls ein genügender Collateralkreislauf ausbleibt. Wie mir scheint, giebt sich dies in der That in der einzigen genaueren Beobachtung dieser Art, in dem Fall von Michel, deutlich zu erkennen. Wiewohl nichts näheres angegeben wird, vermuthe ich nach allem, dass die Trübung lange Zeit (in dem gleichzeitig mitgetheilten Fall von doppelseitigem Carotisaneurysma mindestens $^3/_4$ Jahr) bestand, und 15 Monate nach Beginn der Erkrankung war bei der Section das Netzhautödem noch nachweisbar. Nach Michel hing letzteres von der retinalen Venenhyperämie ab. Diese wird bei der ersten Untersuchung eine relative genannt, während später von einer „stärkeren Stauung“, besonders auch an der grossen Menge sichtbar gewordener kleinerer Venenzweige kenntlich, und von ungleicher Venenfüllung die Rede ist. Um was handelte es sich also? Wohl nur um relative Hyperämie, höchstens mit noch stärkerer Füllung der kleinen Venen, Zustände, wie wir sie bei der Centralarterienembolie kennen gelernt haben. Doch angenommen, die Venen waren wirklich durchweg überfüllt oder, wie Michel sagt, es lag eine Stauung vor. Woher kam diese? Nach Michel soll sie nur der Ausdruck einer Herabsetzung des Circulationsdruckes sein. Ich bezweifle nicht, dass trotz der Collateralen nach Verschluss der Carotis der Blutdruck in dieser und ebenso in der Vena jugul. int. stark sinkt. Wie soll aber daraus eine Venenstauung in der Netzhaut folgen? So muss man um so mehr fragen, als nach Michel eine Steigerung des Druckes in der Jugularis ebenfalls retinale Stauung herbeiführt. Gleichwohl könnte, wenn auch das Wie unklar, die Venenhyperämie eine unmittelbare Folge der Carotisverstopfung darstellen, wofür die Ergebnisse seiner Versuche zu sprechen scheinen, die freilich nicht einwandsfrei sind und mit den Resultaten Anderer im Widerspruch stehen. Damit würde aber ein wichtiges Unterscheidungsmerkmal gewonnen, da ja bei Centralarterienembolie keine Venenstauung vorkommt, und dies wäre z. B. für die Auffassung des oben[1] erwähnten Falles von Mauthner

[1] S. 59.

bedeutungsvoll, in welchem es ja einige Monate später gleichfalls zu Motilitäts- und Sensibilitätsstörungen der entgegengesetzten Körperseite kam; zwischen den beiden Fällen würde betreffs des Auges nur ein gradueller Unterschied existiren insofern, als in dem von Michel der dauernde Zustand arterielle Anämie und venöse Hyperämie war, der nur gelegentlich (z. B. während der ersten Untersuchung) vorübergehend durch absolute Blutleere unterbrochen wurde, während in dem von Mauthner die dann vorauszusetzende Kreislaufstörung in der Carotis weit geringere Folgen hatte und nur ganz im Anfang einmal oder wiederholt starke Verengerung der Netzhautarterien bei normaler Venenbreite bedingte, sonst aber eine anscheinend normale Füllung der Centralgefässe zuliess. Allein bei dem Patienten Michel's konnte die Venenstauung auch ganz andere Ursachen haben und z. B. von einer Compression abhängen. Es wäre möglich, und wird sonst häufiger angenommen, dass die Circulationsstörung im ganzen Carotisgebiet ein Oedem im Sehnerven hervorrief — wobei man sich freilich nicht auf den anatomischen Befund Michel's stützen darf, der ja erst viel später erhoben wurde. Von der Venenstauung nun leitet Michel das Netzhautödem her, das sonach ein echtes Oedem, ohne Emigration, wäre. War jedoch die Stauung wirklich so stark, dass sie das Oedem erklärte? In der Aderhaut (und auch im Sehnerven) fand sich eine Zelleninfiltration; wenn sie in der Netzhaut bei der Section thatsächlich fehlte, so konnte sie dort wohl bereits wieder verschwunden sein. Ich möchte doch vermuthen, dass wie in der Aderhaut, so auch in der Netzhaut das Oedem nicht ein Stauungsödem, sondern ein „anämisches“ war, das überdies bei geringen Graden der Wandalteration ein sehr zellenarmes Transsudat aufweisen kann. Aber dazu war vielleicht wieder die Netzhautanämie kaum hochgradig genug. Die Arterien zeigten sich zwar sehr verengt, indessen entwickelte sich an ihnen trotz der langen Krankheitsdauer keine einzige der secundären Veränderungen, die bei Anämie zu erwarten, namentlich keine Arteriitis. Es ist auch nicht nothwendig, dass die Sehstörung ihrem ganzen Umfang nach direct von der Schwächung des Blutstromes im Centralgefässsystem abhing; erwiesen sich doch sämmtliche Netzhautschichten zuletzt noch als ganz normal, von dem Oedem abgesehen, und nur im Sehnervenstamm waren die Nervenfasern in partieller Atrophie begriffen. Alles dies spricht wenig für einen stärkeren Grad der Netzhautanämie. Die gleichzeitige Anämie der Aderhaut trug sonach wohl viel zur Trübung mit bei. Das hier angedeutete Missverhältniss zwischen Netzhautcirculation und Trübung würde ein weiteres Mittel zur Unterscheidung zwischen Embolie der Centralarterie mit Wiederkehr des Blutstromes einerseits und entfernteren Embolien andererseits abgeben. Leicht und zuverlässig wäre aber die Anwendung desselben keineswegs. Die Bedingungen, durch welche insbesondere die Dauer der Trübung bestimmt wird, sind ja ausserordentlich mannigfaltig, wie bereits angegeben. Und schliesslich hängt die Resorption der Trübung offenbar auch noch von der Art der einmal gesetzten Gewebsveränderungen ab. So sehen wir, wie die Netzhauttrübung sehr oft dadurch eine Umgestaltung erfährt[1], dass in ihr wenn nicht gleich Anfangs, so doch mit der Zeit, nach Wochen oder Monaten, umschriebene, intensiver getrübte oder anders gefärbte und glänzende farbenschillernde Flecken und Punkte vereinzelt oder in grosser Zahl, namentlich an der Macul. lut., in dem centralen rothen Fleck und in dessen Umgebung entstehen, zuweilen zu der von der Retin. albumin. her bekannten Strahlenfigur angeordnet. Die einen bilden sich wahrscheinlich aus Extravasaten, andere mögen Anhäufungen von weissen Blutkörperchen darstellen; am häufigsten sind sie Zerfallsproducte, Degenerationsherde, Verfettungen und ähnliches. Alle diese kleinen Herde können die Trübung überdauern und sich lange Zeit unverändert erhalten, wenn sie auch später, wie es scheint, immer noch vollkommen verschwinden.

Es ist endlich noch ein weiterer Unterschied zwischen Nekrosen- und Oedemtrübung oder zunächst ein Missverhältniss zwischen Trübung und Kreislaufstörung zu besprechen, welches darin besteht, dass erstere über den Verästelungsbezirk der verstopften Arterie hinausreicht. Ich denke hierbei nicht an eine geringfügige Fortpflanzung der Trübung auf die hintersten Glaskörperschichten, welche manchmal zur Verhüllung der Netzhautgefässe beitragen könnte, oder an eine partielle Betheiligung der äusseren Körnerschicht an Infiltration und Oedem, wie sie Gowers bei uncomplicirter Embolie der Centralarterie an einzelnen Punkten der Macul. lut. antraf; darin liegt nichts auffälliges. Ich meine auch nicht Fälle wie den fünften von Schnabel und Sachs, in welchem zu einer starken Trübung der oberen Netzhauthälfte bei sichtlicher Blutleere der entsprechenden Arterien eine leichte Verschleierung der unteren trotz scheinbar freier Circulation hinzutrat. Gerade diese Trübung spricht in Verbindung mit dem Extravasat in der unteren Hälfte deutlich für die Annahme eines weiter rückwärts im Stamm der Centralarterie selbst sitzenden Pfropfes, der die Lichtung nicht vollständig ausfüllte, vorzugsweise aber den Kreislauf in den oberen Arterien beeinträchtigte; nachträglich wurden ja auch in den oberen Arterienästen Embolusbruchstücke sichtbar. Ebensowenig ist es erlaubt, die Trübung und Verfärbung der ganzen Sehnervenscheibe bei Astembolien, welche aus Stammembolien hervorgegangen sind, auf ein Uebergreifen „entzündlicher Vorgänge“ von den anämischen Stellen her zurückzuführen. Denn die anscheinend ausserhalb des Emboliebereichs befindlichen Papillenabschnitte waren Anfangs ebenfalls eine Zeit lang der absoluten Anämie oder auch noch auf die Dauer einer mässigen Blutarmuth ausgesetzt, wodurch sich die Veränderungen, die sie erleiden, genügend erklären. Dass anatomisch „Entzündungsproducte“ vorgefunden werden, kann bei der nahen Verwandtschaft zwischen Oedemtrübung und Entzündung nicht überraschen. Also diese räumlichen Differenzen zwischen Trübung und Anämie sind nur scheinbare. Vielmehr handelt es sich hier um Beobachtungen folgender Art.

In meinem Falle wurden die Arterien bald wieder sämmtlich vollkommen wegsam bis auf zwei kleine Zweige oberhalb und unterhalb des gelben Fleckes. Auch die Gefässchen, welche von der Papille direct nach der Macul. lut. hin ziehen, waren durchgängig. Die Netzhauttrübung verschwand, aber am hinteren Pole blieb sie bestehen, nicht nur da, wo in Folge der Anwesenheit der beiden Pfröpfe Anämie zu erwarten war, sondern auch weiterhin, insbesondere im Gebiet jener kleinen directen Maculagefässe, die gut gefüllt in die Trübung eintraten und sich allmählich in ihr verloren. Trotzdem dass die Blutzufuhr, nach dem Sehvermögen des Centrums zu urtheilen, nicht mangelhaft sein konnte, fand sich die Trübung auch in ihrem Bereich und sie breitete sich dann selbst noch weiter gegen die Fovea hin aus; zu dieser Zeit schienen sogar die beiden Anfangs noch verstopften Gefässchen wieder vollkommen gefüllt zu sein. Ein zweites Beispiel ist ein Fall von Hirschberg, Nr. 8, in welchem ein cilioretinales Gefäss von der Embolie verschont geblieben war. Diese Arterie war breit und hatte einen centralen Reflexstreifen; ihr Verästelungsgebiet war inmitten der starken Netzhauttrübung normal durchsichtig, doch nicht das ganze Gebiet. Aus der Zeichnung geht hervor, dass die Arterie plötzlich in die Trübung untertaucht, ohne dass ihr Durchmesser merklich verringert ist; sie führt also ihr Blut einer weit grösseren Stelle zu, als ungetrübt war. Eine dritte Art endlich findet sich in dem Falle von Sämisch.[1] Es ist eine Netzhauthälfte in Folge der Embolie eines Hauptarterienastes getrübt. Durch die Randpartie der Trübung aber verläuft an einer Stelle auf eine kurze Strecke hin ein intacter Zweig der Art. median., der dann wieder auf normale Netzhaut übertritt, während sich ein zweiter noch in dem getrübten Gebiete allmählich ganz auflöst.

Für diese und ähnliche Fälle, zu denen ich auch die Beispiele von Trübung der kleinen Netzhautfelder am Papillenrande rechne, welche von unsichtbaren cilioretinalen Gefässen mit Blut versorgt werden und eine Zeit lang die normale Durchsichtigkeit bewahren, kommt vielleicht der Umstand in Betracht, dass zwar die Nekrosentrübung an die Ausbreitung der Arterie gebunden ist, dass sich aber die Oedemtrübung mehr an die

[1] *Klinische Monatsblätter für Augenheilkunde.* IV. 1866. S. 32.

Abflussbahnen halten muss; sie geht ja aus den Capillaren und ausserdem aus den kleinen und mittleren Venen hervor. Die beiden Gebiete brauchen nun nicht übereinzustimmen. Auf die nachgewiesene Sonderung einer arteriellen und venösen Capillarschicht in der menschlichen Retina kommt es dabei wohl nicht an. Aber am Rande eines regelrecht ernährten Bezirkes hat das Capillarnetz nach zwei Richtungen hin Abfluss. Einmal sammelt sich das Blut in Venen, welche dem normalen Netzhautabschnitt angehören, und zweitens fliesst es nach der Seite der Anämie hin und weil es da wahrscheinlich meist den geringeren Widerstand findet, wohl vorzugsweise nach dieser Seite. In Folge dessen wird die Strömung in den Venenwurzeln der normalen Seite, natürlich nur ganz am Rande, mangelhaft und schwankend. Wächst diese Störung zu bedeutender Höhe an, so kann sie wohl zu anämischer Gefässwandalteration mit ihren Folgen, Oedem und Emigration, führen. Dass dann eine sichtbare Dilatation der betreffenden Venenwurzeln gewöhnlich nicht zu erwarten ist, bedarf nicht erst der Erörterung. Wenn aber in Knapp's Fall von Embolie der Temp. sup. mit „hämorrhagischem Infarct“ nicht nur die Zweige der Ven. temp. sup., sondern auch die kleinen, von der unteren Netzhauthälfte heraufsteigenden Aestchen der Temp. inf. auf eine ganz kurze Strecke hin erweitert und geschlängelt waren, so ist damit, denke ich, der Weg, auf welchem die Trübung die Grenze des Arteriengebietes überschreiten kann, klar und deutlich gekennzeichnet. — In meinem Falle gelangte also aus den directen Maculagefässen Blut bis zur Fov. centr. Da aber nach oben und unten und aussen hin die Anämie fortdauerte, waren für den Rückfluss zahlreiche Bahnen vorhanden, sodass sich das Strombett jenseits der Arterienenden ausserordentlich erweiterte. Es ist kaum denkbar, dass unter diesen Umständen die Venen, welche ebenfalls direct von der Macula nach der Papille hinziehen, oder vielmehr ihre Wurzeln in der Nähe der Anämiegrenze nun andauernd normal gefüllt bleiben sollten; die Stromverlangsamung in ihnen war vielmehr, so darf man vermuthen, so bedeutend, dass die bereits eingeleitete Wandalteration noch eine Zeit lang zunahm und der Trübungsring geschlossen blieb. Es kam sogar noch zur Trübung im rothen Fleck, wiewohl sich anscheinend die Circulation mehr und mehr besserte und die beiden verstopften Gefässchen schliesslich wieder durchgängig wurden; dazu trugen aber höchst wahrscheinlich die zu häufigen Wiederholungen der Massage viel bei. Ebenso verlief in Hirschberg's Falle der Strom nach den Rändern der Arterienausbreitung hin allmählich so zu sagen im Sande; die zugehörigen kleinen Venen wurden nicht genügend und dauernd durchströmt und in Folge dessen stellte sich in ihrem Bereich Oedem mit Emigration ein, eine Trübung verursachend welche den Saum des Verästelungsgebietes der cilioretinalen Arterie verhüllte und sich continuirlich in die Trübung der anämischen Umgebung fortsetzte; die scharfe Begrenzung, die auch sonst häufig ist, spricht nicht dagegen. Und auch in SÄMISCH's Fall, der überhaupt eine ungewöhnliche Gefässanordnung zeigt, scheint die fragliche Stelle einem zeitweise mangelhaft gefüllten Venengebiet anzugehören.

Eine derartige geringe Verschiebung der Trübungsgrenze kommt aber nicht immer vor; dies ist namentlich dann erklärlich, wenn nicht ein kleineres von Blut versorgtes Gebiet innerhalb eines grösseren anämischen liegt, sondern umgekehrt eine kleine anämische Insel ringsum von reichlich durchströmten Gefässen eingefasst ist. Hier wird eher die Trübung auf eine kleinere Fläche eingeschränkt, weil der Gesammtquerschnitt der Abflussbahnen an der Anämiegrenze verhältnissmässig wenig den der Zuflusswege übertrifft und weil so selbst eine regelmässige, wenn auch nicht ganz normale Circulation am Rande der anämischen Insel möglich ist. Bei Embolie eines Hauptastes geht die Grenze der Trübung ausnahmsweise genau durch die Mitte des gelben Fleckes, öfters aber hält sie sich etwas entfernt von dem horizontalen Hauptmeridian. Auf der nasalen Seite der Papille, an dieser selbst und von ihr bis zur Macul. lut. sind zwischen die beiden Hauptarterien noch gesonderte, von ihnen unabhängige Ernährungsgebiete eingeschoben, weshalb die Trübung dort öfters, namentlich nach innen zu, mehr und mehr von der Horizontalen zurückweicht, während sie derselben schläfenwärts nahe kommt. Dass sich in letzterem Falle die Trübungsgrenze nach der anämischen Seite verschoben hat, lässt sich nicht sicher behaupten, wenn es auch wahrscheinlich ist. Es müsste erst festgestellt werden, ob in der temporalen Netzhauthälfte die beiden aneinander stossenden Gefässgebiete durch eine scharfe Linie, welche mit dem horizontalen Meridian zusammenfällt, getrennt sind. Eine Verschiebung der Trübungsgrenze in entgegengesetzter Richtung ist aber auch möglich, wie die vorhin erwähnte Beobachtung KNAPP's lehrt.

Wäre endlich nicht auch ein Zusammenhang der besprochenen Ueberschreitung der Anämiegrenze durch die Trübung mit eigentlich entzündlichen Vorgängen denkbar? Der Process, welchem die Oedemtrübung ihre Entstehung verdankt, ist der Entzündung durchaus ähnlich; selbst die Hyperämie, durch welche bei den experimentellen temporären Gefässligaturen eine vollkommene Uebereinstimmung mit der Entzündung hergestellt wurde, fehlt nicht immer. Aber die Ursachen der Gefässwandalteration, durch welche die Ausdehnung des einen wie des anderen Vorganges im Wesentlichen bestimmt wird, sind nicht dieselben. Eine Trennung beider ist sonach möglich. Zu den Ursachen der entzündlichen Gefässveränderung gehört nun der Reiz, der von einer Gewebsnekrose ausgeht und natürlich nicht so streng an den Ort gebunden sein wird wie die Anämie nach Embolie. Es ist also nicht ausgeschlossen, dass um die nekrotischen Partien der Netzhaut herum eine weiter reichende, „demarkirende" Entzündung entsteht, welche das Augenspiegelbild noch complicirter gestaltet. Nach dem Vorhergehenden ist aber dieser Entzündungsreiz hier schwerlich von irgend welcher Bedeutung; vielmehr erklärt sich die Verschiebung der Trübungsgrenze in der einen und in der anderen Richtung genügend aus dem Verhalten der Circulation, besonders des Abflusses, am Rande des anämischen Gebietes. Dem Aussehen nach würde sich die entzündliche Trübung von den beiden anderen Formen nicht sicher unterscheiden. Pathognomonisch ist ja die Netzhauttrübung[1] nach Embolie der Art. centr. ret. überhaupt nicht, selbst nicht die ziemlich regelmässig wiederkehrende Form ihrer Ausbreitung und ihre Verbindung mit dem centralen rothen Fleck.

Centraler rother Fleck. Dieser centrale rothe Fleck findet sich bei Embolie der Centralarterie fast ausnahmslos in der Trübung und entsteht zu gleicher Zeit mit ihr; in mehreren Fällen jedoch wurde er ohne die Trübung oder vor ihrer Entwickelung gesehen und andererseits kann er sie noch eine Zeit lang völlig unverändert überdauern, während er meist mit ihr verschwindet. Er fehlt natürlich bei Embolie eines Astes, dessen Ernährungsgebiet der Macul. lut. ganz fern liegt, während er bei den anderen Astembolien, z. B. bei Verstopfung eines Hauptastes, öfters ebenfalls sichtbar wird, selbst dann, wenn die Fov. centr. nicht ringsherum von Trübung eingeschlossen ist. Auch wenn wegen normaler Circulation in einer cilioretinalen Arterie zwischen Papille und Macul. lut. ein Netzhautdreieck ungetrübt bleibt, ist er meist vorhanden, durch einen schmalen Trübungsstreifen von dem Dreieck getrennt. Gewöhnlich nimmt die Trübung nach dem rothen Fleck hin rasch ab, ohne plötzlich aufzuhören; doch kann dieser nach einigen Beobachtern auch ganz scharf abgegrenzt erscheinen. Er hat eine querovale oder rundliche Form, zuweilen ist er aber vertical oval oder unregelmässig eckig. Ein eigenthümliches Bild gewähren die Fälle, in welchen sich eine grössere Zahl von sichtbaren Maculagefässen bis zu ihm und in ihn hinein erstrecken. Seine Grösse ist in den verschiedenen Fällen sehr ungleich. Er kann eine Breite bis zu $^2/_3$ PD erreichen, wobei seine Ausdehnung in verticaler Richtung vielleicht etwas geringer ist; ja sein Flächeninhalt steht zuweilen dem der Papille wenig nach. In der Regel aber ist er kleiner und seine Breite beträgt nur $^1/_3$ PD, $^1/_4$ PD, oder er nimmt noch mehr ab, z. B. auf $^1/_7$ PD. Ausnahmsweise ist er sogar ganz in der Trübung

[1] Dass sie nach Form und Farbe für die Diagnose einer hochgradigen localen Kreislaufstörung von Bedeutung ist, soll natürlich nicht bestritten werden.

verschwunden. — Ich habe bisher nur von einem rothen Fleck gesprochen. Genauer wird derselbe sehr häufig als kirschroth oder carminroth, blutroth, intensiv hochroth, hellroth und ähnlich bezeichnet, doch auch als dunkler roth, als tief dunkelroth. Nicht selten aber, in wenigstens acht Fällen, sah er ganz dunkelbraunroth oder überhaupt dunkelbraun aus; zweimal wird ausdrücklich hinzugefügt: ohne jede Beimischung von Roth. Ausserdem hatte er einmal eine dunkelgelbe Farbe und einmal war er nur durch eine dunkle Stelle auf dem weissen Grund angedeutet. Diese Fälle kamen sämmtlich frisch zur Beobachtung und in dem einen wurde der braune Fleck später mehr kirschroth. Etwas anderes ist es, wenn, wie es oft geschieht, erst nachträglich mit dem Rückgang der Trübung das Roth in's Bräunlichrothe oder Lichtbraune u. s. w. übergeht und damit anscheinend zur Norm zurückkehrt. — Die Färbung des Fleckes ist ferner oft nicht gleichmässig. Er erscheint gesprenkelt oder es wurde in ihm eine etwas hellere, fast gelbliche Zeichnung gesehen. Häufiger ist der Rand, besonders aber die Mitte heller als die dazwischen liegende Zone; doch kommt auch gerade das Umgekehrte vor, eine dunklere Farbe des Centrums. In letzterem findet sich manchmal ein heller weisser Punkt oder mehrere; selbst ein grösserer aus glitzernden Punkten zusammengesetzter Herd wird beschrieben. Einzelne Krankengeschichten enthalten die Angabe, dass der Foveareflex wie in meinem Falle besonders glänzend und vollkommen hervortrat. Hierher gehört wohl zugleich die auffallend scharfe ophthalmoskopisch sichtbare „Umgrenzung der Fovea centralis“, von der einmal berichtet wird.

In Betreff der Ursache des rothen Fleckes wurde schon bemerkt, dass derselbe nicht ein Bluterguss sein kann. Die häufige Farbenähnlichkeit und etwaige Beziehungen zu den kleinen Gefässen sagen noch nichts über seine Natur aus. Gegen Blutung spricht aber alles: das regelmässige Vorkommen, der constante Sitz, der frühzeitige Beginn, noch bevor wirkliche Hämorrhagien auftreten, das Entstehen und Vergehen gleichzeitig mit der Trübung, das Aussehen wenigstens in vielen Fällen, insbesondere die Ungleichmässigkeit der Färbung, ferner die Deutlichkeit des Foveareflexes, sodann die späteren Veränderungen, auch der Mangel einer entsprechenden Functionsstörung, wie namentlich mein Fall zeigt, und Anderes. Wohl aber stimmt alles dies in der Hauptsache mit der schon oben dargelegten Annahme überein, dass durch eine wegen der anatomischen Verhältnisse gerade an der Fov. centr. zu erwartende Lücke von wechselnder Grösse und Form innerhalb der Trübung der rothe Augenhintergrund sichtbar bleibt. Aehnliches ist in mehreren Fällen am Rande der Sehnervenscheibe vorgekommen, wo die Gefässverbindung mit Ciliararterien, von den sichtbaren abgesehen, eine Stelle der Netzhaut vor der Nekrose und Trübung zu schützen vermag. So beschreibt STELLWAG in Fall I einen braunrothen, etwa dreiviertelpapillengrossen Fleck am inneren oberen Umfang der Papille, der auffallend gegen die dicht getrübte gelbweisse Umgebung abstach. Er war scharf begrenzt und liess hinter einer feinen schleierartigen Trübung eine ganz unregelmässige, wolkig streifige, dunkle Zeichnung, die Aderhaut des myopischen Auges mit den „zerworfenen Resten des Tapets" erkennen. „Auf den ersten Blick konnte man ihn für einen Bluterguss halten." Hier wurde es durch die Pigmentunregelmässigkeiten ermöglicht, die wahre Natur des extravasatähnlichen Fleckes, nämlich seine Entstehung lediglich durch Lückenbildung in der im Uebrigen das Roth verdeckenden Trübung, festzustellen. An der Netzhautgrube ist ein gleich sicherer Beweis um so weniger möglich, als sich dort das Pigment besonders dicht und gleichmässig anhäuft. Aber eine Lücke der Trübung muss dort, entsprechend der Verdünnung der vorderen Netzhautschichten oder der ganzen Retina, doch existiren, bald grösser, bald kleiner, je nach dem Sitz und Grad und demzufolge der Ausbreitung der Trübung und je nach Grösse und Form der Fovea centralis. Da übrigens die Capillaren bis an den Rand der letzteren heranreichen, so kann sich selbst bei reiner Embolie der Centralarterie ausnahmsweise eine Oedemtrübung über die Netzhautgrube hin ausdehnen, so dass nicht einmal ihr Boden das Roth durchschimmern lässt; an complicirende Retinitis braucht man deshalb noch nicht zu denken.

Allein hiermit ist die Frage nach der Entstehung des rothen Fleckes noch nicht erledigt. Fassen wir z. B. den nicht seltenen Fall einer in der Macul. lut. am intensivsten entwickelten Trübung mit einem centralen rothen Fleck von $^1/_3$—$^1/_2$ PD Ausdehnung ins Auge. Da nach dem Früheren der Ort der scheinbar stärksten Trübung derjenige ist, an welchem die getrübten Schichten am dicksten sind, so kann in dem gewählten Beispiel die Nervenfaserschicht nicht allein, ja nicht einmal vorwiegend Sitz der Trübung sein; ist sie doch in der Macula nirgends verdickt. Sind aber hiernach namentlich die tieferen Lagen der Gehirnschicht getrübt, so sollte der rothe Fleck, die ungetrübte Lücke, viel kleiner ausfallen. Denn die Fov. centr. hat nur einen Durchmesser von 0·2 bis höchstens 0·4 mm, und selbst wenn man von diesen vielleicht unsicheren Messungen an anatomischen Präparaten absieht und nur die Resultate der entoptischen Beobachtungen berücksichtigt, nach denen der unregelmässig begrenzte, capillarfreie Raum eine Breite von etwa $^1/_3$ PD besitzen kann, so ist doch wahrscheinlich, dass die Gehirnschicht nur in einer viel geringeren Ausdehnung stark genug verdünnt ist, um ihre Trübung, die sich in der Nachbarschaft sehr bemerklich macht, gänzlich unsichtbar werden zu lassen; der Fundus der Fov. centr. misst nach KUHNT in verticaler Richtung nur 0.15 mm, in horizontaler 0·2 mm. Oder sollte man hier und erst recht bei noch bedeutenderen Dimensionen des rothen Fleckes immer eine ungewöhnliche Grösse der Fovea voraussetzen? Der rothe Fleck ist vielmehr sicher oft grösser als die eigentliche Fovea, wofür auch die Fälle sprechen, in denen kleine Blutgefässe bis zu ihrem Uebergang in den rothen Fleck deutlich verfolgt werden können, und es hat den Anschein, als ob sich die Gehirnschicht am Rande der Fovea anders verhielte als z. B. in der weiteren Umgebung, als ob sie dort häufig erst später, manchmal gar nicht von der im Uebrigen deutlichen Trübung befallen würde. Die „Lücke" wäre dann nicht nur eine Folge der Verdünnung der Netzhaut, sondern hinge bis zu einem gewissen Grade zugleich von einer besonderen Eigenthümlichkeit der Gehirnschichtpartien am Fovearande ab. Dafür, dass diesen vielleicht eine Ausnahmestellung einzuräumen ist, scheint ausser dem die Grösse betreffenden Missverhältniss zwischen dem rothen Fleck und der verdünnten Stelle noch ein zweiter Grund zu sprechen.

Es ist nicht wahrscheinlich, dass der rothe Fleck, wie wir ihn sehen, einfach eine Stelle des Hintergrundes ist, die ihr normales Aussehen bewahrt hat. Nach Magnus soll in den Emboliefällen, wo auf anscheinend normaler Retina ein centraler kirschrother Fleck sichtbar ist, dieser Eindruck dadurch hervorgerufen werden, dass die Umgebung des rothen Fleckes zwar nicht grau getrübt ist, aber doch an Durchsichtigkeit etwas eingebüsst und damit ihren Farbenton gewechselt hat, während am rothen Fleck selbst der normale Hintergrund wie durch ein Fenster in das Augeninnere hereinschaut. Ich will nicht bestreiten, dass sich das Aussehen der Umgebung unter der Einwirkung einer beginnenden, noch unsichtbaren Trübung vielleicht ändern kann. Aber dieser Wechsel ist gewiss nicht auffällig und wurde niemals beobachtet; Magnus führt auch keinen Beleg dafür an. Bewiesen ist also eine solche Entstehung der beträchtlichen Farbendifferenz zwischen der Gegend der Netzhautgrube und dem übrigen Hintergrund keineswegs. Aber wenn nun diese Differenz überhaupt gar nicht pathologisch ist? Wenn sie von jeher besteht? Im Gegensatz zu Magnus muss ich betonen, dass sich in der Regel bereits im gesunden Auge die Farbe des Centrums wesentlich von der des übrigen Hintergrundes unterscheidet und dass schon normaler Weise an der Stelle des directen Sehens fast alle die Farben vertreten sind, welche nach Embolie beobachtet werden, vom Rostbraun bis zum Blutroth. Dann wären alle Versuche, die Farbendifferenz an den beiden Orten auf die Wirkung der Netzhautanämie zurückzuführen, überflüssig. Es kommt eben nicht darauf an, nur den Unterschied im Aussehen des Centrums und der Umgebung zu erklären, was Magnus allein im Auge hat. Die Frage ist vielmehr die, ob das Centrum normal bleibt oder nicht, ob es in Folge der Embolie eine sichtbare Veränderung erleidet oder nicht. Und da zweifle ich denn nicht daran, dass das Roth des Centrums gewöhnlich stark modificirt erscheint. Nicht etwa durch ein retinales oder chorioideales Extravasat; nach solchen ist überdies bei mehreren Sectionen vergebens gesucht worden. Auch halte ich die Annahme für verfehlt, dass die normale Röthung durch eine am hinteren Pol am stärksten ausgeprägte Aderhauthyperämie ungewöhnlich gesteigert sein soll; ausser in gewissen Fällen mit Pigmentirungsanomalien möchte ich zunächst aus dem Roth des Augenhintergrundes keinen Schluss auf den Blutgehalt der Chorioidea ziehen und am allerwenigsten an der Stelle des directen Sehens, wo die Pigmentirung dichter als anderwärts ist. Allein schon durch den Contrast muss die normale Farbe beeinflusst werden, wenn sie nur an einer kleinen Stelle inmitten einer grauweissen Trübung zu Tage tritt, wie es fast immer der Fall ist. Namentlich aber lässt sich nicht selten direct nachweisen, dass sich das Aussehen des Fleckes, die Intensität der Farbe und der Farbenton, mit der Zeit ändert und zwar auch unabhängig von dem Verhalten der umgebenden Trübung, also ohne Contrastwirkung. Ja, der rothe Fleck kann sogar ohne jede Trübung der Nachbarschaft sichtbar werden und Veränderungen durchmachen, wie gleich am Eingang dieses Capitels berichtet wurde. Bemerkenswerth sind auch die noch nicht erwähnten Fälle, in denen der rothe Fleck in der sich gleich bleibenden Trübung erst nach einigen Tagen zum Vorschein kam oder wo er zwar mit der Trübung auftrat, aber allmählich bei unveränderter oder wachsender Trübung an Grösse zunahm. Diese Angaben sind doch nur in dem Sinne aufzufassen, dass die Stelle des directen Sehens in gewisser Ausdehnung von vornherein und auf die Dauer ungetrübt war, jedoch einen auffallenden Farbenton Anfangs nur in einem kleinen Bezirk oder gar nicht erkennen liess und erst später das gewöhnliche Bild darbot. Wie blosse Contrastwirkung sieht doch dieser Farbenwechsel nicht aus. — Es spielen sich also an der Fovea Vorgänge ab, welche auf die Farbe des durchscheinenden rothen Hintergrundes einen nicht geringen Einfluss ausüben. Welcher Art sind aber dieselben? Nicht unwichtig scheint mir für diese Frage die allmähliche Umwandlung des Foveareflexes zu sein. In meinem Fall wurde letzterer Anfangs immer deutlicher, glänzender und vollständiger, nahm aber dann, als die Trübung ihn erreichte, wieder ab, sah verwaschen und matt aus und bildete schliesslich nur einen grossen lichten unregelmässigen Fleck. Bei Fall III von Schnabel und Sachs war 2 Stunden nach der Embolie in dem rothbraunen Centrum die Fovea an ihrem Reflex sehr deutlich zu erkennen. Am nächsten Tag fand sich bei dichterer Trübung des Hofes an Stelle des Foveareflexes ein lichter

Fleck, minder hell als der Reflex und etwas grösser, der auch noch in den nächsten Tagen an Ausdehnung zunahm, um sich dann bald mit dem rothen Hof und der Netzhauttrübung zu verlieren. Auch in anderen Fällen machte sich wiederholt der Reflex inmitten des rothen Fleckes vorübergehend in auffallender Weise bemerklich. Diese Beobachtungen weisen aber deutlich auf Veränderungen innerhalb des rothen Fleckes fern von der Trübung hin, welche sich zunächst auf die Niveauverhältnisse jener Gegend erstrecken. Es wird sich also hier am Fovearand ebenso wie in der übrigen Netzhaut eine Quellung der Hirnschicht einstellen, oder auch ein Oedem; denn oft liegt keine absolute Anämie mehr vor, sondern eine mehr oder weniger abgeschwächte Circulation, und bei der Embolie eines Hauptastes oder einer Temporalis ist die Anämie am rothen Fleck wohl meist nicht hochgradig oder höchstens vorübergehend absolut. Doch gleichviel, ob Quellung oder Oedem oder beides, die seröse Durchtränkung der Netzhaut, die wir als postanämisches Symptom näher kennen gelernt haben, verbindet sich sonst gewöhnlich mit einer Trübung. Geschieht dies auch hier an der Fovea? Sind es vielleicht nur die ersten Anfänge oder geringsten Grade der Trübung, welche so bedeutend auf die durchscheinende Farbe des Hintergrundes einwirken? Ein solcher Zusammenhang ist nicht wahrscheinlich, obwohl jene Veränderungen, wie mein Fall und andere lehren, mit der Zeit in graue Trübung übergehen können. Denn niemals wurde an anderen Stellen, die sich später trübten und also vorher zu irgend einer Zeit der Beobachtung schon etwas an Durchsichtigkeit verloren hatten, eine abnorme Röthung wahrgenommen. Und immer ist bei ausgebildeter Trübung nur das Centrum ungewöhnlich gefärbt, nicht auch die Peripherie, die doch vermuthlich ebenfalls eine Trübung, wenn auch in dünnster Schicht und unsichtbar, aufweist. Selbst von den kleinen Lücken, welche sich in der Trübung öfters am Papillenrand vorfinden, wird in der Regel berichtet, dass sie den normalen Augenhintergrund unverändert zu Tage treten lassen. Obwohl dies kaum ganz richtig zu sein scheint, da, vom Contrast abgesehen, die schwache Trübung, die sich zuweilen in den Lücken bemerklich macht, wohl auch die Farbe beeinflusst, so ist doch augenscheinlich das Bild der Lücken bei Weitem nicht so fremdartig wie das des Centrums. In letzterem scheinen sonach die Veränderungen des quellenden Gewebes ganz besonderer Art und wesentlich anders als in der Umgebung und in der Peripherie zu sein. — Die Sonderstellung, die damit den Gehirnschichtpartien am Fovearand eingeräumt wird, könnte wohl darin begründet sein, dass die Foveagegend schon normaler Weise durch ihr Aussehen von dem übrigen Hintergrund absticht und dass die Netzhaut ausschliesslich an diesem Ort — auch durch den anatomischen

Bau und die Beschaffenheit der Elemente, z. B. die besondere Feinheit der MÜLLER'schen Radiärfasern ausgezeichnet — Pigment enthält. Und wie dies Pigment in der Norm die Farbe des Hintergrundes mit bedingt, so wird es auch nach Embolie, wohl irgendwie modificirt und in noch höherem Grade wirkend (?), nicht ohne Einfluss auf die eigenthümliche Färbung des Netzhautcentrums bleiben.[1]

Die Entstehung des rothen Fleckes hängt nach alledem nur zum Theil von den Dickenverhältnissen der Gehirnschicht ab; wichtig ist ausserdem, dass die letztere gegen die Anämie am Fovearand anders reagirt als in der übrigen Netzhaut, zwar ebenfalls durch Wasseraufnahme, aber nicht sofort oder überhaupt nicht durch sichtbare Trübung, sondern gewöhnlich auf andere Weise, vielleicht durch Aenderung ihrer Eigenfarbe. Ob die kleinsten rothen Flecke, welche nur die Ausdehnung des Fundus der Fov. centr. (etwa $^1/_7$ PD u. s. w.) haben, lediglich Lücken in der Trübung darstellen oder ob sich auch dort die Farbe ändert, geht aus den Krankengeschichten nicht hervor, und bei meiner Patientin war wegen des starken Reflexes ein Urtheil darüber nicht möglich. Auch daraus lässt sich kein sicherer Schluss ziehen, dass der rothe Fleck bei grösserer Ausdehnung sehr oft eine hellere oder auch dunklere Mitte hat. Aber selbst wenn das Aussehen der Stelle, an welcher die Gehirnschicht fehlt, nicht unverändert bleibt, wird die dargelegte Ansicht über die Entstehung des rothen Fleckes dadurch kaum erschüttert. Sehen wir doch, wie zuweilen der Fundus fov. centr. auch von der Trübung nicht verschont wird. Andererseits ist eine Uebereinstimmung der Grösse des rothen Fleckes etwa mit der des gelben Fleckes, mit der ausserordentlich wechselnden Ausbreitung des gelben Pigments der Retina nicht nothwendig, da ja die gegen das Centrum fortschreitende Trübung den rothen Fleck mehr und mehr einengen kann. Dass die Farbe nicht immer dieselbe „blutrothe“ ist, rührt einfach von den physiologischen individuellen Unterschieden her. — Unregelmässigkeiten des rothen Fleckes finden sich nur selten. SCHMIDT beobachtete 20 Stunden nach dem Eintritt der Embolie etwa am unteren Rande der Maculagegend (?) bei leichter Trübung derselben eine dicke, dunkelrothe, quergestellte, $^1/_2$ PD lange Linie, die schon am nächsten Tag in der Trübung verschwunden war. Und in INGENOHL's Fall III mit Trübung am hinteren Pol und mit centralem dunkelbraunem Fleck „erschien quer durch die Macul. lut. ein weisser Streif, von dem es zweifelhaft ist, ob Gefäss.“

[1] Wäre die Pigmentirung überhaupt nur eine Leichenerscheinung, so würde das aussergewöhnliche Verhalten des Netzhautcentrums nach Embolie aus ihrem Auftreten erst recht verständlich.

Endlich ist in Betreff des rothen Fleckes noch zu bemerken, dass er nicht bloss in Folge von Embolie zum Vorschein kommt. Er findet sich ebenso, wenn die Netzhautanämie eine andere Ursache hat, wie starke Compression der Centralgefässe etc., z. B. in Fällen von Neuritis; natürlich ist er dann von anderen anämischen Erscheinungen, wie Trübung der Netzhaut, begleitet. In der Leiche wird er ebenfalls vorübergehend inmitten der cadaverösen Netzhauttrübung sichtbar. Wenn er ferner auch bei centraler Netzhautablösung, bei verschiedenen Formen der Retinitis, z. B. bei der luetischen (?), sodann nach Traumen (?), bei Retin. pigm. (?), bei Erblindung nach schweren Blutverlusten oder bei centralem Scotom unbekannten Ursprunges u. s. w., zum Theil mit, zum Theil ohne Trübung vorkommt, so hat er wohl dieselben Ursachen wie nach Embolie; wenn auch nicht immer eine Anämie der Netzhaut das Mittelglied bilden sollte, so wird er doch wenigstens durch ähnliche Veränderungen der Netzhaut wie nach Embolie entstehen. Dieselben bestanden ja oft nicht in den directen Folgen der Anämie für das Netzhautgewebe, sondern, freilich nur neben jenen, nicht völlig unabhängig von ihnen, in den Aeusserungen einer anämischen Gefässwandalteration und damit wäre der Uebergang zu andersartigen, aber ähnlich wirkenden, z. B. entzündlichen Processen angebahnt.

Ausgang. Die Embolie der Centralarterie führt nicht immer zur Erblindung, sondern sie kann, selbst wenn sich die Netzhaut bereits „nekrotisch“ getrübt hatte, noch in Heilung übergehen, ohne Spuren im Augenspiegelbild zu hinterlassen. Gewöhnlich aber ist das Endstadium der ophthalmoskopischen Veränderungen nach Embolie der Centralarterie durch Atrophie der Papille und der Netzhaut gekennzeichnet, oft auch dann, wenn für einige Zeit ein anscheinend genügender Blutstrom wieder in Gang gekommen war. Die Trübungen und Blutungen verschwinden vollständig, die Netzhaut nimmt stets wieder vollkommene Durchsichtigkeit an. Nur Knapp[1] berichtet, dass einmal noch 8 Monate nach der Embolie das Netzhautgewebe „einem zarten weissgrauen Schleier“ glich; freilich ist dies der Fall, in welchem es zu massenhaften Blutungen kam, von denen ausserdem bei der letzten Untersuchung ein blassrother Fleck übrig war. Von dieser vielleicht nur scheinbaren Ausnahme abgesehen, wird immer nur eine einfache weisse Atrophie der Papille meist mit gleichmässig enorm verengten, öfters auch in weisse Stränge umgewandelten Gefässen sichtbar. Nach mehreren ziemlich gut übereinstimmenden anatomischen Befunden befällt die Atrophie, die sich auf die nervösen Bestandtheile zu beschränken scheint, denen gegenüber das Stützgewebe

[1] *Archiv für Augenheilkunde.* 1. Bd. 1. Abth. 1869. S. 33.

scheinbar zunehmen kann, die Nervenfaser- und Ganglienzellenschicht, zum Theil auch die inneren Körner, während sie die äusseren Schichten ganz verschont. Sonstige Veränderungen, wie z. B. Verwachsungen zwischen Netzhaut und Aderhaut oder überhaupt eine Betheiligung der letzteren wurden nur in complicirten Fällen angetroffen und haben schwerlich mit der reinen Embolie der Centralarterie etwas zu thun. Dagegen kann noch lange Zeit nach einer uncomplicirten blanden Embolie Oedem der inneren Schichten bestehen; selbst in HIRSCHBERG's Fall Nr. 6 mit Atrophie der Netzhaut war noch fast ein halbes Jahr nach der Embolie ein mächtiges Oedem der Zwischenkörnerschicht vorhanden, wenigstens in der Nähe der Papille, aus welcher Gegend das abgebildete Präparat stammt. Dann handelt es sich aber nicht mehr um die ophthalmoskopisch sichtbaren Vorgänge des Anfangsstadiums, sondern nur um bleibende Ueberreste derselben, die die Durchsichtigkeit der Netzhaut kaum beeinträchtigen, um Uebergänge zur cystoiden Degeneration. — Natürlich beschränkt sich die Atrophie nicht auf den intraocularen Abschnitt des Sehnerven, sondern überschreitet bald die Siebplatte, wie es scheint, zunächst in der Form einer einfachen grauen Degeneration, die schliesslich mit totaler Atrophie endigt. So war sie einmal 2 Monate nach der Embolie am Nervenstamm schon makroskopisch zweifellos zu erkennen. Ja sie scheint sogar sehr schnell aufzusteigen; denn einmal hatte sie sich sicher bereits innerhalb der ersten 3 Monate bis zum Chiasma ausgebreitet und in gleicher Ausdehnung wurde sie in einem anderen Falle bei der 4 Monate nach der Embolie vorgenommenen Section constatirt. Auffällig ist hiernach die Angabe SCHMIDT's, dass in seinem allerdings complicirten Falle 10 Monate nach der Embolie bei Atrophie der Papille etc. nur ein kleiner Theil des Opticusquerschnittes atrophisch war; ausserdem hing diese partielle Atrophie wohl nur von der gleichzeitigen Embolie der kleinen Begleitarterie im centralen Bindegewebsstrange ab, die bereits mehrmals erwähnt wurde.

Wie bald im ophthalmoskopischen Bild die Atrophie der Papille eintritt, ist meist wegen von vornherein bestehender Ischämie oder Trübung des Sehnerven nicht zu beurtheilen. Mehrmals aber konnte festgestellt werden, dass die Sehnervenscheibe nach 2 oder 3 Wochen blass wurde, ohne dass darin nur der Ausdruck einer erneuten Abnahme der allgemeinen Netzhautcirculation zu erblicken war. Nach Astembolie bleibt selbstverständlich ein Theil der Papille unversehrt, bis auf gewisse scheinbare Ausnahmen, in denen Anfangs eine Stammembolie vorlag; bisweilen scheint hier wegen der angeblich guten Function der erhaltenen Gesichtsfeldpartie die Blässe des zugehörigen Papillenabschnittes auf einer die Nervenfasern nicht schädigenden Veränderung des Papillengewebes zu beruhen, eine Annahme, die auch auf solche Fälle von Stammembolie Anwendung findet, in denen trotz nahezu vollkommener Herstellung die Papille stark atrophisch aussieht. Auffallenderweise wurde andererseits wiederholt trotz eines absoluten Gesichtsfelddefectes von nicht geringer Grösse eine sichtbare partielle Verfärbung der Papille selbst noch nach 3—6 Monaten ganz vermisst.

Complicationen. Andersartige Abnormitäten des Augenhintergrundes als die beschriebenen kommen nach Embolie der Centralarterie sehr selten vor. In einem Fall (Schmidt), wo die Embolie nicht ganz bland war, sondern zu Iridochorioiditis führte, fanden sich nach deren Heilung mehrfache, eben durch diese Complication hervorgerufene Unregelmässigkeiten, Pigmentverschiebungen u. s. w. In Fall II von Stellwag entwickelte sich während der Rückbildung der Netzhauttrübung um die Papille herum ein breiter heller Saum mit unregelmässigem bräunlichem Rand; später zeigte sich die völlig atrophische Papille von einem hellweissen, sehnig glänzenden, am Rand pigmentirten Ring umgeben. Derselbe war vielleicht durch Atrophie der den Sehnerven umfassenden Aderhautzone entstanden. Ein directer Zusammenhang mit der Embolie ist nicht ersichtlich, wenn auch zu construiren. Es sind ferner einzelne Pigmentflecken, einmal zwei kleine runde schwarze Punkte in der Nähe der Papille, einmal ähnliche Fleckchen in der Peripherie auf einzelnen Venen (?), dreimal eine grössere Zahl bräunlicher Stippchen in der Macul. lut. beobachtet worden. Nach den Krankengeschichten lässt sich nicht entscheiden, ob es sich überhaupt um pathologische Zustände, etwa um Betheiligung der Aderhaut oder um Ueberreste von Blutungen, wie man angenommen hat, handelt, und über die Pigmentirung der Retina, die Poulet Wells[1] 1887 in der Ophth. Soc. of the United Kingdom demonstrirt hat, ist mir nichts Näheres bekannt. An sich hat absolute Netzhautanämie keine Pigmentverschiebungen zur Folge.[2] Sodann wurde einmal in einem Auge, das früher durch Embolie der Centralarterie erblindet war, eine ausgedehnte Netzhautablösung angetroffen — wohl nur zufällig, da eben nur einmal. Endlich sei hier noch bemerkt, dass blande Embolie der Centralarterie niemals zu Trübungen der brechenden Medien, insbesondere der Linse geführt zu haben scheint. Wenn in einigen Fällen eine Cataract vorgefunden wurde, so handelte es sich nur um ein zufälliges, keineswegs häufiges Zusammentreffen; das Embolieauge war auch nicht allein oder vorzugsweise erkrankt. Andererseits wurde eine nicht

[1] Nach *Centralblatt für praktische Augenheilkunde.* XI. 1887. S. 392, und *Archiv für Augenheilkunde.* 20. S. 221.

[2] Vergl. Uhthoff, *Archiv für Psychiatrie.* 21. S. 313.

geringe Zahl von Fällen lange Zeit beobachtet, ohne dass sich irgendwelche Veränderungen der Linse ausbildeten. Nun stellt sich ja gewöhnlich bald einige Circulation nach der Embolie wieder her. Aber von längerer Dauer und höheren Grades als hier ist die Anämie der Netzhaut gewiss auch nicht bei den andersartigen Erkrankungen (z. B. Neuroretinitis bei Meningitis), auf die sich die Annahme stützt, nach welcher die Gefässe der Netzhaut, besonders die der Peripherie, eine grosse Rolle für die Ernährung der Linse spielen. Wenn einmal, z. B. bei jugendlichen Patienten im Anschluss an blande Embolie Trübungen auftreten sollten, so dürfte man vielleicht mehr an eine über die Netzhaut hinausreichende Anämie, an Embolie von Ciliargefässen oder an Verstopfung der Ophthalmica u. s. w. denken.

### 2. Nebensymptome.

Der Grund der mannigfachen Veränderungen des Augenhintergrundes, die wir kennen gelernt haben, ist die Behinderung des arteriellen Blutzuflusses zur Netzhaut bei freiem venösen Abfluss. Dieses Hauptsymptom gestattet, als Ursache der einseitigen Kreislaufstörung, wenn man von Gefässkrampf, von Traumen u. s. w. ganz absieht, mit grosser Wahrscheinlichkeit eine Verstopfung der Centralarterie anzunehmen. Zur Diagnose einer Embolie ist es noch nöthig, einerseits die Möglichkeit einer Thrombose auszuschliessen, also, soweit es sich um objective Symptome handelt, festzustellen, dass nicht eine primäre oder eine an irgend welche Vorgänge in der Nachbarschaft sich anschliessende Erkrankung der Centralarterie vorliegt, andererseits die Ursache der Embolie, eine Quelle des Pfropfes nachzuweisen. Häufig findet sich ein Herzleiden, namentlich ein Klappenfehler, oder auch eine frische Endocarditis, beides zusammen unter den 129 Fällen, in welchen mir bestimmte Angaben über das Verhalten des Circulationsapparates zu Gebote stehen, 80 mal, d. h. in 62 %, seltener, in 8 Fällen, nur allgemeine Arteriosklerose. In meinem Falle war vielleicht eine luetische Gefässentartung und zwar an den grossen Gefässen der Schädelbasis zu beschuldigen. Dieselbe verursachte jene Schwindelanfälle, die nach der antiluetischen Behandlung wegblieben; sie führte weiterhin zu einer Thrombusbildung in der (rechten) Carot. int., die häufig und frühzeitig den Sitz des Gefässleidens bildet, und daher stammte der Embolus. Einmal wurde ein Aneurysma der Aort. ascend., in einem anderen Fall ein Aneurysma der Carot. comm. dextr. mit ausgedehnter Thrombose constatirt. In 91 Fällen oder 70,5 % war sonach eine Erkrankung des Herzens oder der Gefässe vorhanden, während nur bei 38, also in 29,5 % nichts davon aufgefunden werden konnte. Aber ausserdem bietet mindestens die Hälfte der übrigen mir bekannten Fälle Symptome dar, welche die Existenz eines zur Zeit der Untersuchung gerade nicht erkennbaren Herzleidens oder überhaupt eine gelegentliche Thrombusbildung im Herzen möglich erscheinen lassen. So ist der Embolie öfters, wenigstens sechsmal, acuter Gelenkrheumatismus vorausgegangen. In 4 Fällen bestand Chorea und zwar je einmal neben einem Herzleiden und neben Gelenkrheumatismus, zweimal aber anscheinend uncomplicirt. Freilich lässt sich nicht mit Sicherheit behaupten, dass es sich in SWANZY's Fall[1] von linksseitiger Erblindung eines sonst gesunden 10jährigen Mädchens mit angeblich gleichzeitig einsetzender Chorea wirklich um eine Embolie der Centralarterie handelte, wenn auch 14 Tage nach der Erkrankung der Augenhintergrund entsprechende Veränderungen zeigte; nach einer Reihe von Wochen hob sich das Sehvermögen mehr und mehr, die Chorea hörte auf und es blieb nur ein Defect in der unteren Gesichtsfeldhälfte zurück, welchem wohl der Arterienzweig (Temp. sup.?) entsprach, der längere Zeit blutleer war. Und ebenso verhält es sich mit der Beobachtung LEBER's[2] bei einem 8 Jahre alten, seit mehreren Jahren an Chorea leidenden Mädchen; hier schien die einseitige Erblindung vor einigen Monaten ziemlich rasch aufgetreten zu sein und es fand sich Sehnervenatrophie mit sehr engen Arterien; am Herzen war der zweite Aortenton verstärkt. Waren dies wirklich Embolien, so wäre wohl die Chorea insofern von Bedeutung, als sie ähnlich wie der acute Gelenkrheumatismus in Zusammenhang mit einer (zufällig nicht nachweisbaren) Endocarditis steht. In anderen Fällen, 2—3 mal, wird von Herzklopfen ohne Veränderungen am Herzen berichtet. Zweimal lag hochgradige Anämie mit „anämischen“ Herzgeräuschen vor. Auch in den (10?) Fällen von Embolie der Centralarterie bei Morb. Bright. kann man, um einen Zusammenhang herzustellen, allenfalls darauf hinweisen, dass das Herz oft in Mitleidenschaft gezogen wird, und es wurde wiederholt wenigstens eine Herzhypertrophie nachgewiesen; allein hier wäre eine Nachprüfung der einzelnen Beobachtungen um so nothwendiger, als es sich ja vielleicht nur um Thrombose der Netzhautgefässe handelt. Fällt die Entstehung des Augenleidens in die Zeit der Gravidität oder des Puerperiums, so wird das Zwischenglied durch die Recrudescenz einer alten Endocarditis gebildet, zu der beidemal eine grössere Neigung zu bestehen scheint. Besondere Erwähnung verdient, dass in einem Fall von puerperaler Septicämie, welche in Genesung endigte, am 4. Tag der Erkrankung, 8 Tage nach der Geburt eine blande Embolie einer Centralarterie mit dauernder Erblindung des Auges erfolgte. Dagegen

[1] *Ophth. Hosp. Rep.* VIII. 2. 1875. S. 181; nach NAGEL's *Ber.* 1875. S. 363, und SCHMIDT's *Jahrb.* 171. S. 70.

[2] GRÄFE-SÄMISCH. V. S. 870.

ist mir unverständlich, wie in WALTER's Fall[1] die Embolie als Complication einer Phlegmasia alba dolens aufgeführt werden kann. Erstere erfolgte am vierten Tage nach der Entbindung, letztere begann erst 14 Tage nach derselben. Mit Anomalien der Menstruation lässt sich die Embolie gar nicht in Verbindung bringen; sie fand einmal an demselben Tag, an welchem ohne alle Beschwerden die Menses eingetreten waren, und einmal am 2. Tag statt, ferner zweimal zu einer Zeit, wo die Periode vergebens erwartet wurde; die letztere verzögerte sich aber in dem einen Fall nur um 1—2 Tage, in dem anderen um 8 Tage, war jedoch auch sonst nicht regelmässig. Wenn ferner die Embolie in der Reconvalescenz nach Pneumonie, nach Scharlach oder bei anderen fieberhaften Erkrankungen erfolgte, so wurde wohl zum Theil durch die Schwäche, zum Theil durch frische oder erneute endocarditische Processe, worauf einzelnes hindeutet, Gelegenheit zu Thrombose im Herzen und damit eine Embolusquelle geschaffen. Endlich sind noch einige Fälle anzuführen, in denen es nicht gut denkbar ist, dass der Anlass zur Embolie von den allein nachweisbaren unbedeutenden Körpererkrankungen ausging. Einmal entwickelte sich 10 Tage vor der Embolieerblindung des rechten Auges eine Parulis am rechten oberen Backzahn. In einem zweiten Fall wird von einer Caries der gleichseitigen mittleren Nasenmuschel berichtet. Ein anderer sonst gesunder jugendlicher Patient hatte an einer Angina phlegmon. gelitten, die 8 Tage vor dem Eintritt der Embolie incidirt wurde. Und bei einer Astembolie, die freilich nicht zweifellos zu sein scheint, bestand eine Fistula ani.

Zu den Nebensymptomen gehören weiterhin die Erscheinungen, welche auf Embolie anderer Arteriengebiete zu beziehen sind und die nicht selten — nach meiner Zählung in 18—20 Fällen — bald mit, bald ohne nachweisbare Herzaffection beobachtet wurden. Meist sind es mehr oder weniger vollständige Hemiplegien, die der Augenaffection zum Theil vorausgingen, zum Theil nachfolgten, in 4 Fällen aber gleichzeitig mit der Erblindung einsetzten; bemerkenswerth ist, dass öfters sämmtliche Lähmungserscheinungen ganz rasch wieder verschwanden. Einzelne Fälle könnten den Verdacht erwecken, dass ähnlich wie in MICHEL's Beobachtung nur eine Carotisverstopfung vorlag, während diese in den übrigen theils nachweislich ausgeschlossen, theils ganz unwahrscheinlich ist; von jenen Beispielen wurden mehrere bereits besprochen und die anderen finden unten noch Erwähnung. In einem Fall von frischer Endocarditis

[1] *Manchester Med. Soc.* 1881. — *Brit. med. Journ.* 1881. April 2; nach *Centralblatt für praktische Augenheilkunde.* V. 1881. S. 230. 588, und *Archiv für Augenheilkunde.* 11. S. 133. „LUND's" Fall ist derselbe. Bei COHN, *Uterus u. Auge.* S. 164, wird er fälschlich NAGEL zugeschrieben.

erfolgten angeblich in den Tagen der Centralarterienembolie zahlreiche Embolien in die Haut, den Darm u. s. w.; in einem zweiten traten 3 Wochen vorher kurzdauernde Erscheinungen einer Embolie im rechten Arm auf, die nur eine auffallende Differenz im Füllungsgrad und in der Pulsation der beiden Radialarterien zurückliess. Es ist wohl nicht zulässig, die vorhin erwähnten Choreafälle an dieser Stelle anzureihen, da die Emboliatheorie der Chorea auf recht schwachen Füssen zu stehen scheint. Dagegen möchte ich hier noch darauf hinweisen, dass auch der anatomische Befund von Embolien anderer Organe gelegentlich als Nebensymptom nicht ohne Bedeutung ist. So fanden sich in dem Falle Hirschberg's, in welchem die Centralarterie, soweit sie untersucht wurde, keinen Pfropf enthielt, in der Milz Veränderungen, die wohl als Spuren alter Embolien aufzufassen sind. Ist dies aber richtig, so wird auch die Annahme einer Embolie der Centralis, an der wir schon aus anderen Gründen festhalten durften, wahrscheinlicher. In diesem Falle war zwar ausserdem ein Herzfehler vorhanden. Dass aber hier und überall, wo der Nachweis einer Embolusquelle mit mehr oder weniger Sicherheit geführt werden konnte, trotzdem die Netzhautanämie nicht von Embolie abzuhängen braucht, bedarf keiner besonderen Betonung. Weder Sehnervenblutung, noch Thrombose der Centralarterie wird schon dadurch allein in den Fällen einseitiger Ischämieerblindung ausgeschlossen. Und selbst die Hemiplegien sind an sich für die Diagnose der Embolie (im Gegensatz zu Blutungen u. s. w.) nur mit Vorsicht zu verwerthen, am wenigsten die, welche nicht rasch wieder verschwanden und die, welche nicht gleichzeitig mit der Erblindung einsetzten. Gleichwohl sind die geschilderten Nebensymptome von hohem Werth, namentlich in Verbindung mit den sonstigen Erscheinungen.

Von diesem Gesichtspunkte aus berühre ich an dieser Stelle noch die Frage nach dem Lebensalter und dem Geschlecht unserer Emboliepatienten; beides, Alter wie Geschlecht, steht vermuthlich in naher Beziehung zu den Nebensymptomen, als prädisponirendes Moment.

Das Kindesalter ist unter den Fällen von blander Embolie der Centralarterie, die hier ausschliesslich berücksichtigt wird, wenn überhaupt, nur zwei Mal vertreten, in den beiden vorhin beschriebenen Choreafällen, in denen die Diagnose der Embolie nicht zweifellos war. Lassen wir diese ausser Rechnung, so standen die jüngsten Patienten im 16. Lebensjahre. Die absolute Zahl der Erkrankungen ist aber sofort eine sehr hohe und bleibt nach der beigegebenen Tabelle über 148 Fälle mit mir bekannten Angaben über das Alter bis zum 30. Jahre ungefähr dieselbe. Später sinkt sie wieder, namentlich in den vierziger Jahren, wo noch nicht einmal halbsoviel Embolien als im dritten Decennium beobachtet wurden. Dann steigt sie aber noch einmal, besonders um das 60. Jahr herum, ohne jedoch die ursprüngliche Höhe ganz zu erreichen. In noch höherem Alter nimmt sie schliesslich stark ab.

| Im Alter von | Zahl der Patienten | Geschlecht männlich | weiblich | mir nicht bekannt |
|---|---|---|---|---|
| 15 bis mit 20 Jahren | 20 | 2 | 18 | — |
| 21 „ „ 30 „ | 36 | 19 | 17 | — |
| 31 „ „ 40 „ | 24 | 14 | 10 | — |
| 41 „ „ 50 „ | 14 | 6 | 6 | 2 |
| 51 „ „ 60 „ | 33 | 22 | 10 | 1 |
| 61 „ „ 70 „ | 14 | 8 | 6 | — |
| 71 „ „ 80 „ | 7 | 5 | 2 | — |
| | 148 | 76 | 69 | 3 |

Die Tabelle lehrt ferner, dass im Alter von 15 bis 20 Jahren die Erkrankungen beim weiblichen Geschlecht ganz auffallend überwiegen, während sonst durchweg mehr Männer als Frauen von der Embolie befallen werden und im Ganzen von 153 Patienten 80 dem männlichen und 73 dem weiblichen Geschlecht angehören. Auf 18 oder 20 weibliche Patienten der ersten beiden Jahrzehnte kommen nur zwei männliche. Bei der beträchtlichen Höhe des Häufigkeitsunterschiedes wird es nicht leicht, nur an Zufall zu glauben. Allein die Gesammtsumme der hier verwertheten Fälle ist doch nicht bedeutend. Ob sodann für Embolie anderer Organe ähnliche Häufigkeitsverhältnisse zutreffen, ist mir nicht bekannt, dürfte jedoch auch ziemlich geringen Werth haben. Was ferner die Quellen der Embolie betrifft, so scheinen zwar im Gegensatz zu den Aortenklappenfehlern die Mitralfehler, die überhaupt häufiger und für die Entstehung der Embolie weit wichtiger sind, vorzugsweise beim weiblichen Geschlecht und im jugendlichen Alter, etwa vom 10. bis 30. Jahr, zur Entwickelung zu kommen und gerade in der Entstehungszeit würden sie wohl leichter zu Embolien führen als nach Ablauf der endocarditischen Processe. Wenn dem gegenüber für Hirnembolie mehr die chronische Endocarditis (oder frische Exacerbationen derselben?) bedeutungsvoll zu sein scheint, so muss man bedenken, dass es sich da um viel grössere Arterien handelt und dass die winzigen Pfröpfe der engen Art. centr. ret. wohl eine andere Ursache haben könnten, da wir ja sehen, wie z. B. die Endocard. acut. ulcer. vorzugsweise Capillarembolien liefert. Hiermit wäre vielleicht ein weiteres auffallendes Ergebniss der Statistik in Zusammenhang zu bringen, dass nämlich die Astembolien, also die kleinsten Pfröpfe, in der Jugend und vornehmlich wieder beim weiblichen Geschlecht nicht nur absolut, sondern auch relativ bei weitem überwiegen. Denn es finden sich, soweit mir Alter und Geschlecht genau bekannt sind:

| im Alter von | Astembolien unter den männlichen Patienten | Astembolien unter den weiblichen Patienten |
|---|---|---|
| 15—30 Jahren | 5 auf 21 = 1 : 4·2 | 17 auf 35 = 1 : 2·06 |
| 31—79 „ | 8 „ 55 = 1 : 6·9 | 6 „ 34 = 1 : 5.7 |
| | 13 auf 76 = 1 : 5·8 | 23 auf 69 = 1 : 3·0 |

Zwischen dem zweiten und dritten Jahrzehnt besteht kein merklicher Unterschied, wenigstens beim weiblichen Geschlecht. — Allein erstens sind die Angaben über die Frequenz der Herzerkrankungen, die ausserdem keine so bedeutenden Differenzen erkennen lassen wie unsere Emboliestatistik, selbst noch nicht sicher gestellt und zweitens sind nachweisbare Herzfehler unter den jugendlichen Emboliepatientinnen durchaus nicht häufiger, im Gegentheil in etwas geringerem Verhältniss wie bei den älteren oder beim männlichen Geschlecht vertreten. — Wichtiger noch erscheint auf den ersten Blick eine Bemerkung Sattler's[1] über den idiopathischen pulsirenden Exophthalmus. Das weibliche Geschlecht war unter 29 Fällen 23 Mal betheiligt, während es von vier unter den sechs Fällen bei Männern nicht einmal sicher ist, ob sie mitzuzählen sind; danach scheint das weibliche Geschlecht eine überraschende Disposition zu pathologischen Zuständen der Carot. int. im Canal. carot. und Sin. cavern. zu zeigen. Wenn dies so allgemein ausgedrückt richtig wäre, wenn insbesondere eine gleiche Neigung zu Thrombusbildungen an diesen Stellen existirte, so könnte es sich wohl in der Häufigkeit der Centralarterienembolie bei beiden Geschlechtern ausprägen. Indessen ist, von allem anderen abgesehen, bei dem pulsirenden Exophthalmus das jugendliche Alter keineswegs bevorzugt, überhaupt das Lebensalter ohne deutlichen Einfluss. — Wollte man ferner die Ursache der fraglichen Erscheinung in sexuellen Vorgängen suchen, so steht dem einerseits der Nachweis entgegen, dass sich die Embolie ausser allem Zusammenhang mit der Menstruation zu befinden scheint, andererseits fallen Gravidität und Puerperium, die beide nicht ohne Bedeutung für die Embolie sein dürften, hier gar nicht in's Gewicht, da die betreffenden Emboliepatientinnen, überhaupt nicht zahlreich, sämmtlich mit Ausnahme einer einzigen das 20. Jahr bereits überschritten hatten. — Auch verbietet meiner Meinung nach eine Durchsicht der einzelnen Krankengeschichten, zu sagen, dass man mit der Diagnose der Embolie hier etwa freigebiger verfahren sei als anderwärts. Es ist z. B. der Embolie-ähnliche Fall Becker's, den Nagel[2] mittheilt und der ein 17jähriges Mädchen betrifft, wegen der „guten

[1] Gräfe-Sämisch. VI. S. 765. 767.

Nagel, *Behandlung der Amaurosen und Amblyopien mit Strychnin.* 1871. S. 89.

Füllung“ der Netzhautvenen nicht mitgezählt. Worauf also die ausserordentliche Häufung der Embolien beim weiblichen Geschlecht in der Jugend beruht, wenn sie nicht zufällig ist, lässt sich zunächst nicht sicher feststellen. Dagegen ist es wohl viel weniger zweifelhaft, dass sich im Uebrigen in der Anzahl der Embolien, die auf die einzelnen Decennien entfallen, nur das Häufigkeitsverhältniss ausdrückt, in welchem der Circulationsapparat während der verschiedenen Lebensperioden wahrscheinlich in einer zu Embolie Anlass gebenden Form erkrankt. Die Differentialdiagnose wird hierdurch gelegentlich insofern gefördert, als z. B. die allgemeinen Gefässerkrankungen, an denen die Art. centr. ret. Theil nehmen kann und die eine Thrombose derselben ermöglichen, viel weniger dem jugendlichen Alter als dem höheren zukommen.

Fehlen nun Nebensymptome, welche die Diagnose einer Embolie zu stützen geeignet sind, so ist unter den objectiven Symptomen, die wir bisher besprochen haben, die Sichtbarkeit eines Pfropfes innerhalb einer gesunden Arterie, die keinen Grund zu autochthoner Thrombose geben konnte, von entscheidender Bedeutung. Diese Sicherheit der Diagnose wird aber nur in einem Theil der Fälle erreicht. Zu weiterer Aufklärung dienen dann oft noch in manchen Beziehungen die subjectiven Symptome. Darüber im Folgenden Näheres.

### 3. Subjective Symptome.

Die (vorausgehenden) flüchtigen Sehstörungen. Bei Embolie der Art. centr. ret. muss die Erblindung plötzlich auftreten, da es sich „gleichsam um ein Trauma“ handelt, dessen ursächliche Bedingungen ausserhalb des Auges liegen. Es gehen jedoch nicht selten schon Erscheinungen von Seiten der Sehorgane voraus, welche zwar nicht eigentliche Vorläufer darstellen, die aber in naher Beziehung zur Embolie stehen.

Zuweilen kommt es vor, dass die Emboliekranken ähnlich wie in meinem Fall seit kürzerer oder längerer Frist zeitweilig über Flimmern und Schwarzwerden vor den Augen, meist in Verbindung mit Schwindelgefühl oder Ohnmachtsanwandlungen oder Kopfschmerzen, klagen. Diese Symptome hängen mit der Embolie insofern zusammen, als sie von einer allgemeinen Kreislaufstörung herrühren, die durch eine Erkrankung des Herzens oder der Gefässe, also durch das Grundleiden, welches die Quelle des Embolus abgiebt, bedingt ist.

Wichtiger sind die flüchtigen Erblindungen, die in der Vorgeschichte der Emboliekranken häufig erwähnt werden. In erster Linie sind die Fälle zu nennen, welche vor allen anderen geeignet erscheinen, das Wesen dieses Symptomes zu veranschaulichen, die Fälle, welche als Embolie eines

Astes der Centralarterie zur Beobachtung kommen, in denen sich jedoch die Erblindung ursprünglich auf das ganze Gesichtsfeld erstreckte, um in einem Theil desselben rasch, schon nach wenigen Minuten oder nach Stunden, wieder zu verschwinden. Unter den 45 Fällen von Astembolie, die ich kenne, war 20 mal Anfangs die Erblindung eine vollständige, während höchstens 5 mal gleich von vornherein bloss der Ausfall eines Theiles des Gesichtsfeldes bemerkt wurde; in den übrigen Fällen habe ich keine bestimmten Angaben über diesen Punkt gefunden, der grössere Theil dürfte aber zu der zweiten Gruppe gehören. Für diese Art der transitorischen Amaurose hat man nicht nöthig, an räthselhafte Vorgänge, wie sie z. B. die sonst mehrfach ähnliche Embolie cerebraler Arterien als eigentliche Apoplexie, als étonnement cérébral begleiten, zu denken, sondern es ist wohl zweifellos, dass hier zuerst ein Pfropf die gesammte Blutzufuhr zur Netzhaut abschnitt und so die ganze Ausbreitung des Sehnerven ausser Thätigkeit setzte. Er sass wahrscheinlich in dem Stamm der Centralarterie, vor ihrer Theilung in die beiden Hauptäste. Er war aber so weich, dass er sich durch den Druck der auf ihm lastenden Blutsäule unter Aenderung seiner Form aus der weiteren Gefässlichtung in eine engere, in einen Ast fortdrängen liess, wodurch sich dem Blut der Zutritt zu den anderen Netzhautarterien wieder öffnete. Auch bei grösserer Härte ist eine solche Wanderung des Pfropfes mit gleichzeitiger Ausdehnung des Gefässes, wie sie ophthalmoskopisch und anatomisch beobachtet wurde, wenn auch in beschränktem Maasse, möglich. Der Pfropf müsste jedoch schon eine besondere Form haben, wenn er erst den Stamm der Centralarterie ausfüllen und dann durch blosse Drehungen in eine so günstige Lage kommen soll, dass er weiter gleiten kann, bis er schliesslich in einem Aste stecken bleibt. Leichter kann man sich vorstellen, wie ein weicher Pfropf zerrissen und zerbröckelt wurde und wie der so verkleinerte Embolus dann in eine dünnere Netzhautarterie hineinfuhr und sich dort festsetzte, während die abgelösten Trümmer weggeschwemmt wurden, anscheinend ohne weiteren Schaden anzurichten. Vielleicht befand er sich Anfangs grade an der Stelle, wo sich die Centralarterie theilt, und ragte mit seinen Enden in die beiden Hauptäste hinein; das eine Ende trennte sich aber ab und zerfiel in kleine bedeutungslose Bruchstücke, der übrige Theil des Pfropfes dagegen verhinderte auch fernerhin die Versorgung eines Netzhautabschnittes mit Blut. Beispiele für diese verschiedenen, sehr häufig vorkommenden Wandelungen und Wanderungen der Emboli brauche ich nicht von neuem aufzuzählen; schon mein eigner Fall ist in dieser Beziehung sehr lehrreich.

Ganz ähnliche Vorgänge sind es nun, welche der folgenden Gruppe von prodromalen flüchtigen Erblindungen zu Grunde liegen. In etwa

14 Fällen[1] von Embolie einer Centralarterie wird berichtet, dass das Auge bereits früher einmal oder selten zu wiederholten Malen, ausnahmsweise auch mehrmals kurz hinter einander plötzlich auf kurze Zeit, auf wenige Minuten oder Stunden erblindete. Der Zwischenraum zwischen einem solchen Anfall und der beobachteten Embolie dauerte zuweilen nur einige Stunden, sonst aber viel länger, Wochen oder Monate oder Jahre, einmal sogar 23 Jahre. Auch diese Erblindungsanfälle beruhen auf Embolie, der Pfropf wurde aber immer sehr bald wieder ganz beseitigt, und die nun vorliegende Embolie entstand durch einen zweiten Pfropf. Obwohl sich diese Annahme nicht streng beweisen lässt, so hat sie doch viel Wahrscheinliches. Zunächst lehrt die neue Augenerkrankung, dass es nicht an einer Quelle für einen Embolus fehlt. Ferner beginnt die Erblindung ganz in derselben Art, wie wir es bald bei wirklicher Embolie näher kennen lernen werden. Vor allem aber giebt es klinische, speciell ophthalmoskopische, aus dem Abschnitt über die sichtbaren Emboli bereits bekannte Beobachtungen, welche das Vorkommen flüchtiger Embolien völlig ausser Zweifel stellen. Was sind denn jene Anfälle anderes als, um nur ein Beispiel anzuführen, die nur wenige Stunden andauernde Embolieerblindung meiner Patientin? Der Unterschied beschränkt sich doch darauf, dass in den Anfällen der Pfropf leicht und schnell aus dem Wege geräumt wurde, während er in anderen Fällen, wie in meinem eignen, so lange, dass er eine Untersuchung veranlasste und so direct gesehen werden konnte, an Ort und Stelle verblieb und dann erst spontan oder nach therapeutischen Eingriffen, zum Theil auch zu spät, um noch eine Heilung zu ermöglichen, wieder verschwand. Der Pfropf wird dabei nicht immer vollkommen aufgelöst und unschädlich gemacht; das ersehen wir schon aus dem nicht seltenen Uebergang von Stammembolien in Astembolien; die ersteren sind in diesem Sinne ohne Zwang den flüchtigen Anfällen an die Seite zu stellen. Doch lässt die Zertrümmerung des Pfropfes noch andere Spuren zurück, von denen später die Rede sein wird; die Annahme, dass die Function der Netzhaut immer wieder ganz normal wurde, gründet sich ja nur auf die Selbstbeobachtung der Patienten. Allerdings kann der Anfall, nach Hirschberg's geheilter Embolie, Nr. 16, zu urtheilen, sicher auch ohne erkennbaren Nachtheil vorübergehen; und selbst wenn nachweislich das eine oder andere Bruchstück des ursprünglichen Pfropfes in einem Zweig der Centralarterie stecken bleibt, so braucht daraus noch keine merkliche Schädigung des Sehvermögens zu folgen, wofür wir in Schnabel's Fall II, rechtes Auge, ein hinreichend sicheres Beispiel besitzen. — Mauthner[2] hatte einmal Gelegenheit, während einer

[1] Fälle wie der von Hoffmann sind natürlich auch hier nicht mitgezählt.

[2] Vergl. S. 59. 143.

transitorischen Erblindung eines Auges hochgradige Blutarmuth der Netzhautarterien zu constatiren, welche vielleicht von einer Embolie abhing. Dass die Centralarterie wieder frei wurde, erklärt er auf folgende Weise: Der Pfropf sass in der Art. ophthalm. an der Stelle, wo die Centralarterie entspringt, und verstopfte letztere eine Zeit lang vollständig dadurch, dass er sich mit dem einen Ende in ihren Anfangstheil hineinlegte; dann aber wurde er durch die Einwirkung des Blutstromes auf das andere Ende wieder aus der Centralarterie herausgezerrt und in der Ophthalm. weiter fortgetragen. Für diesen Fall ist aus später zu erörternden Gründen ein derartiger Vorgang denkbar. Häufiger wird die Centralarterie durch Zerfall des Pfropfes wieder durchgängig. Allein es ist auch die Möglichkeit nicht ausser Acht zu lassen, dass der Embolus, der den Anfall verschuldet, gar nicht in der Centralarterie selbst, sondern weiter rückwärts in der Art. ophth. seinen Sitz hat. Die Netzhautcirculation stellt sich dann entweder ebenfalls in Folge der geschilderten Wandelungen des Pfropfes wieder her oder einfach unter Vermittelung eines Collateralkreislaufes, zu welchem die vorhandenen Anastomosen wohl immer Gelegenheit bieten sollten; und noch mehr würde dies von einem Carotisverschluss gelten. Auch die Verstopfung einiger hinterer Ciliararterien könnte vielleicht eine plötzliche Sehstörung, freilich anderer Art als die Embolien von Netzhautgefässen, verursachen, die erst mit dem völligen Ausgleich der Kreislaufbehinderung in der Aderhaut rückgängig wird.

Sonach sind diese prodromalen kurzdauernden Erblindungen eines Auges vermuthlich in der Regel als flüchtige Embolien zu betrachten. Diese Deutung lässt sich aber ebenso auf die Fälle anwenden, wo der beobachteten Embolie ein transitorischer Erblindungsanfall am anderen Auge vorausging (einmal) oder erst nachfolgte (drei Fälle). Es kann ein Embolus bald in die eine, bald in die andere Centralarterie gelangen, wenn nur die Quelle der Pfröpfe nicht eine periphere, einseitige ist. Und so wurden ausser den 4 nur aus der Anamnese bekannten Anfällen noch 4—5 mal nachweislich beide Augen nach einander von Embolie der Centralarterie betroffen.[1] Zum Glück war jedoch auch hier (ein Patient[2]

[1] Adams demonstrirte in der Ophth. Soc. of the United Kingdom 1883, 8. März, nach *Centralblatt für prakt. Augenheilkunde.* VII. S. 123 Zeichnungen des Augenhintergrundes von einem 61jährigen Manne, der 1871 auf dem rechten Auge, 1881 auf dem linken angeblich durch Embolie erblindete. Doch waren deutliche Spuren alter Neuroretinitis und scharf begrenzte Flecke von Chorioretinitis im Centrum vorhanden, so dass die Entstehung des Leidens durch Embolie der Centralarterie durchaus unwahrscheinlich ist, selbst wenn ganz im Anfang ein der Embolie ähnliches Bild beobachtet worden wäre.

[2] *Amer. Journ. of med. sc.* 1874. Jan. Nr. 133. S. 126 (Olaf Page); nach Nagel's *Ber.* 1874. S. 392.

starb 4 Tage nach der zweiten Embolie, kommt also nicht weiter in Betracht) die Amaurose des zweiten Auges zufällig keine dauernd vollständige, sondern sie wich, wenn sie auch zum Theil nicht geringe Störungen zurückliess, immer mit der Zeit einem ziemlich hohen Sehvermögen, so dass kein Patient wirklich blind wurde; und zwar wurde das zweite Auge einmal allmählich fast ganz normal, einmal wurde $S = {}^{20}/_{30}$ und einmal $= {}^{1}/_{2}$, aber zugleich blieb in beiden Fällen ein kleiner Gesichtsfelddefect bestehen, einmal war ein Sector des Gesichtsfeldes ausgefallen und dabei $Sc = {}^{5}/_{15}$. Der Zwischenraum zwischen den beiden Embolien schwankte von 5 Tagen bis zu 10 Jahren. Hiernach scheint übrigens die sich wiederholende Embolie doch etwas häufiger ein und dasselbe Auge zu befallen als beide abwechselnd; ersteres war nach den mir zu Gebote stehenden Zahlen 14 mal, letzteres 8—9 mal der Fall. Eine nicht individuelle, sondern allgemeine Bevorzugung der einen Seite, wie sie z. B. für das linke Carotisgebiet existiren soll, kann ich aber bei den Embolien der Art. centr. ret. nicht erkennen. Denn es stehen, soweit ich genaue Angaben machen kann, 67 Embolien der rechten Seite und 64 Embolien der linken einander gegenüber, wenn man die „prodromalen" Sehstörungen und natürlich auch alle doppelseitigen ausser Rechnung lässt.

In der zuletzt besprochenen Gruppe von Emboliefällen war es vorher oder nachher zu vorübergehenden Erblindungen auf dem anderen Auge gekommen, wahrscheinlich ebenfalls in Folge von Embolie. Nun giebt es aber Fälle, die sich dadurch auszeichnen, dass der Anfall am zweiten Auge zu gleicher Zeit mit der Embolie des ersten auftrat. Mit anderen Worten: es erblindeten plötzlich beide Augen, das eine hellte sich mehr oder weniger rasch, d. h. nach wenigen Minuten oder später, selbst erst nach einer halben Stunde, und für immer wieder auf, das andere blieb blind, entweder vollständig (ein Fall) oder nur in einem Theil des Gesichtsfeldes (vier Fälle). Hier wurden also trotz anfänglicher Sehstörung auf beiden Seiten schliesslich viermal nur einseitige Astembolien, zum Theil (zwei- oder dreimal) mit sichtbarem Embolus, gefunden, während einmal eine einseitige Stammembolie zurückblieb, die aber ebenso zweifellos war wie die Astembolien: es ist der Fall Nettleship's, in welchem der Pfropf aus der Centralarterie weit in die beiden Hauptäste hineinreichte. In sämmtlichen Fällen erfolgte wahrscheinlich zuerst eine doppelseitige Embolie. Nur war die Pfropfmasse ausserordentlich weich und bröcklig, so dass sie in dem einen Auge vollkommen, im anderen wenigstens theilweise zertrümmert und weggespült wurde oder sich doch, in Nettleship's Fall, in die Gefässverzweigungen, nahezu einen Ausguss derselben bildend, hineinpressen liess. Aber gerade eine solche Beschaffenheit der Emboli muss man voraussetzen, um sich das

Vorkommen einer gleichzeitigen Embolie beider Centralarterien (oder einer Centralis und einer Ophthalm.?) überhaupt zu erklären. Es wäre ein merkwürdiger Zufall, wenn zwei kleine Pfröpfe in demselben Augenblick vom Herzen aus in den Kreislauf gelangen und nun gerade nur die beiden Netzhautschlagadern aufsuchen sollten. Man hat sich den Hergang wohl so zu denken, dass sich im Herzen eine grössere Quantität ganz lockerer Thrombusmasse ablöste, die vielleicht ursprünglich einen zusammenhängenden Klumpen bildete, der aber beim Anprall an die Gefässwandung zerschellte, und dass dann von den zahlreichen Bruchstücken kleinere Gefässe in grosser Anzahl, darunter die beiden Centralarterien, verstopft wurden; aber nirgends konnte dadurch bei der Beschaffenheit der Pfröpfe, die immer wieder sofort zerfielen und weiter geschwemmt wurden, der Blutstrom dauernd oder auch nur auf längere Zeit aufgehoben werden; wenigstens geschah es nicht an functionell wichtigen Stellen, so dass der ganze Vorgang mit Ausnahme der einseitigen Sehstörung keinerlei bemerkbare Folgen nach sich zog. Nur setzte einmal die Embolie mit einer „Ohnmacht“ ein, die nach Ablauf einiger Minuten wieder verschwand, während die doppelseitige Erblindung noch ungefähr eine halbe Stunde lang anhielt, um sich dann in dem einen Auge schnell und vollständig, in dem anderen erst nach einer weiteren halben Stunde und nur in der oberen Gesichtsfeldhälfte zurückzubilden. Und einmal begann die Verdunkelung, die sich nur wenige Minuten auf beide Augen erstreckte, ganz plötzlich mit starkem Kopfweh. Hiernach handelte es sich übrigens in den fünf Fällen nicht etwa nur um doppelseitige Sehstörungen, welche von einer die einseitige Embolie begleitenden Ohnmachtsanwandlung und ähnlichem abhängen, was auch vorkommt.

Aehnlich müsste die Erklärung für die plötzliche, rasch wieder verschwindende Erblindung beider Augen in Stellwag's Fall III lauten, in welchem später, nach einem Jahre, das eine Auge durch nachweisbare erneute Embolie zu Grunde ging. Und ebenso gehört die vorübergehende beiderseitige Erblindung des Patienten von Moos[1] mit den gleichzeitigen Embolien in anderen Organen hierher. Zu dieser Gruppe könnte man ferner folgende Beobachtung von Knapp[2] rechnen: Während einer acuten Endocarditis verdunkelten sich plötzlich unter starkem Schwindel beide Augen und die Kranke war ungefähr zwei Minuten lang völlig blind. Auf dem linken Auge kehrte das Sehvermögen danach rasch und vollkommen wieder; rechts blieb ein Defect von mehr als einem Quadranten des Gesichtsfeldes zurück, mit vorübergehenden Hintergrundsveränderungen,

---

[1] Virchow's *Archiv.* 41. S. 58.

[2] *Archiv für Ophthalmologie.* XIV. 1868. 1. S. 237.

die KNAPP auf Ciliararterienembolie zurückführt. Andererseits bestimmen mich diese Fälle zu der Annahme, dass in LORING's Fall I[1] die Amaurose des rechten Auges gerade wegen der anfänglichen flüchtigen Verdunkelung auch des linken und wegen des momentanen Ohnmachtsgefühles trotz Stauung in den Netzhautvenen durch Embolie der Centralarterie und nicht durch Sehnervenblutungen u. s. w. hervorgerufen wurde und dass die venöse Hyperämie nur von einer Complication abhing, die sich in der dreiwöchigen Frist bis zur ersten Untersuchung wohl ausbilden konnte. Und noch weniger trage ich Bedenken, bei einer Patientin UHTHOFF's,[2] die plötzlich auf beiden Augen, aber links nur auf die Dauer von einer Minute, erblindete, eine doppelseitige Embolie zu diagnosticiren, wiewohl hier im Gegensatz zu LORING's Fall mit nachweisbarem Herzfehler eine Embolusquelle nicht aufgefunden wurde. Die Patientin trat am Tage nach der Erblindung in Behandlung und weder der Augenspiegelbefund, noch der weitere Verlauf förderte ein auffälliges, etwa gegen Embolie sprechendes Symptom zu Tage. In HAASE's[3] Fall III, wo 2 Tage, bevor die hochgradige Amblyopie des linken Auges zufällig entdeckt wurde, gleichfalls beide Augen plötzlich auf kurze Zeit, eine halbe Minute, erblindeten, um dann das Sehvermögen allmählich zurückzuerlangen (wohl eben nur rechts), hat sich VON GRÄFE, der den Kranken ebenfalls untersuchte, gegen die Annahme einer Embolie der Centralarterie ausgesprochen, wegen der grossen Menge der Hämorrhagien, wegen vorhandener Gefässwandverdickungen, auch wegen des andersartigen Verhaltens der Gefässfüllung und der secundären Processe. Ich weiss nicht, inwiefern die beiden letzten Punkte eine wesentliche Abweichung von dem gewöhnlichen Bilde der Embolie darbieten sollen. Die allerdings nicht lückenlose Krankengeschichte lässt nichts davon erkennen; der Umstand, dass, wie es scheint, der centrale rothe Fleck in dem „Netzhautödem“ (Trübung?) ganz untergegangen war, hat doch keine entscheidende Bedeutung. Und was die Extravasate und die Gefässwandungen betrifft, so wurde oben schon auseinandergesetzt, dass sich gerade nach Embolie die gleichen Veränderungen wie hier vorfinden können. Hiernach scheint es mir keineswegs bewiesen zu sein, dass es sich nicht um Embolie, sondern nur um Sclerose der Netzhautarterien, gepaart mit Hämorrhagien im Sehnerven, handelte. Allgemeine Arteriosclerose war freilich bei dem 56jährigen Kranken nachweisbar, ebensowie Herzhypertrophie und ein Nierenleiden. Eine primäre Erkrankung der Netzhautgefässe war also sehr wohl möglich. Diese hätte

[1] *Amer. Journ. of med. Sc.* Bd. 67. 1874. S. 313. — NAGEL's *Ber.* 1874. S. 392.

[2] UHTHOFF, *Beitr. z. Pathol. d. Sehnerven u. der Netzhaut.* 1884. S. 34.

[3] *Archiv für Augenheilkunde.* 10. 1881. S. 479.

jedoch nicht für sich allein, sondern erst durch Thrombose des Stammes der Centralarterie sämmtliche beobachtete Symptome hervorbringen können, und es wäre unverständlich, wie damit die gleichzeitig einsetzende flüchtige Sehstörung am anderen Auge zusammenhängen sollte. Anders, wenn man Embolie annimmt. Die erwähnten Affectionen des Circulationsapparates könnten auch die Quelle der Embolie abgeben. Ausserdem wird aber berichtet, dass Patient in früheren Jahren öfter von rheumatischen Leiden geplagt war und dass sich in der Zeit der Augenerkrankung, 8 Tage nach dem Beginn, wieder Anfälle von acutem Gelenkrheumatismus einstellten. Gingen diesen vielleicht bereits geringe symptomenlose endocarditische Processe, besonders an früher erkrankten Stellen, kurze Zeit voraus? Jedenfalls halte ich Embolie auch hier für das Wahrscheinlichste; nur wurde der Embolus rechts schnell ganz beseitigt und links wenigstens verkleinert, hier freilich zu spät, um die Function der Netzhaut noch zu retten, aber doch so, dass es zu reichlicher Blutzufuhr und zu zahlreichen und ausgedehnten Extravasaten kam.

Die gleichzeitige Embolieerblindung beider Augen ist sonach nicht gerade selten (8 bis 11 Fälle). Sie hat nur besondere Eigenschaften der vom Herzen aus in die Circulation gelangenden Pfropfmasse zur Vorbedingung. Dieselben erleichtern aber ihrerseits wieder den nachträglichen Zerfall der Emboli und so den günstigen Ausgang der Erblindung, durch den sich diese Gruppe von Fällen vor der vorhergehenden auszeichnet. Dort erblindeten von 16 Augen gerade die Hälfte dauernd, hier von 16 ein einziges, wenn man die drei vielleicht fraglichen Fälle von Nettleship[1], Loring und Haase nicht rechnet, oder mit diesen von 22 Augen doch nur 4, d. h. 18%. Und hier wurden von 16 Augen 10 = 62·5% oder von 22 Augen 13 = 59% wieder ganz normal, dort nur 4—5, also 25—31%.

Man hat nach alledem auch keinen Grund mehr, für Fälle wie den von Moos die Erblindungsursache in cerebralen Embolien zu suchen. Allerdings scheint die Casuistik zu einer solchen Annahme zu berechtigen, auch wenn man von den Beobachtungen ohne anatomischen Befund ganz absieht. Peltzer[2] theilt einen Fall von plötzlicher Erblindung beider Augen ohne Hintergrundsveränderungen mit, in dem durch die Section neben Lungengangrän eine (infectiöse) Embolie der Art. basilar. festgestellt wurde, welche zu ziemlich symmetrischen Erweichungsherden im hinteren unteren Drittel der Thalami opt. und zu beginnender Erweichung

[1] In diesem Falle ist die flüchtige Erblindung des zweiten Auges doch nicht ganz sicher.

[2] *Berliner klinische Wochenschrift.* 1872. Nr. 47; nach Nagel's *Ber.* 1872. S. 372, und Schmidt's *Jahrb.* 159. S. 278.

in den beiden Hinterlappen des Grosshirns und im seitlichen Bezirk der Vierhügel geführt hatte. Die Erkrankung betraf einen 60jährigen Mann mit hochgradiger Verengerung der beiden inneren Carotiden, sowie fast aller übrigen Arterien der Hirnbasis. Allein wenn einmal cerebrale Embolie das Sehvermögen beider Augen schädigt, so würde es wohl meist in anderer Form als doppelseitiger Amaurose geschehen, nämlich in der Form der Halbblindheit. Ich führe hier nur einen einzigen Fall an, Nr. 2 von Marchand[1], der zu zeigen scheint, dass in derartigen Beispielen auch schon die Läsion eines Tractus opt. dem klinischen Bild zu Grunde liegen kann. Denn hier war die linke Carot. int. an ihrem Ende in der Schädelhöhle durch einen festen Pfropf verschlossen, der sich 1 cm weit in die Art. foss. Sylv., weniger in die Art. commun. ant. und post. fortsetzte, nach abwärts aber nur einige Millimeter weit reichte. Die Carotis lag dem Tractus eng an und diese Stelle des Tractus bildete einen vermuthlich durch die Gefässverstopfung hervorgerufenen Erweichungsherd, der etwa 5 mm lang war und annähernd die Hälfte des Querschnittes einnahm. — Wahrscheinlich war auch eine vorübergehende Sehstörung in dem zweiten Emboliefalle, den Knapp im Arch. f. Ophth. 14. 1. S. 209 beschreibt, intracraniellen Ursprunges. Der Patient litt an einem Aneurysma der Carot. comm. dextr. mit ausgedehnter Thrombose. Es entwickelte sich eine linksseitige Hemiparese und Hemianästhesie. Dazu kam eine Embolie der Art. centr. ret. des rechten Auges, nachdem eine transitorische Erblindung desselben vorausgegangen war. Einige Wochen danach konnte der Patient mit diesem Auge wieder helle Gegenstände unvollkommen wahrnehmen, wenn sie ihm von der äusseren Seite her vorgehalten wurden. Jetzt stellten sich heftige Kopfschmerzen auf der rechten Seite und zu gleicher Zeit eine nicht genauer beachtete leichte Verdunkelung im äusseren Theile des Sehfeldes des linken Auges ein. Im weiteren Verlaufe verschwand die Schwäche der linken Seite und die Schmerzen der rechten Kopfhälfte; auch die Sehstörung des linken Auges scheint zu fehlen. Will man letztere in Zusammenhang mit den übrigen Erscheinungen bringen, die sich auf das Gebiet der rechten Carotis beschränken, so muss man sie wohl als den Ausdruck einer partiellen Hemiamblyopie auffassen, die am rechten Auge nicht bemerkt werden konnte, weil hier die entsprechende Gesichtsfeldhälfte schon vorher ausgefallen war. Eben wegen der Form der Gesichtsfeldstörung ist es wahrscheinlicher, dass die Läsion auf der rechten Seite centralwärts vom Chiasma sass als dass sie etwa in einer Anämie der linken Netzhaut bestand.

Die Strombehinderung in der rechten Carotis war vielleicht ähnlich

[1] *Archiv für Ophthalmologie.* 28. 1882. 2. S. 63.

wie in MICHEL's Fall schon allein, ohne Mitwirkung einer Centralarterienembolie, die Ursache der rechtsseitigen Erblindung. Zwar bildeten hier die Hirnerscheinungen, dort die Symptome von Seiten des Sehorganes den Anfang. Das ist aber kein wesentlicher Unterschied. Denn wir sehen bei den Carotisligaturen bald Sehstörungen ohne Hirnsymptome, bald umgekehrt lediglich letztere, bald auch beide zusammen auftreten; der Collateralkreislauf kommt dem Auge und der gleichseitigen Hirnhälfte nicht immer in gleicher Weise zu Gute. Es ist auch ohne Bedeutung, dass die Anamnese von einer prodromalen transitorischen Erblindung des rechten Auges berichtet; ja man brauchte diese gar nicht auf eine flüchtige Embolie der Centralarterie und nicht einmal auf eine acute Zunahme des Stromhindernisses in der Carotis zu beziehen; der schwache, gerade noch ausreichende Collateralstrom zum Auge versagte nur plötzlich einmal auf kurze Zeit aus irgend einem Grunde, z. B. in Folge einer allgemeinen Blutdruckschwankung, die unter normalen Verhältnissen keine Folge gehabt hätte, und auf gleiche Weise kam wohl die flüchtige absolute Netzhautanämie zu Stande, die, wie es scheint, in MICHEL's Fall bei der ersten Untersuchung einmal wahrgenommen wurde. Eher wäre daran Anstoss zu nehmen, dass von Seiten des Auges alle sonstigen Zeichen einer über die Netzhaut hinausreichenden Anämie fehlten, wenn man darauf Gewicht legen dürfte. Namentlich wird auch die retinale Venenstauung vermisst, die man nach MICHEL erwarten sollte. Wahrscheinlich ist dieselbe jedoch gar kein directes Symptom der Carotisverstopfung und letztere zieht vielmehr auch nur eine Verengerung der Netzhautvenen nach sich. Dann könnte man unter den Fällen, in denen sich die einseitige Erblindung mit Hemiplegie verband, allenfalls noch ein weiteres Beispiel von Carotisverschluss ausfindig machen: FÖRSTER[1] berichtet von einem Kranken, der auf dem linken Auge plötzlich unter dem Bilde der Centralarterienembolie erblindete, dass er bald aphasisch wurde, dann eine Hemiplegia dextra bekam und nach 10 Tagen starb. Die allmähliche Entwickelung der Hirnsymptome würde sich eher mit einer Carotisobliteration als mit Hirnarterienembolie vereinigen lassen. Doch erweckt unter Anderem die anfängliche totale Unterbrechung der Netzhautcirculation, die mindestens 8 Stunden lang dauerte, wieder Bedenken. — Die rechtsseitige Erblindung in KNAPP's Fall war also vielleicht nicht durch Embolie der Centralarterie, sondern durch den Verschluss der Carotis verursacht. Eine hiervon abhängige Anämie des linken Auges wäre aber ebenfalls denkbar. Die rechte Carotis wird durch andere Arterien, darunter die linke Carotis, ersetzt. Das Ernährungsgebiet dieser Gefässe wird hierbei in der Regel

[1] GRÄFE-SÄMISCH. VII. S. 67.

nicht leiden, weil die Veränderung der Circulation in ihnen sofort durch gesteigerte Blutzufuhr ausgeglichen wird. Aber diese Regulation ist gewiss nicht immer eine vollkommene und wenn z. B. einmal die Bahnen nach der anderen Seite hin sehr weit sind, wird das Blut aus der linken Carotis in grosser Menge dahin gelangen können, während in die gleichseitige Ophthalmica mit ihren vielleicht hohen Widerständen weniger als vorher eindringt u. s. w.; eine hochgradige Netzhautanämie wäre so wohl möglich, namentlich ganz im Anfang, doch auch später. In Knapp's Fall war allerdings aus schon angegebenen Gründen der Zusammenhang ein anderer. Dass in dem früher (S. 102) erwähnten Falle Fränkel's die Atrophie des rechten Sehnerven durch eine intraoculare Anämie der gesunden Seite veranlasst war, möchte ich auch nicht annehmen. Wohl aber scheint mir bei dem Patienten Michel's die Sehstörung des linken Auges eine solche Erklärung zu verlangen. Penzoldt will sie von der intracraniellen Anämie der rechten Seite herleiten, also wohl ähnlich wie ich es in Knapp's Falle gethan habe; allein weder die Section, noch die Beobachtung im Leben bietet genügenden Grund zu dieser Annahme. Nach Michel hätte dagegen der Hydrocephalus eine Rolle gespielt, wofür die „starke Ausdehnung der Räume um den Opticus" sowie der Augenspiegelbefund sprechen soll. Es ist mir indessen nicht ersichtlich, inwiefern sich die Hintergrundsveränderungen, die nach 4 Monaten nachgewiesen wurden, Oedem der Papille und der Netzhaut, schwache Füllung der Arterien, ungleiche Füllung der Venen, von denen des rechten Auges ausser dem Grade nach unterschieden. Nach den vorliegenden Angaben würde ich eher einen und denselben Process, nur von ungleicher Stärke, in beiden Augen voraussetzen, sei es eine primäre Anämie, sei es irgend eine Affection hinter dem Bulbus mit mässiger Compression der Centralgefässe. Doch alles dies bezieht sich auf die Abnahme des Sehvermögens, die sich im Verlauf der Erkrankung entwickelte. Um reine Anämie des linken Auges dürfte es sich hier allerdings kaum handeln. Aber die plötzliche doppelseitige Erblindung, mit welcher das Leiden ohne sonstige Erscheinungen begann und die links bald fast vollständig, rechts nur theilweise wieder verschwand, beruhte vermuthlich auf intraocularer Anämie, die sich bei acuter Verengerung der rechten Carotis einstellte, rechts, weil nicht sofort genügend Blut von den Collateralen her zufloss, links, weil der linken Carotis durch starke Erweiterung des Strombettes vielleicht viel Blut entzogen wurde, ohne dass augenblicklich die Regulation erfolgte. Bei Ligatur der Carotis ist zwar etwas derartiges nicht beobachtet worden. Wenigstens lagen in dem einzigen Falle, wo die vorübergehende Sehstörung beide Seiten betraf, die Verhältnisse doch etwas anders; denn das linke Auge war zur

Zeit der Unterbindung der rechten Carotis zum Theil auf die Blutzufuhr von dieser her angewiesen, da die linke schon vorher unterbunden worden war. Trotzdem halte ich jenen Vorgang für möglich. — Kommt aber dann derselbe nicht auch in den Fällen in Frage, wo wir eine gleichzeitige Embolie beider Centralarterien annahmen? Ich glaube nicht. In den ersten fünf Fällen ist an der Embolie der einen Centralarterie (oder eines Astes) nicht zu zweifeln und in den übrigen fehlt jedes Zeichen einer Obliteration der Carotis. Höchstens könnte LORING's Fall verdächtig erscheinen, nicht weil auch in der Aderhaut des enucleirten Auges anatomische Veränderungen, Anhäufungen von lymphoiden Zellen u. s. w. angetroffen wurden, die ja vielleicht mit dem bald entstehenden Glaucom zusammenhingen, sondern weil die Kranke später an Apoplexie zu Grunde ging. Allein es wird nur mitgetheilt, dass sie $1^1/_2$ Jahr nach der Enucleation an einer Phlebitis am linken Bein erkrankte, die von einem Herzleiden und von Apoplexie gefolgt war. Und die vorhandene Venenstauung würde zwar zu MICHEL's Angaben gut passen, aber ebensowenig wie diese etwas beweisen. Die Annahme einer doppelseitigen Embolie bleibt sonach hier und im Allgemeinen vorläufig doch bestehen.

Es werden endlich in einzelnen Emboliefällen noch flüchtige Sehstörungen beschrieben, welche abweichend von den bisher besprochenen Formen einen deutlichen directen Zusammenhang mit der Embolie nicht erkennen lassen. Zuerst der Fall II von STELLWAG. Ein Jahr, nachdem das rechte Auge unter Flimmern durch Embolie der Centralarterie erblindet war, kam der Patient wieder und zwar, wie er glaubte, mit Vorboten der Erblindung auch des linken Auges. Nach STELLWAG handelte es sich jedoch jetzt nur um ein Flimmerscotom. Während es hier nahe liegt, ein zufälliges Zusammentreffen vorauszusetzen, bereiten die folgenden Beobachtungen der Erklärung bedeutendere Schwierigkeiten. REID und HUNTER[1] berichten von einem 30jährigen Herzkranken, dessen linkes Auge unter den gewöhnlichen Zeichen der Embolie erblindete, nachdem schon zahlreiche Anfälle zeitweiliger Amaurose desselben Auges, wenigstens 12 im Zeitraum der letzten 3 Monate, stattgefunden hatten, die $^1/_2$—2 Stunden dauerten und in der Regel nach starker Anstrengung eintraten. Sodann gingen in INGENOHL's Fall I der vermeintlichen Embolie der linken Centralarterie 7 Jahre lang schmerzlose Erblindungsanfälle auf dem linken Auge in der Dauer von mehreren Secunden voraus, welche nach Minuten, Stunden, Tagen oder auch erst Monaten wiederkehrten, im ersten Jahre der Erkrankung aber so häufig waren, dass Patient nur die nöthigsten

[1] *Glasgow med. Journ.* 1879. August; nach *Archiv für Augenheilkunde.* 11. S. 382. — *Centralblatt für Augenheilkunde.* III. S. 386. — NAGEL's *Ber.* 1879. S. 313.

Arbeiten verrichten konnte. Und in LORING's zweitem Emboliefall hatten sich völlige Verdunkelungen des Embolieauges, immer nur wenige Minuten dauernd, seit 24 Jahren zuweilen täglich mehrmals, zuweilen erst nach Wochen oder Monaten wiederholt. Ferner erblindete ein 67jähriger Patient GALEZOWSKI's[1], der seit mehr als 20 Jahren an allwöchentlich oder allmonatlich auftretenden Gesichtsstörungen des rechtes Auges litt, nach einem derartigen Anfall auf diesem Auge vollständig unter dem Bild einer Embolie; ein Herzfehler war nicht vorhanden. Endlich theilt NETTLESHIP[2] einen nicht als Embolie gedeuteten Fall mit, in welchem die Patientin zuerst häufig plötzlich beginnende transitorische Anfälle von Sehstörung des rechten Auges hatte; ein Anfall ging in dauernde Erblindung über mit den ophthalmoskopischen Zeichen der Arterienverstopfung. Darauf folgten zahlreiche Attaken von geringerer oder stärkerer Amblyopie des linken Auges mit Gesichtsfeldbeschränkung. — Es ist die grosse Zahl der Anfälle, welche es undenkbar macht, dass ihnen sämmtlich flüchtige unschädliche Embolien zu Grunde liegen sollen. Natürlich ist die Entstehung der bleibenden Amaurose durch Netzhautanämie auch kein Beweis für einen gleichen Ursprung der flüchtigen Verdunkelungen. Aber die Diagnose sollte doch möglichst einer einheitlichen Auffassung aller Einzelerscheinungen Ausdruck geben. Gerade wegen dieser nicht embolischen Anfälle möchte man deshalb fast daran zweifeln, dass die endgültige Erblindung durch eine Embolie zu Stande kam, obwohl der Augenspiegelbefund und der weitere Verlauf nicht gegen diese Diagnose sprechen und obwohl in allen Fällen bis auf einen durch den Nachweis eines Klappenfehlers die Quelle für einen Embolus gegeben ist. Um welche andere acute Unterbrechung der Netzhautcirculation könnte es sich aber handeln?

LORING und nach ihm NETTLESHIP scheinen die Anfälle, soviel aus den Berichten zu ersehen, in folgender Weise zu erklären: ähnlich wie ich vorhin ein zufälliges plötzliches Sinken des in labilem Gleichgewicht befindlichen Collateralstromes zum Auge bei Carotisobliteration für möglich hielt, nehmen sie eine locale Erkrankung (oder Anomalie?) der Centralarterie an, die symptomlos bleiben soll, so lange der allgemeine Kreislauf kräftig ist, die aber bei eintretender Herzschwäche, wie sie periodisch erfolgen kann, angeblich eine Netzhautanämie und entsprechende Functionsstörung bedingt.[3] Allein vor allem bliebe dann immer noch die Frage

[1] *Recueil d'Ophth.* 1882. S. 10. — *Lancet.* I. 1882. S. 176; nach *Centralblatt für prakt. Augenheilkunde.* VI. S. 83. — NAGEL's *Bericht.* 1882. S. 433.

[2] *Brit. med. Journ.* 1879. 14. Jul.; nach *Centralblatt für prakt. Augenheilk.* III. 1879. S. 386.

[3] Nach einer Veröffentlichung RÄHLMANN's in den *Fortschr. d. Med.* VII. 1889.

offen, warum dieselbe gerade einmal dauernd wird, ferner ist in diesen Fällen wenigstens an den sichtbaren Netzhautgefässen anscheinend keine Abnormität nachgewiesen worden und von sonstigen Zeichen einer die Erblindungsanfälle verursachenden Störung der allgemeinen Circulation, an denen es doch kaum stets fehlen dürfte, wird nichts berichtet — wodurch die Richtigkeit der wohl beachtenswerthen Vermuthung Loring's hier sehr in Frage gestellt wird. Ebensowenig scheinen mir aber die übrigen früher besprochenen Ursachen der monocularen Netzhautanämie an sich zur Erklärung auszureichen.

Magnus führt die prodromalen Erblindungen im Allgemeinen gemäss seiner Auffassung der Emboliefälle auf kleinere Blutungen in den Sehnerven zurück, die nicht genügten, denselben auf die Dauer zu lähmen, sondern nur im ersten Augenblick stark auf ihn einwirkten, dann aber durch allmähliche Ausbreitung und durch Resorption mehr und mehr an Wirkung verloren. In einigen Fällen, in denen die Diagnose einer Apoplex. nerv. opt. vorläufig die meiste Wahrscheinlichkeit für sich hat, sind in der That Anfälle vorausgegangen, welche am besten, wie Magnus will, aus kleinen Extravasaten erklärt werden (Pagenstecher, Magnus Fall I); um Zerreissungen der Centralarterie braucht es sich doch nicht immer zu handeln. Indessen könnten nicht alle Formen, unter denen die flüchtigen Sehstörungen bei Embolie auftreten, hier in gleicher Weise wiederkehren. Nach Erblindung des ganzen Gesichtsfeldes wäre es möglich, dass sich nur ein Theil desselben wieder aufhellt; dieser würde sich aber nicht an das Gebiet eines Netzhautgefässes halten. Sodann wäre ein gleichzeitiger Bluterguss in beide Sehnerven in der relativen Häufigkeit wie Embolie kaum denkbar, natürlich abgesehen von den Fällen, wo die Sehnervenblutung nur eine untergeordnete Complication von intracraniellen Extravasaten, Traumen u. s. w. bildet; ich weiss nicht, warum man gerade bei uncomplicirter doppelseitiger Erblindung an Blutungen in die Nervenscheide besonders denken soll. Ein häufiges Recidiviren einseitiger Hä-

S. 928, die ich erst nach Abschluss meiner Arbeit kennen lernte, würde die Sclerose der Netzhautarterien in dieser Weise wirken, und eine so entstandene Erblindung könnte dadurch zu einer dauernden werden, dass sich nun die Sclerose sehr rasch bis zum völligen Gefässverschluss steigert. Rählmann's Angaben beziehen sich zunächst auf die plötzlichen beiderseitigen Erblindungen bei Blutverlusten u. s. w. Doch ist eine Uebertragung auf andere Fälle, auch auf solche mit einseitiger Erblindung wohl erlaubt, gleichviel welchen Grund die Arteriosclerose hat. Die oben dargelegte Annahme gleichzeitiger Embolien auf beiden Seiten wird übrigens durch Rählmann's Beobachtung nicht berührt; es müsste denn die rasche Zunahme des sclerotischen Stromhindernisses bei plötzlicher Herabsetzung des Blutdruckes schon während einer einzigen oder einiger weniger Minuten zur Aufhebung des Gefässlumens führen können.

morrhagien ohne Nachtheil für den Opticus ist ebenso unwahrscheinlich wie endlos erneute Embolie.

Die fünf Fälle würden eher verständlich, wenn man Gefässkrampf als Ursache der Sehstörungen, der vorübergehenden wie der bleibenden, ansehen dürfte. Die Erkrankung beruhte dann im Ganzen auf einer vasomotorischen Neurose und gehörte wohl in das Gebiet der Migräne, speciell der auf das Sehorgan beschränkten Form. Auch die zuerst genannte Mittheilung STELLWAG's erschiene bei solcher Annahme in ganz anderem Lichte, da ja das Flimmerscotom gleichfalls eine Art Augenmigräne darstellt. Weiterhin wäre hier, wiewohl dabei von transitorischen Erblindungen nichts berichtet wird, ein Fall anzureihen, in welchem das linke Auge nach (oder in?) einem der seit Jahren sich wiederholenden Anfälle von linksseitigen Kopf- und Augenschmerzen plötzlich unter dem ophthalmoskopischen Bilde der Embolie (des oberen Hauptastes?) erblindete. Und selbst unter den Centralarterienembolien, bei denen eine Hemiplegie als Nebensymptom vorkam, befinden sich vielleicht 1—2, die hiernach zur Migräne gerechnet werden könnten. Die früher besprochenen Netzhautanämien bei Hemicranie wichen nur dem Grade nach von allen diesen hier ab. Allein wie wenig ermuthigte doch das Ergebniss unserer früheren Erörterungen zur Diagnose eines Krampfes der Centralgefässe! Ich halte mich noch nicht für berechtigt, einen solchen zur Erklärung der fraglichen Fälle zu benutzen und diese als eine Gruppe mit wesentlich anderer Aetiologie von den Emboliefällen ganz abzusondern. Darin bestärkt mich mein eigener Fall. Meine Patientin litt an Paroxysmen, die man schliesslich auch am besten als Migräne bezeichnen kann, wiewohl das Bild kein reines ist. Die Anfälle traten in verschiedenen Formen auf und der eine äusserte sich einmal in absoluter Netzhautanämie, unter den Erscheinungen einer Embolie, ganz wie in jener Gruppe von Fällen — so dürfte man sagen, wenn kein Pfropf nachweisbar gewesen wäre. Nun wird zwar die Augenmigräne als eine Affection der Vasomotoren der Retina und der Sehcentren angesehen, die in Thrombose ausgehen kann; ich weiss nicht, ob sich die letztere Angabe auf anatomische Befunde stützt, die Möglichkeit morphologischer Gefässveränderungen wenigstens nach Krampfischämie muss ich zugeben. Aber in meinem Fall war der Pfropf sicher kein autochthoner, er war eingeschleppt. Ich muss dabei bleiben, dass einerseits Embolie der Centralarterie, andererseits Migräne, freilich eine symptomatische, atypische vorlag, und dass der Zusammenhang zwischen beiden wahrscheinlich durch die gemeinsame Ursache, durch eine luetische Gefässentartung bedingt wurde. Sollte es in jenen Fällen nicht ähnlich sein? Sollte nicht ein und dieselbe Erkrankung des Circulationsapparates die Embolie der Centralarterie und die Migräne —

mag sie sich in der gewöhnlichen Form oder lediglich als Augenmigräne und zwar als Flimmerscotom oder als einseitige Erblindung u. s. w. äussern und mag sie auf Gefässspasmen beruhen oder nicht — veranlasst haben? Das scheint doch erwiesen zu sein, dass andere Angioneurosen, so die Asphyxie der Extremitäten, durch endarteriitische Processe hervorgerufen werden können. Ein gleicher Zusammenhang würde sich vielleicht in manchen der relativ seltenen Fälle herausstellen, wo die Migräne das erste und längere Zeit das einzige Zeichen einer schweren Erkrankung z. B. der Tabes oder der progressiven Paralyse bildet. Hier, in unseren Fällen, wäre sie in ähnlicher Weise nur als ein Nebensymptom der Centralarterienembolie aufzufassen — der Embolie oder Thrombose? Ich verhehle mir nicht, dass sich unter den Erblindungen, die ich auf Grund aller Symptome als Embolien deuten zu müssen glaube, doch einige Thrombosen befinden mögen, trotz normaler Wandungen der Netzhautgefässe, trotz des plötzlichen Beginnes der Sehstörung u. s. w., und dass eine Unterscheidung eben nicht immer möglich ist. So auch hier. Aber die Embolie muss ich doch für weitaus wahrscheinlicher halten.

Jene fünf Fälle lediglich durch Thrombose (ohne Angioneurose u. s. w.) zu erklären, geht natürlich nicht an. Nach Priestley Smith sollen, wie es scheint, transitorische Erblindungen desselben oder des anderen Auges für Thrombose geradezu pathognomonisch sein und Embolie direct auszuschliessen gestatten. Es ist mir nicht bekannt, worauf sich diese Annahme gründet. Dass sie aber so nicht richtig ist, geht doch aus allem, was ich über die flüchtigen Sehstörungen gesagt habe, hervor, ja es erhellt schon aus einem einzigen Beispiel, dem anatomisch untersuchten Fall II von Schnabel und Sachs, in welchem es auch einmal zu einer vorübergehenden Erblindung des anderen Auges kam. Andererseits bezweifle ich nicht, dass Thrombose ähnliche Anfälle wie die beschriebenen veranlasst, dass ein thrombotischer Gefässverschluss rasch wieder beseitigt werden kann, um erst später einmal dauernd zu werden. Aber ein Theil der Anfälle würde sich wiederum nicht gut mit Thrombose vereinigen lassen; so die massenhaften Recidive, dann die genau gleichzeitige Verstopfung beider Centralarterien, ferner aber vor allem die in so vielen Fällen constatirte Wiederholung eines urplötzlichen Eintrittes der Erscheinungen. Denn bei Thrombose wird die mehr allmähliche Entwickelung trotz der vorhandenen Ausnahmen die Regel bilden; der plötzliche Beginn scheint im Allgemeinen charakteristisch für Embolie zu sein.

Die Erblindung im Embolieanfall. In einer Reihe von Fällen ist freilich über den Anfang der Functionsstörung nichts näheres bekannt: Zweimal wurde die Embolieerblindung bemerkt, als der Patient nach einem apoplektischen Insult, der eine Hemiplegie hinterliess, wieder zum

Bewusstsein kam; zweimal trat die Embolie mit einer Ohnmacht, mit einer vorübergehenden Bewusstlosigkeit ein; und 19 Patienten entdeckten ihre Erblindung beim Erwachen aus dem Schlafe. — Ferner nahmen manche Fälle einen Anfang, der scheinbar ein etwas protrahirter ist. Dies gilt zuerst von den unvollständigen Embolien, die nicht sofort, sondern erst nach einiger Zeit zur Amaurose führten. So stellte sich bei einem Patienten HIRSCHBERG's, Nr. 6, plötzlich Flimmern vor dem rechten Auge und bald darauf eine Erblindung desselben ein. Diese wurde aber, wie es scheint, erst nach $1\frac{1}{2}$ Stunden absolut. Hier war Anfangs die Verstopfung der Centralarterie eine unvollständige, der noch offene Theil der Gefässlichtung wurde aber allmählich durch Thrombose gesperrt. Aehnlich verhielt sich QUAGLINO's zweiter Fall[1], wo es nach plötzlichem Beginn der Sehstörung noch 2 Stunden dauerte, bis das Auge vollkommen blind wurde; indessen ist die Beschreibung des Befundes nicht genau genug, um alle Zweifel an der Diagnose einer Embolie zu beseitigen. — Von diesen Fällen unterscheiden sich die übrigen von vornherein unvollständigen Embolien, die noch einiges Sehvermögen übrig lassen, doch nur dadurch, dass bei ihnen der Rest der Netzhautfunction lange Zeit, zuweilen für immer, unverändert bleibt oder sogar noch einen bedeutenden, freilich nicht immer beständigen Zuwachs erfährt, während er hier wahrscheinlich durch Thrombose bald verloren ging. Der Beginn der Sehstörung ist aber beide Male offenbar ein ganz acuter. — Anderer Art war der protrahirte Anfang in drei bis vier weiteren Fällen. Es erblindete plötzlich ein Auge, aber nur für wenige Minuten oder Stunden; nach kurzer Zeit, bis zu einigen Stunden fiel es jedoch von Neuem mit einem Schlage der Amaurose anheim. Hiernach würden die beiden Anfälle einfach auf wiederholte Embolien zu beziehen sein und die kurze Dauer der Intervalle wäre auch nichts besonderes. Aber die Fälle zeichnen sich durch das Verhalten des Sehvermögens in der Zwischenzeit aus, und zwar weniger durch eine etwaige Mangelhaftigkeit desselben, welche wohl erklärlich wäre, wenn die zweite Embolie stattfindet, bevor sich die Retina von der ersten ganz erholt hat, als vielmehr durch seine auffallenden Schwankungen. Nachdem sich die anfängliche Erblindung wieder zurückgebildet hat, wechseln „lichte Augenblicke“ mit „dichteren Umnebelungen“ ab, oder es wird eine bald steigende, bald wieder abnehmende Verdunkelung wahrgenommen, oder zwischen Verdunkelungen und Flimmern und feurige Lichterscheinungen sind ganz freie Zwischenräume eingeschoben. Schliesslich macht dem ein zweiter Anfall ein Ende. Hier handelt es sich schwerlich um wiederholte Embolie. Vermuthlich verstopfte zuerst ein

[1] *Ann. d'Ocul.* 56. 1866. S. 159; nach SCHMIDT's *Jahrb.* 134. S. 76.

Pfropf die Centralarterie vollkommen; bald aber wurde vielleicht ein Stück von ihm losgerissen und so neben ihm vorbei eine Blutzufuhr zur Netzhaut ermöglicht; oder der Embolus drehte sich so glücklich, dass der Blutstrom neben ihm einen breiten Weg fand. Oder er sass gerade da, wo sich die Centralarterie von der Ophthalm. abzweigt, reitend auf, Anfangs mit dem einen Ende die Lichtung der ersteren verlegend; dann wurde er jedoch aus der Art. centr. ret. heraus mehr in die Ophthalm. gedrängt und liess jetzt in jene wieder Blut gelangen. Die Schwankungen der in solcher Weise wiedergewonnenen Sehkraft kamen nun dadurch zu Stande, dass vorspringende Theile eines unvollständig obturirenden Embolus in der Centralarterie selbst oder das frei in dieselbe hineinragende Ende eines Pfropfes an ihrem Ursprung aus der Ophthalm. durch den Blutstrom hin und her bewegt wurden und so bald mehr, bald weniger die Circulation hemmten. Zuletzt machte der Embolus eine neue Bewegung, durch welche er in eine solche Lage gebracht wurde, dass er die Blutbahn wieder vollkommen, wiewohl nicht immer auf die Dauer, absperrte. Doch ist ein nachträglicher Verschluss durch Thrombose ebenso möglich. Diese Erklärung wie überhaupt die Diagnose in der ganzen Gruppe von Fällen hat allerdings keine sichere Grundlage. In Schnabel's Fall III z. B., in welchem während der Untersuchung das Sehvermögen fortwährend schwankte, wird von ophthalmoskopisch sichtbaren Veränderungen des Gefässcalibers nichts berichtet; war hier vielleicht bei gleichbleibender Schwächung des Zuflusses durch die unvollständig obturirte Centralarterie und bei unveränderlichem Durchmesser der sichtbaren Gefässe nur die Vertheilung des Blutes im Netzhautcentrum eine wechselnde, ungleichmässige? Ein ähnlicher Vorgang, nur von viel grösserem Maassstabe und deshalb sichtbar, würde Mauthner's Fall[1] erklären, wenn, wie wir oben einmal voraussetzten, wirklich nur die Carotis verstopft war; der Collateralkreislauf hatte sich nicht sofort genügend entwickelt und vermochte zunächst nur zeitweise bald den einen, bald den anderen Bezirk des Carotisgebietes hinreichend mit Blut zu versorgen, je nach den zufälligen Widerständen. Eine einmalige Schwankung der Art wurde anscheinend in Michel's Fall (s. S. 174) bei der ersten Untersuchung beobachtet. — Aber mag nun dies oder ein beweglicher Pfropf in der Centralarterie oder an ihrer Wurzel den Fällen zu Grunde liegen, der Beginn der Sehstörung war nur anscheinend ein protrahirter; sie wächst keineswegs allmählich aus geringen Anfängen heraus bis zur Amaurose, sondern sie tritt auch hier anfallsweise auf. Darin aber kündigt sich ihr embolischer Ursprung an. Denn in der Regel wird in den Fällen von Embolie einer Art. centr.

[1] Vergl. S. 59. 143. 167.

ret. eine plötzlich einsetzende Erblindung beobachtet, entweder im strengsten Sinne des Wortes, wie in meinem Falle, in der Weise, dass die Patienten plötzlich das Gefühl haben, als ob mit dem Auge etwas geschieht oder als ob es sich schliesst und dass sie bei daraufhin vorgenommener Prüfung schon jeden Lichtschein erloschen finden. Oder häufiger stellt sich mit einem Mal eine Verdunkelung des Auges ein, es lagert sich vor dasselbe ein dicker Rauch, es bewegen sich dunkle Figuren vor ihm, das Gesichtsfeld wird von einem Nebel oder Schleier bedeckt, von einem Vorhang, von einer schwarzen, zuweilen farbigen Wolke, welche dichter und dichter wird und die Gegenstände mehr und mehr verhüllt, bis nach wenigen Minuten das Sehvermögen ganz aufgehoben ist. Die Wolke liegt von Anfang an gleichmässig auf dem ganzen Gesichtsfeld oder sie zieht sich vom Rande, von einer Seite her oder von unten nach oben steigend vor das Auge; es scheint aber auch vorzukommen, dass sie zuerst in der Mitte vorhanden ist und sich von da rasch nach der Peripherie hin ausbreitet. Nicht selten beginnt die Erblindung neben der Verdunkelung zugleich mit Funken- und Feuersehen, mit „Zittern“, „Schimmern“ und „Finkeln“ vor dem Auge, mit Flimmern oder ähnlichen Erscheinungen, einmal mit dem Gefühl der Blendung. Beides, Hell und Dunkel, der Nebel ebenso wie das Licht, sind subjective Empfindungen, hervorgerufen durch den Reiz, den wahrscheinlich die Anhäufung von zugleich lähmenden Umsetzungsproducten, die sonst durch den Blutstrom sofort wieder weggespült werden, auf die Netzhaut ausübt. Sie sind dadurch von einiger Bedeutung, dass sie den Kranken auf den Vorgang am Auge aufmerksam machen und es so ermöglichen, den Zeitpunkt der Erblindung, den plötzlichen Beginn festzustellen. Zwar schon der blosse Ausfall des Gesichtsfeldes eines Auges ohne diese Reizerscheinungen kann sofort bemerkt werden, wie in meinem Falle. Aber ohne sie geschieht es je nach der Individualität hier ebenso wie bei andersartigen Erkrankungen doch leichter, dass die einseitige Amaurose erst durch Zufall früher oder später entdeckt wird.

In einem Theil der Fälle kündigt sich der Eintritt der Embolie ausserdem durch besondere Begleitsymptome an, so oft durch gleichzeitigen Schwindel, dann durch Kopfschmerzen, auch durch starkes Hitzegefühl im Kopf und durch heftiges Herzklopfen. Zwei Patientinnen erwachten des Nachts, offenbar mit lebhaften beunruhigenden Sensationen an dem einen Auge, durch welche sie veranlasst wurden, sofort dasselbe zu untersuchen, wobei sie die Erblindung, aber keine Abweichungen im äusseren Aussehen fanden. Wie es scheint, hatte die eine ein Druckgefühl im Auge und die andere klagte über eine Empfindung „als ob man ihr das Auge ausrisse“; doch waren bei letzterer wohl schon vorher längere

Zeit heftige Kopfschmerzen oberhalb des Auges vorhanden. Einmal trat die plötzliche Verdunkelung des Gesichtsfeldes mit „ziehenden Schmerzen“ im Auge ein. Meine Patientin ferner hatte unmittelbar nach der Embolie, ohne dass äusserlich etwas Abnormes namentlich in Betreff der Gefässfüllung sichtbar wurde, ein eigenthümlich spannendes Gefühl in den Augenlidern, das in Spuren noch nach Tagen bestand. Eine andere meinte im ersten Augenblick, es müsse ihr etwas in's Auge geflogen sein. Vossius[1] berichtet, dass seine Kranke nach der ersten linksseitigen Embolie heftige permanente Schmerzen im linken Auge bekam, die sich bei Sehversuchen steigerten und erst nach einigen Tagen mit dem letzten Rest von Sehvermögen verschwanden; äusserlich bot das Auge kein Zeichen einer Entzündung dar. Ferner stellte sich einmal erst nach einigen Tagen ein Drücken im Auge und eine Druckempfindlichkeit des Bulbus ein, wiederum ohne nachweisbare äussere Veränderungen. In einem anderen Falle wurde bei der ersten Untersuchung 12 Stunden nach der Embolie eine stärkere Injection der subconjunctivalen Gefässe angetroffen. Hier sei auch die „idiopathische recurrirende Chemosis“ erwähnt, welche Hirschberg in einem Emboliefalle, Nr. 13, allerdings erst viel später, beobachtete. Diese und manche andere der genannten Begleiterscheinungen mag auf Embolie anderer Aeste der Art. ophthalm. (zum Theil auch auf einer Rückwirkung der Netzhautembolie auf die Umgebung?) beruhen. Insbesondere ist es für die Entstehung der Sensationen am Auge von Interesse, dass unter den 600 Carotisligaturen der Statistik von Pilz drei Mal von Schmerzen im gleichseitigen Auge, die sofort mit dem Schluss der Ligatur, zwei Mal ohne jede sonstige Erscheinungen, auftraten, berichtet wird und dass sich bei Friedländer zwei gleiche Beispiele finden. Natürlich ist es deshalb noch keineswegs nöthig, in unseren Fällen an eine Verstopfung der Carotis oder Ophthalmica zu denken und die Diagnose der Centralarterienembolie aufzugeben. Nur muss man wohl neben dieser eben noch Embolien anderer Zweige der Ophthalm. annehmen, und daran wird es gewiss oft nicht fehlen. Einen kleinen Bluterguss, welcher in Schirmer's Fall bereits 4 Stunden nach der Embolie auf der Caruncula lacrym. derselben Seite sichtbar war, hat man auch als embolisch betrachtet. Für einen derartigen Ursprung scheint mir aber, wenn man gleichzeitige Embolien voraussetzt, die Zeit bis zur Entstehung des Extravasates zu kurz zu sein, wiewohl hierin die verschiedenen Organe ausserordentlich differiren. Bei meiner Patientin möchte ich die Blutpunkte auf der Iris ebenfalls nicht auf Embolien zurückführen, namentlich wegen ihres Sitzes an dem Circul. art. min., wo für schnellste Ausgleichung einer Strombehinderung gesorgt

[1] *Klinische Monatsblätter für Augenheilkunde.* 21. 1883. S. 298.

ist; sie entstanden wohl durch Zerreissungen in Folge des Reibens des Augapfels. Für einen Zusammenhang mit Embolie spricht anscheinend eine Beobachtung COHN's.[1] Derselbe sah in seinen Experimenten über Embolie bei Kaninchen nach Quecksilberinjectionen von der Carotis aus, die gewöhnlich sofort oder nach 1—2 Stunden zum Tode führten, in der Iris einige Male ganz deutlich kleine punktförmige Blutungen. Allein der Umstand, dass diese Hämorrhagien so frühzeitig zum Vorschein kamen und dass sie auf mehr oder weniger gewaltsame Gefässverstopfungen erfolgten, macht ihre Entstehung aus den gleichen Ursachen wie nach spontaner Embolie wenig wahrscheinlich. — Durch begleitende Embolie, nämlich durch gleichzeitige Verstopfung cerebraler Gefässe ist dagegen, wie schon bemerkt, die Hemiplegie bedingt, welche bei vier Patienten, zwei Mal unter apoplektischem Insult, zugleich mit der Erblindung auftrat. Das Gleiche (und ebenso der entfernte Verdacht auf Carotisverschluss) gilt vielleicht für mehrere der Fälle mit vorübergehender Bewusstlossigkeit, mit Ohnmachtsanwandlung oder mit Schwindel und Kopfschmerzen. Indessen hängen öfters diese Symptome ebenso wie das Herzklopfen, das Hitzegefühl u. s. w. wohl mehr nur mit dem Anlass zur Embolie zusammen, mit einer plötzlichen Herzschwäche, mit einer Unregelmässigkeit der Herzcontractionen, mit einer Erregung der Herzthätigkeit und ähnlichem, wodurch erst die Ablösung von Thrombusmassen und ihre Verschleppung herbeigeführt wird.

Eine äussere Veranlassung ist freilich oft nicht bemerkbar. Die Embolie erfolgte nur relativ selten während angestrengter Thätigkeit und starker Körperbewegung, ferner je zweimal beim Treppensteigen, kurz nach einem warmen Bad, nach übermässigem Alkoholgenuss, einmal in Folge eines heftigen Schreckens, sonst aber immer bei leichter Beschäftigung, bei mässiger Körperbewegung oder in der Ruhe, verhältnissmässig häufig, wie erwähnt, während des Schlafes. In diesen zuletzt genannten 19 Fällen könnte die Richtigkeit der Diagnose einer Embolie einigem Zweifel begegnen, weil der Nachweis des ganz acuten Beginnes der Sehstörung mangelt. Thrombose wäre in Anbetracht der ruhigen gleichmässigen Herzthätigkeit während des Schlafes eher denkbar. Allein niemals waren Zeichen einer örtlichen Gerinnungsursache, einer Erkrankung des Centralgefässsystems vorhanden. Dagegen litt die Mehrzahl dieser Patienten an einem Herzfehler. Wenn nun auch in den restirenden Fällen, in denen der Befund am Circulationsapparat theils negativ war, theils mir nicht bekannt ist, vielleicht wirklich eine Thrombose vorlag, so bleibt doch in einer nicht geringen Zahl von Fällen die Entstehung einer

[1] COHN, *Klinik d. embol. Gefässkrankh.* 1860. S. 416.

Embolie während des Schlafes sehr wahrscheinlich. Dies ist schliesslich auch nicht weiter auffällig. Denn von einer zur Zeit der Embolie bestehenden Erregung der Herzaction oder doch von einem äusseren Anlass hierzu wird, wie ich eben erst angegeben habe, durchaus nicht häufig berichtet. Ebensowenig macht sich ja nach Nothnagel bei Hirnarterienembolie etwas davon bemerklich, dass besondere Gelegenheitsursachen die Ablösung embolischer Massen begünstigten. Nach Cohn soll sogar, wie er „auf Grund seiner eigenen Erfahrungen“ mittheilt, eine Embolie im Carotisgebiet nur dann erfolgen, wenn sich die Kranken zufällig in der horizontalen Bettlage oder einer dieser ähnlichen Situation befinden. Dieser Annahme stehen aber zahlreiche andere Beobachtungen gegenüber und ich führe sie auch nur an wegen der Ausnahmefälle, die Cohn selbst erwähnt. Er sagt nämlich weiterhin, die Embolie im Carotisgebiet trete nur selten bei aufrechter Haltung, z. B. auf der Strasse ein; es sei dies höchstens da der Fall, wo sich die Patienten mit dem Kopfe bückten. Ohne auf seine Erklärung dieser Beobachtung einzugehen, muss ich doch anerkennen, dass das Bücken thatsächlich für die Entstehung einer Embolie — ob nur im Carotisgebiet? — von Bedeutung zu sein scheint. Es ist wohl mehr als Zufall, dass die Art. centr. ret. siebenmal beim Bücken von Embolie betroffen wurde; ähnliche ursächliche Bedingungen gelten vielleicht für eine mindestens gleichgrosse Reihe weiterer Fälle, in denen die Kranken, so meine eigene Patientin, im Augenblick der Erblindung eine vornübergebeugte und zusammengekrümmte Stellung einnahmen.

Ist es nun zur Erblindung gekommen, so hören, wie es scheint, immer die subjectiven Licht- und Nebelempfindungen sofort auf. Nur in v. Gräfe's Fall wurde noch lange Zeit ein „Spiel subjectiver Farben“ wahrgenommen, das sich bei Körperbewegungen steigerte und vielfach veränderte; und meiner Patientin erschienen bald bunte Fäden, Perlschnuren u. s. w. vor dem blinden Auge. In ähnlicher Weise erzählte Uhthoff's Patientin von „blauen Strahlen und Flimmern“, Erscheinungen, die sie in den ersten 4 Stunden nach der Erblindung auf dem rechten Auge bemerkte. — Wie in den übrigen Fällen, so war wohl auch hier die Netzhaut selbst durch dieselben Stoffwechselproducte, welche Reizerscheinungen hervorrufen, gelähmt; aber es fand vielleicht noch an der Grenze zwischen dem anämischen und dem normal ernährten Gebiet, wo Schwankungen der Circulation nicht unwahrscheinlich sind, also am Sehnervenkopf, eine Reizung statt. Gewöhnlich aber erscheint dem Kranken alles gleichmässig schwarz vor dem Auge, er sieht nichts damit.

Gesichtsfeld bei Astembolie. Dies gilt jedoch nicht wörtlich für alle Fälle, so natürlich nicht für die Astembolien, wo nur das Netzhautgebiet, welches von dem verstopften Arterienast mit Blut versorgt werden sollte, ausser Thätigkeit gesetzt ist. Der partielle Gesichtsfeldausfall macht sich hier für den Kranken manchmal als eine Wolke, die in einem Theile des Gesichtsfeldes schwebt, bemerklich, manchmal nur dadurch, dass nach einer Richtung hin die Gegenstände unvollständig gesehen werden, wie wenn sich ein Schirm zwischen sie und das Auge eingeschoben hätte und sie zum Theil verdeckte; oder es ist eine ganz unbestimmte Sehstörung vorhanden, als deren Ursache erst bei der Aufnahme des Gesichtsfeldes der Defect erkannt wird. Es kann ferner anscheinend jedes Symptom fehlen, namentlich wenn nur ein kleines Stück des Gesichtsfeldes in der Peripherie ausgefallen ist. Bei meiner Patientin war die Aussengrenze von unten her ein wenig hereingerückt. Und Schnabel und Sachs fanden neben einer Astembolie, die als Verstopfung des Stammes begonnen hatte, eine Einschränkung des nur vorübergehend erblindeten Gesichtsfeldabschnittes. Sie bringen dieselbe in Verbindung mit dem Verschluss feiner Arterien der vorderen Netzhautpartien durch Embolussplitterchen. Wenn die Peripherie ungefähr gleichmässig gelitten hatte, so wäre dies wohl eher als die Folge der temporären durch die Stammembolie verursachten Anämie anzusehen. Die Erklärung Schnabel's wird dagegen namentlich für den Defect einzelner kleiner Stellen zutreffen, so auch in meinem Fall. Wahrscheinlich würde eine genaue Untersuchung bei nicht wenigen der flüchtigen Embolieerblindungen ähnliche Spuren der Zertrümmerung des Hauptpfropfes aufdecken, trotzdem dass die Patienten von einer vollkommenen Wiederherstellung der Sehkraft sprechen. Denn nicht alle Emboli werden so vollständig zerfallen, dass sämmtliche Bruchstücke die kleinsten Arterien durchsetzen, ohne aufgehalten zu werden. Bleiben aber solche Trümmer stecken, so kann öfters eine Unregelmässigkeit am Rande des Gesichtsfeldes, ein Hereinrücken der Grenzen die Folge sein, wenn auch die entsprechende Stelle des Augenhintergrundes zu keiner Zeit eine sichtbare Veränderung aufweist. Ebenso könnten kleine inselförmige Defecte aufgefunden werden. Derartige Beobachtungen scheinen aber, abgesehen von den centralen Scotomen, bis jetzt nicht vorzuliegen, und bei meiner Patientin habe ich wiederholt, aber immer vergebens danach gesucht. Auch grössere Lücken innerhalb des Gesichtsfeldes sind sehr selten. In Ulrich's Fall[1] zog sich die Sehstörung bald auf ein Gebiet zusammen, welches unterhalb des Fixirpunktes zwischen dem 15.° und 35.° lag und 60° (?) breit war, später aber sich noch etwas verkleinerte. Und Vossius fand neben anderen Unregelmässigkeiten des Gesichtsfeldes ein Scotom, das sich nach unten und aussen an die dem blinden Fleck entsprechende Stelle an-

[1] *Klinische Monatsblätter für Augenheilkunde.* 20. 1882. S. 238.

schloss und der Zeichnung zu Folge einen horizontalen Durchmesser von 12° und einen verticalen von 8°—20° hatte. Häufig ist dagegen festgestellt, dass ein Quadrant des Gesichtsfeldes oder selbst eine ganze Hälfte verloren ging. Naturgemäss handelt es sich dann um horizontale Hemiopie, und zwar fehlte, soweit mir ein Urtheil möglich, elfmal die obere und zehnmal die untere Gesichtsfeldhälfte. Die Grenzlinie hält sich nicht scharf an den horizontalen Meridian. Wenn sich in Fällen, wo zunächst die ganze Retina ihre Function durch Stammembolie eingebüsst hat, letztere in Embolie eines Hauptastes umwandelt, so kehrt das Sehvermögen der einen Hälfte gewöhnlich, nur eine sichere Ausnahme ist mir bekannt, vom Rande her wieder und die Aufhellung schreitet bis zur Horizontalen und in der Regel noch ein wenig darüber hinaus fort. In Folge dessen ist der Fixirpunkt immer mehr oder weniger frei. In wenigstens der Hälfte der Fälle zeigt er sogar normale Sehschärfe, während diese selten für die Dauer mässig, etwa auf ein Drittel, herabgesetzt ist und nur ganz ausnahmsweise noch tiefer sinkt; in mehreren anderen Fällen stammt die Angabe über Amblyopie des Netzhautcentrums aus einer Zeit, wo noch eine Besserung zu erwarten steht. Während ferner die Defectgrenze nach innen zu der Horizontalen nahe bleibt, weicht sie nach aussen hin oft von derselben zurück, namentlich jenseits der Stelle, welche dem blinden Fleck entspricht. Dieser Umstand hat in der Gefässanordnung seinen Grund, genau so wie das gleichartige Verhalten der Trübungsgrenze. Nebenbei kommt es hier theilweise noch darauf an, ob die Papillenmitte wie gewöhnlich höher als das Centrum der Macul. lut. liegt oder nicht, und welcher der beiden Hauptäste den Pfropf enthält. Endlich scheint der Defect meist absolut zu sein; er geht aber dann manchmal durch ein „Undeutlichkeitsgebiet“ in die normale Hälfte über.

Alles dies findet sinngemässe Anwendung auf die Defecte von Gesichtsfeldquadranten. In 8 Fällen fehlte der innere obere, in 5 der innere untere. Die horizontale Grenze verhielt sich wie bei dem Ausfall einer ganzen Hälfte, und die centrale Sehschärfe war in 6 Fällen normal. Die Spitze erreichte nur selten die Stelle des blinden Fleckes. Mehrmals erstreckte sich der Defect zugleich auf die anstossende Partie des äusseren Quadranten, zuweilen bis zur Hälfte desselben. Dieser selbst war nur zweimal allein ausgefallen und zwar beidemal unten. In einem dieser Fälle ist näher angegeben, dass der Defect nur einen Theil des Quadranten einnahm; wenn also der Pfropf wirklich in der Art. nas. sup. selbst sass, so war deren Gebiet ziemlich klein, sei es wegen der Existenz einer Art. median., sei es wegen beträchtlicher Ausbreitung der Temp. sup. Auffallend ist es, dass eben nur zweimal ein äusserer Quadrant fehlte, dagegen ein innerer in 13 Fällen, zu denen noch ein Fall hinzukommt, in welchem mir nicht bekannt ist, ob der Ramus temp. sup. oder inf. verstopft war. Der Unterschied scheint zum Theil daher zu rühren, dass die äusseren „Quadranten“ (Defecte nach Embolie einer Nasalis) viel kleiner als die inneren sind, und daher, dass sie in jedem Fall vom Centrum des Gesichtsfeldes weit entfernt bleiben; deshalb werden sie sich weniger leicht dem Patienten bemerklich machen und ihn zum Arzt führen. So wäre die Differenz mehr nur eine scheinbare. Vielleicht ist jedoch die häufig zu constatirende Ungleichheit des Gefässcalibers von noch grösserer Bedeutung; und dann darf man zu den 14 Embolien einer Temporalis noch 6 weitere Fälle hinzurechnen, von denen 4 mit Embolie eines Hauptastes complicirt sind, während der 5. (Schnabel's Fall II, rechtes Auge) eine unvollständige Embolie darstellt und ohne merkliche Sehstörung verlief, und der 6. (Samelsohn) den Pfropf in der Temp. sup. nur als nebensächlichen Befund bei Stammembolie darbietet. Diesen 20 Temporalisembolien[1] stehen 4 solche einer Nasalis gegenüber, da zu den früheren noch 2 Fälle kommen, in denen die Centralarterie und ausserdem eine Nasalis einen Embolus enthielt. Wenn dagegen behauptet wird, dass das Gebiet des oberen und unteren Hauptastes ganz ungleich häufig von Embolie heimgesucht werden, so zeigen meine Zahlen nur einen verschwindenden Unterschied, ein geringes Ueberwiegen der Embolien der unteren Netzhauthälfte. Denn der Defect gehörte der oberen Gesichtsfeldhälfte in 19 Fällen, der unteren in 18 an; im 18., bisher noch nicht verwertheten Falle weiss ich von dem sectorenförmigen Defect nichts weiter, als dass er unten liegt. Und wenn man die bedeutungslosen, unvollständig obturirenden sowie die neben Stammembolie sichtbaren Pfröpfe mit in Rechnung zieht, so würden sich die 18 Embolien der oberen Netzhauthälfte noch um 3 vermehren, die 19 der unteren aber um 4. Eine mehr als zufällige Differenz ist also in dem Verhältniss von 21:23 nicht ersichtlich.

Da die Vertheilung und Ausbreitung der Netzhautgefässe immer annähernd dieselbe ist, hat das Gesichtsfeld bei Astembolie eine typische Form. Letztere kann aber einerseits durch partielle Wiederherstellung der Function, also durch unregelmässige Verkleinerung des Defectes, andererseits namentlich durch Embolie mehrerer getrennter Aeste verwischt werden. So entstand in Ulrich's Fall das beschriebene Scotom aus einem grösseren Defect — dagegen wäre z. B. durch gleichzeitige Verstopfung der Temp. sup. und inf. eine ungefähr laterale Hemiopie möglich. Würde hieran eine „mediane“ (nicht „nasale“) Arterie Theil nehmen, so könnte das zurückbleibende Gesichtsfeld unter Umständen

[1] Swanzy's Choreafall ist nicht mitgezählt.

allenfalls dem ähnlich erscheinen, welches HOFFMANN[1] in seinem Fall von angeblicher Astembolie beschreibt und abbildet, wo die ganze innere Hälfte und der äussere Theil der äusseren fehlte. Indessen macht hier schon diese exceptionelle Form im Ganzen, abgesehen von manchen anderen Unregelmässigkeiten des Gesichtsfeldes, die Diagnose der Embolie zweifelhaft, und in der That muss man letztere auch aus anderen Gründen verwerfen. Ebensowenig ist es gerechtfertigt, wenn OGLESBY[2] bei einem Luetischen den plözlichen Ausfall der äusseren Gesichtsfeldhälfte eines Auges, welches später unter den Erscheinungen einer Neuritis opt. fast ganz erblindete, auf Astembolie zurückführt; die erste Untersuchung fand übrigens erst drei Monate nach dem Beginn der Erkrankung statt. Dagegen liegen zwei Beobachtungen vor, nach denen der eine Hauptast und ein Zweig des anderen, beidemal eine Temporalis, ähnlich wie in SCHNABEL's Fall VI, wo jedoch der Pfropf die Circulation nur wenig beeinträchtigte, durch Embolie unwegsam geworden waren, so dass nur ein Quadrant des Gesichtsfeldes, beidemal der untere äussere, unversehrt blieb. In beiden Fällen wurde der Fixirpunkt wieder vollständig normal, und die Defectgrenze verlief, wenigstens ist es mir von dem einen Falle bekannt, auch sonst so wie zu erwarten war: der Gesichtsfeldrest erstreckte sich über den horizontalen Meridian wie über den verticalen hinaus, hier weiter als dort. Und in einem weiteren Falle war anscheinend die untere Netzhauthälfte und ein anstossender medianer Abschnitt ausser Circulation gesetzt, also wohl der untere Hauptast und eine grössere mediane Arterie, vielleicht ein Zweig dieses Hauptastes, unwegsam. Der Fixirpunkt hatte eine Sehschärfe = $^{20}/_{20}$. Wie sich in ANGELUCCI's Fall[3], wo angeblich eine Embolie der beiden Temporaläste der Centralarterie vorlag, das Gesichtsfeld verhielt, wird aus dem Bericht nicht klar. Anfangs war nur „ein kleines Dreieck nach aussen“ erhalten. Entsprach dies vielleicht einer freien Art. median., während die beiden Hauptäste zunächst noch verstopft waren? Oder soll man auf Grund der Angabe, dass ein Embolus im oberen Hauptast an dessen Theilung und ein zweiter im Anfangsstück der Temp. inf. sass, das Dreieck auf das zu dieser Zeit allein mit Blut versorgte Gebiet der Nas. inf. beziehen? Und wurde dann auch noch die Nas. sup. frei und ihr Ernährungsbezirk wieder functionsfähig?

Cilioretinales Gesichtsfeld. An die Astembolien schliessen sich die im Grunde ganz gleichartigen Fälle von Embolie des Stammes an, in denen cilioretinale Gefässe vorhanden und wegsam geblieben sind.

[1] *Klinische Monatsblätter für Augenheilkunde.* 23. 1885. S. 24.

[2] *Lancet.* I. 1874. S. 476; nach NAGEL's *Ber.* 1874. S. 391.

[3] *Gazz. med. di Roma.* 1882; *Archiv für Augenheilkunde.* 11. S. 494.

Hier existirt ein kleiner schlitzförmiger oder ovaler Gesichtsfeldrest, welcher von der dem blinden Fleck entsprechenden Stelle aus nach dem Fixirpunkt hin gerichtet ist und genau der Lücke der Netzhauttrübung entspricht, wo diese noch besteht. Wenigstens geben einige Untersucher letzteres bestimmt an, und gewiss mit Recht, wenn auch ein strenger Nachweis mittelst des Augenspiegels wohl in keinem Falle erbracht worden ist. Das minimale Gesichtsfeld schliesst öfters den Fixirpunkt gerade noch mit ein und die centrale Sehschärfe zeigt dann manchmal die volle Höhe, manchmal eine nur mässige Herabsetzung, bis $^1/_3$. So ist es jedoch erst einige Zeit nach der Embolie, während im Anfang die Function der Fov. centr. gewöhnlich stark gelitten hat, da sie ja an der äussersten Grenze des Ernährungsbereiches der cilioretinalen Arterie liegt und zunächst ebenfalls anämisch wird. Zuweilen bleibt deshalb die Fovea sogar auf die Dauer schwachsichtig oder blind. Auffällig ist die Erscheinung, dass Anfangs nicht bloss der Rand, sondern das ganze cilioretinale Gesichtsfeld eine beträchtliche Amblyopie aufweisen kann (3 Fälle?). Der Grund hierfür muss namentlich in Anbetracht des ophthalmoskopischen Befundes nicht gerade in der Retina gesucht werden. Darf man hier aber vielleicht an eine durch die Centralarterienembolie bedingte Schädigung der zugehörigen Nervenfasern ausserhalb der Netzhaut denken? Auf ein ischämisches Aussehen der Papille lege ich dabei weniger Werth, zumal dasselbe auch ohne diese Amblyopie vorkommt; aber auch weiter rückwärts im Opticus kann gerade das papillomaculare Nervenfaserbündel unter Umständen der Anämie in der Nachbarschaft der Centralgefässe ausgesetzt sein. Es wäre dann je nach dem Grad und der Dauer dieser localen Anämie im Sehnerven leicht verständlich, dass einmal die Function des cilioretinalen Gesichtsfeldes wieder ganz normal wurde, einmal dagegen sehr mässig blieb (Finger: 4 m). Anders kann der Zusammenhang sein, wenn von vornherein eine totale Erblindung auftritt und erst nachträglich nach Minuten oder Stunden ein cilioretinales Gesichtsfeld zum Vorschein kommt — wofür auch ein Beispiel vorzuliegen scheint. Dann würde es sich wohl um denselben Vorgang handeln wie bei Umwandlung einer Stammembolie in Astembolie: der Embolus, der ursprünglich centralwärts von der Abzweigung des „cilioretinalen“ Astes sass, wanderte weiter nach dem Auge hin. Die beiden vorher erwähnten Fälle verhielten sich vielleicht ebenso. Wiederum ein ganz anderer Vorgang war es, der in einem Fall Knapp's[1] kurze Zeit nach der Embolie das kleine Gesichtsfeld vollständig vernichtete; wie schon gesagt, wurde das cilioretinale Gefäss, ein aberrirender Ast der Centralarterie, nach und nach ebenfalls unwegsam

[1] *Heidelb. Ophth. Ges.* 1885.

in Folge von fortgepflanzter Thrombose oder Arteriitis. Umgekehrt kann es natürlich geschehen, dass das cilioretinale Gesichtsfeld später verschwindet, indem die Netzhaut in Folge der Wiederherstellung der Circulation in grösserer Ausdehnung oder nahezu vollständig ihre Function wieder erlangt (2 Fälle).

Das cilioretinale Gesichtsfeld liegt, so sagten wir, in der Nähe des Fixirpunktes. Das ist die Regel. Doch ist es weiterhin möglich, dass es sich gelegentlich nach aussen oder nach oben oder unten an die dem blinden Fleck entsprechende Stelle anschliesst, da cilioretinale Gefässe nicht nur nach der Seite der Macul. lut. hin vorkommen. In der That war in Mittendorf's Fall III[1] das Auge völlig blind ausser in einem kleinen elliptischen Streifen des Gesichtsfeldes auf der Schläfenhälfte, der den beiden am unteren nasalen Papillenrand sichtbaren Ciliargefässen genau entsprach. Diese Gefässe behielten während des ganzes Verlaufes unverändert ihre Blutfülle bei. Am Tage nach der Embolie betrug die Sehschärfe „im temporalen Bezirk“ $^{8}/_{200}$, was für die soeben erst näher bezeichnete Stelle ungefähr die normale Höhe bedeuten würde.

Diese Gruppe von Fällen gleicht ohne Zweifel der vorhergehenden, die nur die Astembolien umfasste; ihr steht nun wiederum vermuthlich die folgende Gruppe sehr nahe.

Temporaler Gesichtsfeldrest. Es giebt Stammembolien, bei denen ein kleines excentrisches Gesichtsfeld, ebenfalls nach aussen hin, meist mit sehr geringem Sehvermögen, das sich höchstens bis auf Fingerzählen in der Nähe hebt, vorhanden ist, ohne dass ein cilioretinales Gefäss bei der Augenspiegeluntersuchung sichtbar wäre. Bei meiner Patientin war eine Netzhautpartie lichtempfindlich geblieben, welche gürtelförmig die Sehnervenscheibe umgab; ich zweifle nicht, dass diese Zone den Fortbestand einer geringen Function der Blutzufuhr von den Ciliargefässen her durch kleinste cilioretinale Zweige verdankte, durch welche sich schon die auffällige Abnahme der Netzhauttrübung in der Nähe des Papillenrandes, in gewissem Sinne auch die leicht gelbliche Färbung des Sehnerven erklärte. Auf Grund des anatomischen Nachweises von regelmässigen Gefässverbindungen am Sehnervenkopf war ich Anfangs überzeugt, dass ich in den veröffentlichten Emboliekrankengeschichten eine grosse Zahl derartiger Gesichtsfeldüberreste auffinden würde. Indessen sind nach den oben angestellten Erörterungen die Gefässverbindungen nicht immer in gleich hohem Grade ausgebildet, wenn sich ihr Einfluss auch mehrfach, in der Röthung oder gelblichen Färbung der Papille, in

[1] *Transact. Amer. ophth. Soc.* 1882; nach *Archiv für Augenheilkunde.* 13. S. 524, *Centralblatt für praktische Augenheilkunde.* VI. S. 501, Schmidt's *Jahrb.* 203. S. 272.

Blutungen an ihr, in Lücken der Trübung u. s. w. geltend macht. Es ist demnach nicht mehr als eine Vermuthung, dass es sich in den (mindestens 16) Fällen mit einem „kleinen Gesichtsfeld nach aussen“ um etwas ähnliches wie bei meiner Patientin handelte. Eine genaue Bestimmung des Ortes der erhaltenen Lichtempfindlichkeit wird durchweg vermisst; dieselbe wäre zudem mit Sicherheit meist nur mittelst der ophthalmoskopischen Beobachtung des Flammenbildes auf der Netzhaut zu erreichen. Mehrmals heisst es, dass nur stark nach aussen noch Lichtschein bemerkt wurde. Auch bei meiner Patientin schien es zuerst nach ihren Angaben und bei der Prüfung auf Erkennen von Handbewegungen, als ob die Netzhautinsel, die nicht vollkommen gelähmt war, viel weiter peripher liegen müsste, als hinterher der Augenspiegel zeigte. Die Täuschung ist bei dem Mangel einer centralen Fixation und bei der Neigung des Auges, sich immer wieder nach der einzigen hellen Stelle hin zu drehen, wohl erklärlich. Trotz jener Angabe „stark nach aussen“ könnten also die betreffenden Fälle hierher gehören. Das noch functionirende Netzhautgebiet braucht natürlich nicht einen geschlossenen Ring wie in meinem Fall zu bilden, sondern es kann sich ebenso wie die Lücken in der Trübung auf ein Stück des Papillenumfanges beschränken und bald mehr, bald weniger weit in radiärer Richtung reichen. Ob gleichzeitig andere Zeichen einer ausgiebigen Gefässverbindung am Sehnervenkopf bestehen, ist aus den Krankengeschichten meist nicht ersichtlich; nur zweimal hatte die Papille bei anscheinend absoluter Netzhautanämie die normale Farbe und kaum häufiger trat der rothe Hintergrund an einer umschriebenen Stelle am Papillenrand inmitten der dichten Trübung nahezu unverhüllt zu Tage. Darauf kommt aber auch nicht viel an. Denn das Sehvermögen der kleinen Netzhautpartie ist gewöhnlich sehr gering; daraus geht hervor, dass die Circulation daselbst ebenfalls sehr schwach ist, obwohl ausserdem nicht nur eine Anämie des Sehnerven wie bei manchen echt cilioretinalen Gesichtsfeldern, sondern auch die minimale Ausdehnung der functionirenden Netzhautstelle das Ergebniss der Sehprüfung beeinträchtigen können. Wäre ein kleines Netzhautgebiet am Papillenrand schon vorher ausschliesslich durch Zufluss von den Ciliargefässen her ernährt worden, so brauchte es nach der Embolie doch nicht unversehrt zu bleiben, da es ja — eine winzige Insel in dem anämischen Hintergrund — nach dem Früheren ebenfalls eine Circulationsstörung erfährt und in Folge dessen sich trübt und offenbar auch an Sehschärfe verliert. Meist aber tritt der ciliare Zufluss wohl erst zum Ersatz ein und wird dann um so weniger ausreichen, die Function der Netzhaut und ihre Durchsichtigkeit in normalem Zustand zu erhalten. Nur selten scheint, ohne dass cilioretinale Gefässe sichtbar sind, aber ähnlich wie in den Fällen, wo solche existiren, eine grössere Strecke der Netzhaut dauernd ungetrübt und bei ziemlich guter Function zu bleiben. Andererseits kann es hiernach nicht auffallen, dass in manchen Fällen trotz normaler Röthung der Papille ohne oder mit nur mässiger Netzhautcirculation und selbst einmal bei vorhandener, wenn auch nicht beständiger Lücke in der Trübung am Rande des Sehnerven der Gesichtsfeldrest von vornherein und andauernd fehlte.

Während nun derselbe meist schon frühzeitig, sicher in den ersten Stunden oder Tagen, vorhanden war, entwickelte er sich zweimal erst nach längerer Zeit, nach etwa 2 Wochen, aus einer Amaurose. Dabei kam ein schwacher Blutstrom in den Netzhautgefässen in Gang; gleichwohl waren vermuthlich die cilioretinalen Gefässverbindungen die eigentlichen Quellen des wiedererwachenden Lebens. Denn die lichtempfindliche Stelle war nicht die, an welcher die Circulation am kräftigsten zu sein schien. Vielmehr wurden vielleicht schon während der vollkommenen Anämie der Centralgefässe einzelne Strecken der Netzhaut in der Umgebung der Papille von den Ciliargefässen her noch mit Blut versorgt, freilich nicht in einer zu mässiger Function ausreichenden Weise, auch nicht genügend, um die normale Durchsichtigkeit zu behalten oder zurückzuerlangen, aber doch so, dass sie eine bessere Lebensfähigkeit als die übrige Netzhaut bewahrten und deshalb mit der Herstellung des Kreislaufes wieder auflebten.

Bevorzugung des temporalen Gesichtsfeldquadranten. Derselbe unmittelbare und mittelbare Einfluss der cilioretinalen Gefässverbindungen auf das Gesichtsfeld, der für diese Gruppe denkbar ist, wird aber auch in den gleich zahlreichen Fällen nicht ausgeschlossen sein, in denen von Anfang an oder später nicht nur an einer kleinen Stelle nach aussen hin, sondern fast im ganzen temporalen Quadranten oder zugleich nach oben oder unten Lichtempfindung nachgewiesen werden konnte oder in denen das ganze Gesichtsfeld erhalten war, doch so, dass es neben ungefähr concentrischer oder vorwiegend nasaler Einengung überall ein geringes Sehvermögen, nach aussen hin aber ein weit besseres zeigte. Doch kommt für diese Bevorzugung der Papillennachbarschaft weiterhin der Umstand in Betracht, dass die Papille das Gefässcentrum der Netzhaut ist. Der schwache Blutstrom in den Centralgefässen nach einer Embolie wird im Allgemeinen den Netzhautabschnitten, die weiter von der Papille entfernt sind, weniger zu Gute kommen als den nahen. Aus dem gleichen Grunde soll sich ja nach Koller[1] bei Druck auf den Bulbus das Gesichtsfeld stets von der Nasenseite her verfinstern und schliesslich nur eine Netz-

[1] *Wien. med. Wochenschr.* 1886. Nr. 9; nach *Centralblatt für prakt. Augenheilkunde.* X. S. 147.

hautpartie functionsfähig bleiben, welche um den Sehnerven inselförmig gelagert ist — was ich freilich nach einigen Selbstversuchen nicht bestätigen kann. Reicht aber alles dies auch zur Erklärung aus? besonders auch dann, wenn sich zuweilen das kleine temporale Gesichtsfeld mit der Zeit zwar weiter ausdehnt, vornehmlich nach dem Rande hin, im Ganzen aber auf den temporalen Quadranten beschränkt bleibt und einmal selbst den Fixirpunkt nicht erreichte? Magnus[1] hat in einem Falle von angeblicher Sehnervenblutung etwas ganz Aehnliches beobachtet. 14 Tage nach der plötzlichen Erblindung glaubte Patient nach aussen hin eine leise Lichtempfindung zu haben und diese Spur von Sehvermögen hob sich dann langsam, aber stetig, so dass 5 Wochen nach der Erkrankung Finger gezählt und alle umgebenden Gegenstände unterschieden werden konnten. Die äussere Netzhauthälfte und die Macul. lut. blieben aber blind. Auf diese Verlaufsweise legt nun Magnus grosses Gewicht für die Differentialdiagnose zwischen Embolie der Centralarterie und Sehnervenblutung und er erklärt sie in diesem Falle, der erst 8 Tage nach dem Beginn zur Beobachtung kam, für das einzige, hier verwerthbare Unterscheidungsmerkmal. Nebenbei bemerkt, scheint er sonach auf andere, 4 Jahre vorher von ihm besonders betonte Symptome, so auf die angeblich für die Annahme einer Embolie erforderliche absolute Netzhautanämie, nicht mehr viel zu geben. Wegen des weiteren Verlaufes also trägt Magnus kein Bedenken, die Diagnose auf eine Sehnervenblutung zu stellen und „die Möglichkeit einer Embolie mit aller Bestimmtheit auszuschliessen.“ Die Netzhautarterien waren, wie Magnus angiebt, überall in genau gleicher Weise sehr schwach gefüllt, auf der inneren Netzhauthälfte gerade so wie auf der äusseren. Hätte die Retina, so meint Magnus, ihre Function ursprünglich in Folge von acuter Anämie eingebüsst und jetzt auf der nasalen Hälfte durch neuen Blutzufluss wiedererlangt, so müsste sich im Augenspiegelbild „nothwendigerweise“ eine entsprechende Differenz in der Gefässfüllung auf der inneren und äusseren Netzhauthälfte kundgeben, was eben nicht der Fall war. Allein dabei macht Magnus stillschweigend die unerwiesene und offenbar unrichtige Voraussetzung, dass sämmtliche Netzhautbezirke genau gleichmässig unter einer Anämie im Centralgefässsystem leiden und dass eine schwache Circulation in dem letzteren wiederum genau gleichmässig sämmtliche Partien der Retina ernährt und functionsfähig macht. Kommt somit dem örtlichen Missverhältniss zwischen Circulation und Function der Netzhaut nicht die Bedeutung zu, welche Magnus ihm beimisst, so wüsste ich nicht, in welch anderer Weise gerade die hier beobachtete Gesichtsfeldform zur Unterscheidung

[1] *Klinische Monatsblätter für Augenheilkunde.* XVI. 1878. S. 78.

der Sehnervenblutung von der Embolie noch verwerthet werden könnte. Nach dem Wegfall seines einzigen angeblichen Beweises für Apoplexie müsste aber selbst MAGNUS die Diagnose einer Embolie für gleich wahrscheinlich halten. Ist dann nicht auf Grund aller bisherigen Erörterungen und namentlich im Hinblick auf den Mangel jeder Venenstauung in der Netzhaut überhaupt viel mehr an Embolie als an Sehnervenblutung zu denken? Dass MAGNUS zu der soeben näher beleuchteten Auffassung seines Falles gelangte, muss um so mehr überraschen, als ja GRÄFE's Emboliefall, so ziemlich der einzige, dessen Diagnose MAGNUS gelten lässt, jedenfalls derjenige, den er als den Typus der Centralarterienembolie hinstellt, einen auffallend nahe kommenden Verlauf zeigt. Auch hier kehrte 14 Tage nach der Embolie zuerst etwas Sehvermögen des papillaren Netzhautquadranten wieder und es nahm dann noch zu bis auf Fingerzählen, wenn es auch nicht die Höhe und Ausdehnung erreichte wie in dem Falle von MAGNUS; von letzterem liegt übrigens keine einzige Gesichtsfeldmessung vor und die Angabe „halbseitiger Defect“ ist gewiss nicht wörtlich zu nehmen. Allerdings schien in GRÄFE's Fall die Gefässfüllung auf der temporalen Netzhauthälfte eine schwächere zu bleiben als auf der nasalen, aber es wird ausdrücklich mitgetheilt, dass die Lichtempfindlichkeit nicht an den Ort der kräftigsten Circulation gebunden war.

Im Gegensatz zu MAGNUS vermag ich sonach die eigenthümliche Art der Gesichtsfeldstörung, die Bevorzugung des temporalen Quadranten nach Embolie der Centralarterie nicht für undenkbar und völlig räthselhaft zu halten; ja ich erblicke in dem Vorkommen dieser Gesichtsfeldform weit mehr als Zufall. Gleichwohl bin ich selbst weit entfernt von der Meinung, mit dem, was ich vorhin über die Ursachen dieses Verhaltens des Gesichtsfeldes äusserte, die näheren Bedingungen desselben hinreichend klargestellt zu haben. Oefters scheint weder die Wirkung der Ciliargefässe, noch der Einfluss der Papillennähe eine befriedigende Erklärung zu ermöglichen. Die Gestaltung des Gesichtsfeldes hängt eben ausserdem von anderen Factoren ab, darunter vor allem von der Empfindlichkeit der Netzhaut, wie wir vor der Hand sagen müssen, und diese braucht nicht überall gleich gross zu sein.

Unregelmässige Gesichtsfeldformen. Es ist dann auch nicht zu verwundern, dass es noch Gesichtsfeldveränderungen ganz anderer, unregelmässiger Art giebt. So kommt zuweilen ein kleiner excentrischer Ueberrest, fern von der dem blinden Fleck entsprechenden Partie, vor, mit dem z. B. hoch oben aussen Handbewegungen wahrgenommen werden, oder es sind mehrere derartige Stellen vorhanden, indem hier und da im Gesichtsfeld etwas quantitative Lichtempfindung nachzuweisen ist, während andererseits bei Rückbildung einer totalen Amaurose in dem noch amblyopischen Gesichtsfeld auch einzelne fleckförmige oder streifige Lücken, inselförmige Abschnitte mit noch schwächerem Sehvermögen, vorübergehend aufzutreten scheinen. Eine zweite Form, von der freilich nur selten Messungen und Zeichnungen mitgetheilt werden, besteht darin, dass das Gesichtsfeld ungefähr concentrisch oder unregelmässig eingeengt ist, ohne nach aussen hin ein besseres Sehvermögen zu zeigen. In dem Falle von Vossius z. B. war die Aussengrenze besonders stark unten und innen (bis auf 20°) hereingerückt, wenig aussen oben und aussen unten, fast gar nicht von oben, von oben innen und von aussen. Eine viel stärkere Einengung scheint in Hirschberg's Fall Nr. 7 vorzuliegen. In einer Anzahl anderer Fälle werden nur unbestimmte, kaum verwerthbare Angaben gemacht, z. B. die, dass im ganzen Gesichtsfeld Lichtempfindlichkeit existirte; hatte das Gesichtsfeld wirklich normale Grenzen? Einspringende Winkel würden hier vielleicht auf Embolien peripherer Aeste beruhen oder die ganz ungleiche Schädigung der verschiedenen Meridiane hängt von Differenzen der Empfindlichkeit ab oder, wo die Einengung wirklich concentrisch erfolgt, könnte neben der Netzhautanämie oder selbst mehr als diese die Anämie des Sehnerven von Bedeutung sein. Beide unregelmässige Gesichtsfeldformen, im Ganzen selten, finden sich übrigens, wie es scheint, gleich den typischen ebensogut schon von vornherein, falls die Arterienverstopfung eine unvollständige ist, als erst später nach der Wiederherstellung eines Netzhautkreislaufes. — Endlich war ein einziges Mal vorübergehend ausschliesslich im Centrum ein schwaches Sehvermögen vorhanden, und einmal erlangte lediglich eine kleine centrale Netzhautstelle wieder für die Dauer eine beschränkte Function.

Bleibender Totalausfall. Es ist behauptet worden, mit der Wiederfüllung der Gefässe müsse die Netzhaut wieder in den Besitz ihrer vollen Function gelangen, sie vertrage lange Zeit den höchsten Grad der Blutarmuth; wenn trotz Beseitigung der letzteren die Amaurose bestehen bliebe, wie es in den „Emboliefällen“ oft zu beobachten ist, so wäre diese überhaupt nicht durch Anämie (Embolie), sondern durch eine Sehnervenläsion (Apoplex. Nerv. opt.) entstanden. Indessen unterscheiden sich die Fälle, auf welche man sich hierbei stützt, die Ischämien von Alfred Gräfe, Heddäus u. s. w., die mehr oder weniger vollständig geheilt wurden, wesentlich von den Embolien. Vor allem ist anzunehmen, dass bei ihnen trotz der weitgehenden Verengerung der Arterien der Blutstrom nicht unterbrochen, ja nicht einmal hochgradig gestört ist. Denn abgesehen von gelegentlichem Auftreten eines Venenpulses oder dem Nachweis einer künstlich hervorgerufenen Arterienpulsation — die ophthalmoskopischen Folgeerscheinungen der Anämie wie wir sie bei zweifelloser Embolie kennen lernten, die Gefässveränderungen, Blutungen u. s. w., namentlich aber die Netzhauttrübung, deren Auftreten bei wirklicher Anämie fast ausnahmslos sehr zeitig zu erwarten ist, fehlen überall. Andererseits genügt aber anscheinend eine sehr geringe continuirliche Blutzufuhr, um die Function der Retina zu unterhalten, eine Blutzufuhr, die natürlich immer noch weit reichlicher sein muss als da, wo ein Pfropf durch nicht ganz vollständige Verstopfung der Centralarterie das Sehvermögen sofort vernichtet, wie es vorzukommen scheint. Deshalb muss man eher daran denken, dass die zeitweilige Erblindung in jenen Fällen ihren Grund nicht allein in der Ischämie hat, sondern vorzugsweise in einer zugleich die Ischämie verursachenden Erkrankung, in einer retrobulbären Neuritis, bei der ja ein derartiges Verhalten der Sehnervenfunction nichts Unerhörtes wäre. Doch wenn man auch zugeben wollte, dass die Blutarmuth bedeutend genug war, um die Netzhaut zu lähmen, für einen günstigeren Ausgang dieser Fälle würde der weitere wichtige Unterschied mitwirken, dass hier allem Anschein nach später der Kreislauf ein normaler wird, während er nach Embolie in der Regel äusserst mangelhaft ausfällt, trotz scheinbar vollkommener Gefässfüllung. So kommt es auch, dass zuweilen die Embolieerblindung ganz unverändert fortdauert oder nur einem minimalen Sehvermögen Platz macht, obwohl der Netzhautblutstrom schon zeitig, zwischen der 15. und 24. Stunde nach der Embolie, zwischen der 8. und 16. Stunde, vor der 12. Stunde, ja selbst noch innerhalb der ersten 2 Stunden wiederkehrte. Der neue Kreislauf war thatsächlich sehr schwach, wie aus der Zuspitzung der Venen nach der Gefässpforte hin, aus dem Zerfall der Blutsäulen in rothe und farblose Cylinder, aus der Zunahme der Netzhauttrübung u. s. w. hervorgeht. Dass unter solchen Umständen trotz der kurzen Dauer der absoluten Anämie die Retina blind blieb, wird um so leichter verständlich, wenn man die Thatsache berücksichtigt, dass selbst bei Wiederherstellung normaler Circulation längere Zeit verfliesst, ehe sich die Netzhaut von einer Anämie gleicher Dauer erholt. In dem Falle von Mules[1], wo etwa 1 Stunde nach der Embolie das Stromhinderniss beseitigt wurde, blieb der Gesichtsfelddefect noch „einige Zeit“ bestehen. Bei meiner Patientin hatte nach der zweistündigen Anämie das Sehvermögen, wie es scheint, erst am nächsten Morgen die normale Höhe wiedererlangt, vom centralen Scotom abgesehen; Anfangs erschien alles „streifig“ (in Folge von ungleichmässiger Ausbreitung der Function über die Netzhaut?) und sicher noch nach 7 Stunden viel weniger deutlich als in der Peripherie des linken Auges. Auch wenn eine Stammembolie in eine Astembolie übergeht, was gewöhnlich sehr bald geschieht,

[1] *Transact. of the ophth. Soc.* VIII. S. 151; nach *Centralblatt für praktische Augenheilkunde.* XIII. 1889. S. 12, und *Archiv für Augenheilkunde.* 20. S. 225.

wird das temporär der Circulation beraubte Gebiet nicht sofort wieder völlig functionstüchtig; so brauchte in BENSON's[1] Falle, wo die totale Erblindung nur 3 Minuten dauerte, die Aufhellung der unteren Gesichtsfeldhälfte 15 Minuten Zeit, um sich bis zur Horizontalen auszubreiten. Blitzartige Wiederkehr der vollen Function scheint allein bei minimaler Dauer des Blutmangels möglich zu sein. Wie lange die Netzhaut die absolute Anämie ohne allen Schaden verträgt, vermag ich nach den Beobachtungen bei Embolie nicht sicher zu beurtheilen. Wo der volle Blutstrom wieder frei und das Sehvermögen ganz normal wurde, währte die absolute Anämie immer nur kurze Zeit, in meinem Falle 2 Stunden, in dem von HIRSCHBERG, von WODD-WHITE etc. einige wenige Stunden. Von EWERS' Fall und anderen — die unvollständigen Embolien abgerechnet, die natürlich andere Verhältnisse zeigen — kenne ich weder die Dauer der Anämie, noch die Ergebnisse einer etwaigen genauen Gesichtsfeldaufnahme. Andererseits ist bisweilen selbst erst nach 14 Tagen eine Spur von Lichtschein aufgetreten. Dies geschah aber nur an Stellen der Netzhaut, welche in der Nähe der Papille liegen und die vermuthlich durch cilioretinale Gefässverbindungen noch am Leben erhalten waren. Wenn manchmal, allerdings nach viel kürzerer Zeit, trotz unvollständiger Wiederherstellung des Kreislaufes ein besseres Sehvermögen beobachtet worden ist, so muss angenommen werden, dass der Kreislauf, vielleicht niemals ganz oder doch nur auf kurze Zeit unterbrochen, weit kräftiger wurde als da, wo die Amaurose dauernd war; ist doch die Circulation oft schwierig und unsicher allein nach dem ophthalmoskopischen Befund zu beurtheilen. Ferner ist eine ungleiche Lebensfähigkeit der Retina mit in Betracht zu ziehen. Und endlich kann der wechselnde Einfluss der Choriocapillaris ebenfalls eine Rolle spielen. Jedenfalls braucht die Netzhaut, wenn ihr zeitig wieder etwas Blut zugeführt wurde, selbst noch nach Tagen einer völligen Amaurose nicht total abgestorben zu sein, sondern sie kann dann bei Zunahme der Circulation wieder zu functioniren beginnen und unter langsamer, Tage oder sogar Wochen lang fortschreitender Besserung ein Sehvermögen von wechselnder Höhe erreichen, wenn auch die Besserung nicht immer eine anhaltende ist, sei es weil die Netzhaut schon zu stark unter der anfänglichen Anämie gelitten hatte, um ganz wieder aufzuleben, sei es weil die Blutzufuhr wieder nachlässt. Dass trotz der günstigen Wendung im Verlaufe Netzhautanämie die Ursache der Functionsstörung war, beweist vor anderem das Auftreten der Trübung und sonstiger sichtbarer Folgen der Anämie; aber gerade hierin äussert

[1] *Ophth. Rev.* I. 1886. S. 1; nach *Archiv für Augenheilkunde.* 17. S. 233, und *Centralblatt für praktische Augenheilkunde.* X. 1886. S. 25.

sich die Differenz zwischen diesen Beispielen und jenen Ischämiefällen in Betreff der Ursache der Sehstörung.

Das Gesichtsfeld hat, wie wir sahen, nach Embolie des Stammes der Art. centr. ret.[1] sehr häufig die Eigenthümlichkeit, dass der temporale Quadrant wesentlich bevorzugt ist, indem er entweder ausschliesslich an einer kleinen Stelle oder in grösserer Ausdehnung einen Rest von Sehvermögen aufweist oder doch eine höhere Sehschärfe als die übrigen Theile besitzt. Dem gegenüber war nur ganz selten die Lichtempfindung an beliebigen anderen Stellen der Peripherie oder allein im Centrum erhalten oder es wurde angeblich eine concentrische Einengung des Gesichtsfeldes mit gleichmässiger Herabsetzung des Sehvermögens gefunden, während sonst die Erblindung vollständig war oder genaue Angaben fehlen. Hierin ist aber die Embolie der Centralarterie dem Glaucom ähnlich. In den späteren Stadien desselben bildet das Gesichtsfeld häufig nur noch einen temporalen Schlitz, ein horizontales Oval, welches die dem blinden Fleck entsprechende Stelle umfasst oder sich von da nach aussen oder gegen den Fixirpunkt hin erstreckt. Nun ist oft eine Behinderung der Blutzufuhr zur Netzhaut an der Verengerung und Streckung der Arterien und an dem Arterienpuls deutlich zu erkennen; und Erkrankungen der Gefässwand sind ophthalmoskopisch und anatomisch nachgewiesen. Hiernach könnte man vermuthen, dass die Aehnlichkeit des Gesichtsfeldes bei Embolie und Glaucom ihren Grund in der gleichen Ursache der Functionsstörung hat, dass also bei Glaucom weder eine Chorioiditis noch ein Sehnervenleiden, weder der Druck auf die Nervenfaserschicht noch die Excavation, sondern die Erschwerung des retinalen Blutstromes durch die Bulbusspannung oder durch das Gefässleiden oder durch beides die Function der Netzhaut schädigt. Manche glaucomatöse Erblindungen kommen ganz acut wie Embolien zu Stande und man hat dann in der That eine ischämische Netzhautparalyse für die Ursache gehalten. Selbst die prodromalen vorübergehenden Erblindungsanfälle, eine weitere äussere Aehnlichkeit mit Embolie, sind auf Netzhautanämie zurückgeführt worden. Die beträchtlichen Schwankungen der Aussengrenzen, welche Pflüger gesehen hat, könnten aus Kreislaufstörungen in der Retina erklärt werden. Ebenso würden sich damit die scharfbegrenzten, sectorenförmigen, tief eingeschobenen Defecte und der häufige Beginn mit Einschränkung des Gesichtsfeldes von der nasalen Seite her wohl vereinigen lassen. Allein bei Embolie hat die eigenthümliche Gesichtsfeldform in der Mehrzahl der Fälle Gründe, welche für Glaucom nicht gelten; sie entsteht dadurch, dass cilioretinale Gefässe, sichtbar oder nicht sichtbar, eine vom Central-

[1] Auch bei Astembolie, nur aus ganz anderen Gründen.

gefässsystem unabhängige Blutzufuhr ermöglichen, während nicht abzusehen ist, warum bei Glaucom gerade diese Gefässe allein von der Drucksteigerung u. s. w. verschont werden sollten. Nur in einem kleineren Theil der Fälle kam eine allgemeine, also vielleicht bei Glaucom ebenfalls wirksame Ursache, der Umstand, dass die Papille das Gefässcentrum der Netzhaut ist, in Frage. Die Beobachtungen bei Embolie berechtigen also nicht dazu, die glaucomatöse Functionsstörung in ausgedehntem Maasse aus Unregelmässigkeiten der Circulation herzuleiten, wiewohl deren Einfluss nicht gleichgültig sein wird. — Die Gesichtsfeldform der Embolie kommt auch sonst häufiger vor. Zunächst bei tabetischer Sehnervenatrophie. Diese lässt manchmal nur einen excentrischen Schlitz, zwischen Centrum und blindem Fleck, übrig; ausserdem kann die Einengung des Gesichtsfeldes mit einspringenden Winkeln beginnen und sogar mit einem sectorenförmigen Defect verbunden sein. Trotzdem wird es gerade durch den Vergleich mit Embolie sehr unwahrscheinlich, dass die Kreislaufverhältnisse in der Retina allgemein bestimmend für die Form des Gesichtsfeldes sind. — Die Erblindungen nach Blutverlusten zeigen öfters gleichfalls einen kleinen Gesichtsfeldrest, der, wie es scheint, zuweilen im temporalen Quadranten liegt. Dabei ist aber der Blutstrom in den Centralgefässen nicht mehr als in anderen Fällen mit Amaurose u. s. w. verändert, sein Einfluss also sehr fraglich. — Bei manchen anderen pathologischen Zuständen dagegen ist das gleiche Gesichtsfeld offenbar durch die gleiche Ursache, wenigstens vorwiegend, bedingt. So kehrt ein kleines temporales Gesichtsfeld bei Neuritis mit ganz engen Arterien und „anämischer“ Netzhauttrübung wieder. So wurde es in Fällen von Kreislaufstörungen unklarer Natur angetroffen, wie sie z. B. Leber und Deutschmann[1] beschreiben. So scheint es auch einmal in Jäger's Beobachtungen von „Hyperämie mit Blutstockung“ vorzuliegen. Namentlich aber kann die Apoplex. Nerv. opt. dasselbe Gesichtsfeld wie die Embolie zur Folge haben. In einem solchen Falle[2] nahm ein vom Papillenrand nach dem gelben Fleck hin zeigendes Dreieck nicht mit Theil an der allgemeinen Trübung und es war Anfangs vom Gesichtsfeld nur ein kleiner temporaler Schlitz übrig, der gerade am Fixirpunkte endigte. Im weiteren Verlaufe verbreiterte sich derselbe und „erreichte nach aussen fast die normale Ausdehnung“ (?), während er nach innen zu nicht grösser wurde. Diese Uebereinstimmung ist dann erklärlich, wenn bei der Sehnervenblutung die Compression der Centralarterie den Hauptgrund der Functions-

[1] *Archiv für Ophthalmologie.* 27. 1. S. 310.

[2] Pagenstecher und Sämisch, *Klin. Beob. aus d. Augenheilanstalt z. Wiesbaden.* 1861. 1. Heft. S. 54. Vergl. auch den 4. Fall, den Schüller, *Zur Emb. der Art. centr. ret.* Diss. 1888, trotz der starken Venenfüllung als Embolie beschreibt.

störung darstellt. Der Druck auf die Nervenfasern würde dabei mehr in den Hintergrund treten und nur gelegentlich zur Geltung kommen, indem er z. B. zu der anfänglichen Amblyopie des kleinen Gesichtsfeldes mit beiträgt. Aber noch eine andere Gesichtsfeldanomalie, deren Bedingungen sich verwickelter gestalten, ist beiden, der Sehnervenblutung und der Embolie, gemeinsam.

Centrales Scotom. Magnus fand bei einer Sehnervenblutung mit Compression der Centralgefässe (sein Fall I) ein Jahr nach der fast totalen Erblindung ausser einer Gesichtsfeldeinschränkung von innen und unten her dicht über dem Fixirpunkt einen umschriebenen Defect, „dessen Querdurchmesser etwa 4° umfasste, während sein Längsdurchmesser an der breitesten Stelle höchstens 15° betrug."

Ebenso ist nach Embolie der Centralarterie ein centrales Scotom, genau central oder in nächster Nähe des Fixirpunktes, beobachtet worden und zwar ausser in meinem Falle nicht weniger als acht Mal. Dabei ist ein Fall Treitel's[1] nicht mit berücksichtigt, in welchem bei angeblicher Embolie eines Astes ein unregelmässig kreisförmiges centrales Scotom von 25° horizontaler und 10° verticaler Oeffnung vorhanden war, das den blinden Fleck mit einschloss. Das Auge hatte vorher an einer Chorioid. dissem. gelitten; daher der gelbe Fleck, der jetzt noch im Centrum sichtbar war. Auf diesem alten Herde beruhte das Scotom wenigstens zum Theil; durch die neue Erkrankung war es höchstens, wie es scheint, vergrössert worden. Es ist aber überhaupt sehr fraglich, ob diese neue Affection eine Astembolie war. Von der Papille nach oben aussen verlief ein „ganz blutleeres" feines weissliches Gefäss, das nach der Peripherie hin allmählich dünner wurde. Die Trübung hielt sich aber keineswegs an das Gebiet dieser Arterie, welche offenbar der verstopfte Ast sein soll; sie war vielmehr vor der Papille und deren Umgebung mit Einschluss der Macul. lut. am dichtesten. Und im weiteren Verlauf kam rings um die Sehnervenscheibe ein Bluterguss zum Vorschein, der zudem nach innen unten die grösste Ausdehnung hatte. Eine unvollständige Stammembolie mit ungleichen secundären Veränderungen der verschiedenen Arterienzweige wäre nach dem ophthalmoskopischen Befund wahrscheinlicher. Ich halte aber die Diagnose der Embolie überhaupt für unrichtig. Ueber den Beginn der Sehstörung scheint nichts Genaueres festgestellt zu sein, und die Quelle für einen Embolus war nicht nachzuweisen; vor allem aber ist der Umstand mit Embolie nicht vereinbar, dass die Aussen- und Farbengrenzen überall normal waren. Die Sichtbarkeit der Temp. sup. in der geschilderten Weise müsste auf anämische Wandveränderung

[1] *Archiv für Ophthalmologie.* 25. 3. S. 23.

zurückgeführt werden; wie sollte aber eine Anämie mit solchen Folgen für die Arterie die Netzhautfunction durchaus unversehrt lassen? Dagegen wird es durch eine primäre, z. B. luetische Gefässentartung mit scheinbarer Blutleere oft nicht verhindert, dass ein genügender Kreislauf fortbesteht und das Gesichtsfeld seine normale Ausdehnung beibehält. Aber auch im Uebrigen erweckt die Krankengeschichte Bedenken gegen die Diagnose einer Embolie. Ich erwähne nur noch, dass es sich um ein schon vorher krankes Auge handelt und dass sich die neue Erkrankung angeblich nach anstrengenden Märschen in Sonnenhitze einstellte. Ich habe deshalb Treitel's Fall in meiner ganzen Arbeit nicht mit verwerthet. Ebensowenig vermag ich in Emmert's Fall[1] von „Embolie oder Hämorrhagie“ die Erscheinungen, darunter das centrale Scotom, mit Sicherheit von einer Netzhautanämie herzuleiten. Für letztere scheint manches zu sprechen. Die Arterien waren „sehr leer“, in der Nähe der Papille und auf derselben zum Theil kaum sichtbar; es bestand eine leichte weissliche Papillentrübung, die stellenweise, besonders nach der Macul. lut. hin über den Rand hinausging; an der Stelle des directen Sehens fand sich ein „von oben nach unten länglich runder, ovaler“ Fleck, fünfmal kleiner als die Papille, intensiv kirschroth, scharf abgegrenzt; die Umgebung war ungetrübt und normal gefärbt und in ihr zahlreiche kleine Gefässchen bis unmittelbar an den Rand des rothen Fleckes zu verfolgen, in dessen Mitte ein weisses Pünktchen sichtbar wurde. Aber welches dieser Symptome ist beweisend? Nicht einmal die Verengerung der Arterien. Im Gegentheil, wenn reine Netzhautanämie sämmtliche Symptome hervorbrachte, so hätte man jetzt, wo sich die Netzhautfunction wiederherstellte und die Sehschärfe, die später auf $^{20}/_{20}$ stieg, neben dem centralen Scotom bereits $^{6}/_{200}$ betrug, wohl eine secundäre relative Hyperämie erwarten dürfen. Diese wird ja nur ausbleiben, falls der wieder eingeleitete Blutstrom sehr schwach ist oder in den Netzhautarterien besondere Hindernisse antrifft, und dann wird er eben zur Wiederbelebung der Retina nicht ausreichen; war aber die Anämie zu gering oder von zu kurzer Dauer, um eine Gefässwanderschlaffung herbeizuführen, so konnte sie auch kaum allein die anderen Erscheinungen verursacht haben. Ausserdem wäre gerade Embolie der Centralarterie in diesem Falle ziemlich zweifelhaft, trotz der „nicht unbedeutenden Hypertrophie des linken Ventrikels“ und der bestehenden Gravidität. Die mässige Mydriasis des kranken Auges hat in dieser Frage nichts zu bedeuten; ich lege ferner keinen Werth darauf, dass die Patientin die Sehstörung erst zufällig bemerkte und dass sie auch an eine Beeinträchtigung

[1] *Archiv für Augenheilkunde.* 5. 1876. S. 404.

des anderen Auges glaubte, wovon objectiv anscheinend nichts nachweisbar war. Aber die Venen waren zum Unterschied von den Arterien (wenigstens zum Theil?) „sehr voll". Ich möchte deshalb annehmen, dass es sich um einen entzündlichen Process handelte, der sich in dem einen Sehnerven, in geringstem Grade vielleicht auch in dem anderen, allmählich entwickelte und bis in die Netzhaut hinein erstreckte, und der zugleich die Centralgefässe, Arterie wie Vene, comprimirte, doch ohne die Circulation zu unterbrechen, ohne eine wirkliche Netzhautanämie zu bedingen. Wäre dies der Fall gewesen, so hätte allerdings das centrale Scotom für das Folgende einige Bedeutung: denn vor allem war es positiv und die Netzhautstelle, die ihm entsprach, allem Anschein nach wesentlich grösser als die einzige sichtbare Abnormität dieser Gegend, der rothe Fleck im Centrum, der übrigens kaum von einer Hämorrhagie gebildet wurde. Auch diesen Fall also habe ich gänzlich ausser Betracht gelassen. Aehnlich verhält es sich mit folgender Beobachtung Schön's.[1] Bei einer 38 jährigen Frau entstand plötzlich eine Amblyopie des bisher gesunden rechten Auges, mit Schmerzen in der rechten Supraorbitalgegend und mit Eingeschlafensein des linken Beines. Letzteres Symptom verschwand nach einigen Minuten, der Kopfschmerz nach acht Tagen. Früher nie Kopfschmerz oder Herzklopfen. Menstruation normal. Herzbefund negativ. Nach fast vier Wochen wurde im Sehfeld des rechten Auges ein centraler querovaler relativer Defect nachgewiesen, welcher, in 12″ Entfernung aufgezeichnet, nach aussen $1/2''$, ebenso nach oben und unten, nach innen aber 4″ weit reichte. Gesichtsfeldgrenzen normal. Im Augenspiegelbild „alle Arterien durchgängig, breite Venen". Wenn letzteres nicht eine Hyperämie bedeuten soll, würde man an die Stelle der Diagnose einer retrobulbären Neuritis, welche Schön zunächst mit Recht angiebt, die einer vorübergehenden Stammembolie mit restirendem centralen Scotom setzen dürfen.

Die acht centralen Scotome[2] bei Embolie sind nun folgende:

1. Bei der 54 jährigen Herzkranken Sichel's erblindete zuerst das linke Auge mit einem Schlage vollständig. Tags darauf war die Gesichtsfeldperipherie wieder frei, das Centrum aber noch blind, und zwar hatte das Scotom für 30 cm Abstand einen queren Durchmesser von 22 cm Länge und einen senkrechten von 16 cm. Papille normal. Venen „leicht angefüllt", Arterien normal breit, sehr blass. In der Macul. lut. eine dunkelrothe scharf umschriebene „Blutung" von 7 mm Breite und 4 mm

[1] Schön, *Die Lehre vom Gesichtsfeld.* 1874. S. 105.

[2] Nachträglich finde ich noch einen weiteren, allerdings zweifelhaften Fall bei Schöler, *Jahresber. d. Augenklinik.* 1879. S. 33.

Höhe. In der Peripherie — wie rechts — sehr viele kleine Hämorrhagien und daneben zahlreiche weisse Fleckchen. Im Laufe zweier Monate besserte sich die Sehschärfe, bis JÄGER Nr. 17 gelesen wurde. Doch sinkt sie dann wieder rapid, wie später die Section wahrscheinlich macht, in Folge von secundären Vorgängen in der Umgebung des unvollständig obturirenden Pfropfes.

2. Der dritte Fall von SCHNABEL und SACHS betrifft einen 32jährigen Herzkranken, der eines Morgens um 8 Uhr plötzlich auf dem rechten Auge eine hochgradige Abnahme des Sehvermögens bemerkte; nach Verlauf einer Minute wird schon nicht mehr Hell und Dunkel unterschieden. Nach $1\,^1/_2$ Stunden beginnt es vor dem Auge zu blitzen, und es stellt sich wieder quantitative Lichtempfindung ein. Danach weitere Besserung, so dass 12 Uhr $S = {}^6/_9$, doch nur in „lichten Augenblicken". JÄGER Nr. 3 in 10 cm gelesen. Gesichtsfeldgrenzen normal. Aber centrales Scotom, in welchem das weisse Blättchen an Deutlichkeit verlor und helle und dunkle Flecken mit einander wechselten, in der Weise, dass sich dieselbe Stelle ab und zu aufhellte und wieder trübte. Halbmesser des Defectes vom Fixirpunkt aus $10^0$ bis $15^0$ nach allen Richtungen hin. Die Durchsichtigkeit der Retina ist nur wenig, vielleicht gar nicht verringert. $1\,^1/_2$ Uhr wieder Amaurose mit dem ophthalmoskopischen Bilde der Embolie.

3. Ferner liegt eine Mittheilung von EALES[1] vor, nach welcher sich bei einer Embolie der Centralarterie im rechten Auge einer 20jährigen Frau die Circulation nach wenigen Stunden wiederherstellte und ein kleines centrales Scotom die einzige dauernde Folgeerscheinung bildete.

4. MULES konnte bei einer 21 jährigen Patientin den sichtbaren Pfropf, der seit einer Stunde den unteren arteriellen Hauptast verstopfte und einen entsprechenden Gesichtsfelddefect bedingte, durch Reiben des Auges entfernen. Die Arterie füllte sich sofort wieder, das Sehvermögen wurde nach einiger Zeit normal, aber es blieb ein kleines Scotom gerade oberhalb des Fixirpunktes zurück.

5. Ein Patient LEBER's[2] fand früh beim Erwachen eine Erblindung des rechten Auges. Nach $^1/_2$ Stunde verschwand dieselbe, und die centrale Sehschärfe stieg innerhalb 2—3 Stunden wieder bis zur normalen Höhe empor. Nur schwebte seitdem oberhalb des Fixirpunktes eine Wolke, die sich — 8 Jahre nach dem Anfall — als ein scharf begrenzter querovaler Defect, etwas grösser als der blinde Fleck, erweist und in welchem nicht einmal eine Wachsstockflamme wahrgenommen wird. Mit dem

[1] *The ophth. Review.* April 1882; nach *Archiv für Augenheilkunde.* 12. S. 240.
[2] GRÄFE-SÄMISCH. V. S. 972.

Augenspiegel keine Ursache des Scotoms zu entdecken. Eine Quelle etwa früher stattgehabter Embolie nicht nachweisbar. Gleichwohl scheint mir im Hinblick auf die übrigen Fälle die Diagnose einer bald sich lösenden Stammembolie gerechtfertigt zu sein.

6. SCHÖN[1]: Die 25jährige Patientin leidet an einem Klappenfehler. 27./3. plötzlich beim Bücken Flimmern vor dem linken Auge und vollkommene Verdunkelung desselben. 30./3. Patientin sieht schon wieder etwas heller und kann mit der „inneren Netzhaut“ wieder die Hand erkennen. Finger: 5′. Papille bedeutend blasser als rechts. Umgebung weit hinaus getrübt. Arterien äusserst schmal, Venen innerhalb der Papille ebenfalls etwas, in der übrigen Retina auffallend dunkel. In der Fov. centr. ein dunkler carminrother Fleck, auf welchen von unten her zwei feine Gefässe führen. 8./4. Trübung um die Macul. lut. durchscheinender, aber mit reichlichen Gefässen versehen. Centrales Scotom. 16./4. Papille sehr weiss. Trübung auf ihre Umgebung und eine Stelle aussen unten beschränkt, aber auch hier etwas gelockert. Die nach unten aussen verlaufende Arterie bekommt jenseits der Papille verdickte Wandungen. Rother Fleck in der Macula undeutlicher. 18./4. Scotom kaum nachweisbar. 22./4. Scotom wieder deutlich. Macul. lut. anscheinend gesund. — Die Gesichtsfeldzeichnung (von welchem Tag?) lässt einen Defect der ganzen oberen Hälfte erkennen, dessen untere Grenze noch ein wenig oberhalb des horizontalen Meridianes verläuft; ferner geringe Einschränkung von der Nasenseite her; endlich ein centrales, querelliptisches Scotom von 10° wagrechtem und 5° senkrechtem grössten Durchmesser, das sich von der Stelle des blinden Fleckes gegen den Fixirpunkt hin erstreckt. Letzterer scheint an oder in dem nasalen Endgebiet des Ovales zu liegen.

7. Zu HIRSCHBERG (Nr. 14) kam ein 69 Jahre alter Mann wegen plötzlich und ganz kürzlich entstandener Sehstörung des linken Auges. Finger in 3′ excentrisch gezählt. Aussengrenze normal. Grosses centrales Scotom, von 5° bis 18° Ausdehnung in den verschiedenen Richtungen. Grauliches Oedem der Netzhautmitte, mit centralem kirschrothen Fleck. Keine Hauptarterie verschlossen. Hypertrophie des linken Ventrikels. Später beträchtliche Verkleinerung des Scotomes, das sich dann hauptsächlich auf den inneren unteren Quadranten beschränkt, den Fixirpunkt noch überdeckend. Dabei SNELLEN 200 in 15′ (rechts SNELLEN 70). Ein Jahr darauf idiopathische Chemosis des rechten Auges.

8. Endlich giebt BULL[2] eine nicht ganz klare Beschreibung von

[1] SCHÖN, *Gesichtsfeld.* S. 93.

[2] *Archiv für Ophthalmologie.* 29. 3. S. 94.

einem Halbdefect, welcher von dem oberen Rande des blinden Fleckes ausging und sich fächerförmig nach dem Fixationspunkt hin ausbreitete, wo er horizontal abgeschnitten endete (?). Der obere äussere Quadrant der Opticusscheibe war bläulichweiss entfärbt. Centrale Sehschärfe = $^4/_{18}$. Farbenempfindung geschwächt, am wenigsten die von Blau. Ein Herzleiden war vorhanden.

In den beiden letzten Beispielen ist über die Entstehung des centralen Scotomes nichts Näheres bekannt und es ist nicht ausgeschlossen, dass dasselbe ebenso zu Stande kam wie bei meiner Patientin und in den übrigen Fällen. Hier ging es immer aus einem ausgebreiteten Gesichtsfelddefect, aus einer totalen Erblindung oder dem Ausfall einer Gesichtsfeldhälfte hervor; es kam allein oder in Verbindung mit andern Defecten zum Vorschein, als sich die ursprüngliche Embolieamaurose zurückbildete. In ähnlicher Weise war das Scotom nach der Sehnervenblutung ein Ueberrest der zuerst fast über das ganze Gesichtsfeld ausgedehnten Erblindung.

Der Ursachen des centralen Scotomes giebt es nun mehrere.

In Sichel's Fall war angeblich ein centraler Bluterguss sichtbar, welcher den beträchtlichen Durchmesser von 4 und 7 mm hatte. Sind die Zahlen richtig, so würde das Scotom in der Hauptsache durch diese Hämorrhagie bedingt sein; doch misst die blinde Netzhautpartie etwa 8 und 11 mm, ragt also immer noch ein grosses Stück, nämlich in jeder Richtung 2 mm, über das Extravasat hinaus. Der Grund hierfür müsste dann ausserhalb der Blutung in einem der Vorgänge, welche in den übrigen Fällen das Netzhautcentrum ausser Thätigkeit setzen, gesucht werden. Vielleicht war aber der „Bluterguss“ überhaupt nur nebensächlich; wenn es z. B. statt 4 und 7 mm 0·4 und 0·7 heissen sollte, so würde er wohl nichts anderes sein als der gewöhnliche centrale rothe Fleck. Und der Zusammenhang wäre dann ganz so wie in den anderen Fällen.

Nicht selten reducirt sich, wie wir sahen, eine Erblindung des ganzen Gesichtsfeldes nachträglich auf einen umschriebenen Defect dadurch, dass der Pfropf, der Anfangs den Stamm der Centralarterie verstopfte, in Bruchstücke zerfällt, von denen nur das eine noch gross genug ist, um einen Ast auszufüllen. Es liegt nahe, das centrale Scotom als einen in gleicher Weise entstandenen Defect, abhängig von Embolie macularer Arterienzweige, zu betrachten. Bei meiner Patientin konnte ich in der That die Verstopfung zweier Maculagefässe durch Reste eines anfänglich weiter centralwärts sitzenden Pfropfes bei der Augenspiegeluntersuchung in den ersten Stunden noch constatiren. Ich habe auch darauf hingewiesen, wie es kommen mag, dass sich die Netzhauttrübung nicht genau auf die beiden getrennten Gefässgebiete beschränkte, sondern die ganze

Maculagegend ziemlich gleichmässig einnahm. In Bull's Fall scheinen Form und Lage des Scotomes deutlich dafür zu sprechen, dass die zugehörige amblyopische Netzhautpartie das Gebiet einer kleinen Arterie ist. Embolie derselben war also auch hier wahrscheinlich die unmittelbare Ursache des Defectes. Aus dem gleichen Grunde dürfte Embolie eines macularen Zweiges für das kleine Scotom bei der Patientin Schön's anzunehmen sein. Es liegt zwischen der Gegend des blinden Fleckes und dem Fixirpunkt, mit seiner Längsrichtung gerade horizontal, und hat ungefähr elliptische Form. Wenn ferner in meinem Fall nur die kleine Arterie unterhalb der Fov. centr., nicht auch die obere, unwegsam geblieben wäre, so würde das centrale Scotom vermuthlich mit dem von Leber beschriebenen übereinstimmen. Ganz ähnlich verhielt sich wohl der Fall von Mules. Ueber Eales' Beobachtung ist mir nichts Näheres bekannt. Bei Hirschberg müsste wieder mehr als ein Maculagefäss von Embolie betroffen sein. — Hiernach glaube ich Embolie macularer Arterien in den meisten Fällen als Ursache des centralen Scotomes ansehen zu dürfen, jedoch nicht in allen mit völliger Sicherheit.

Die Art. centr. ret. betheiligt sich von ihrem Eintritt in den Sehnerven ab an der Ernährung desselben, durch einzelne kleine Aestchen, vor allem aber durch ein bis zwei grössere Begleitarterien. Wenn nun bei Embolie der Centralarterie der Hauptpfropf wieder beseitigt wird, so kann das eine oder andere dieser Opticusgefässe unter Umständen weiterhin ausgeschaltet bleiben, sei es, dass es von vornherein, sei es, dass es erst jetzt durch einen kleinen Embolus verlegt wurde. Wie schon erwähnt, fand Schmidt bei der Section neben dem Pfropf in der Centralarterie einen zweiten in einer der Begleitarterien und zugleich eine Atrophie der vielleicht hierdurch direct geschädigten Opticusfasern. Ein hieraus resultirender Defect könnte bei der Lage der macularen Nervenfasern zum centralen Bindegewebsstrang gerade einmal die Mitte des Gesichtsfeldes einnehmen. Indessen kommt diese Entstehungsart eigentlich nur dann in Betracht, wenn die blinde Netzhautstelle nicht so verändert ist, dass daraus allein der Defect erklärlich wird, wenn also eine intraoculare Ursache nicht nachweisbar ist. Bestehen an der Macul. lut. die Zeichen der hochgradigen Ernährungsstörung wie in meinem und Hirschberg's Fall, so hat man zunächst keinen Grund, an anämische Herde im Nervenstamm zu denken. Freilich wird durch die Netzhauttrübung die Embolie macularer Aeste ebensowenig bewiesen, wie die der Opticusgefässe durch einen negativen Augenspiegelbefund. Es ist aber ausserdem noch ein Drittes möglich.

In Schnabel's Fall war zu der Zeit, als das Scotom vorgefunden wurde, bei anscheinend regelrechter Versorgung der Netzhaut mit Blut die Trübung in der Gegend der Macul. lut. nur angedeutet. Eine Embolie kleiner Netzhautarterien ist unwahrscheinlich, schon deshalb, weil sie bei der Grösse des Scotomes im Augenspiegelbild irgendwie hätte bemerkt werden müssen. Auch die bedeutenden Schwankungen des Sehvermögens sind damit nicht zu vereinigen. Diese sprechen aber ebenso gegen eine Verstopfung von Opticusgefässen. Sie erfordern vielleicht die Annahme einer wechselnden ungleichen Vertheilung des geschwächten Blutstromes am hinteren Pol oder die eines beweglichen Pfropfes in der Centralarterie oder an ihrem Ursprung aus der Ophthalmica. Die vorausgegangene Aufhebung des Kreislaufes und die fortdauernden Wiederholungen geringerer Störungen haben anscheinend allein hingereicht, die Retina am hinteren Pol mehr zu schädigen als nach dem Aequator hin. Das Scotom könnte also seinen centralen Sitz einer grösseren Empfindlichkeit des Netzhautcentrums gegen mangelhafte Ernährung verdanken. Besteht aber wirklich eine solche Empfindlichkeit? Bei Glaucom sind centrale Scotome nicht selten; so wurden hierüber Mittheilungen gemacht von Hirschberg, Mauthner, Mooren, Laqueur, Bunge, Pflüger, Sachs u. a.; ich selbst habe seit mehr als einem Jahr einen einschlägigen Fall mit unveränderlichem Scotom in Beobachtung; besonders erwähnenswerth ist die Unbeständigkeit der Scotome in Pflüger's Fällen. Die Erklärung dieser centralen Defecte aus Exsudaten der Chorioidea oder aus besonderer Nachgiebigkeit gewisser Papillentheile gegen Druck scheint mir nicht recht befriedigend zu sein. Sollte sich aber die Erschwerung des ganzen Netzhautkreislaufes, durch welche das Gesichtsfeld bisweilen eine gewisse Aehnlichkeit mit dem bei Embolie erhält, so oft gerade durch das kleine centrale Scotom anzeigen? Auch für die spärlichen Beispiele von Centralscotom, die unter den Sehnervenatrophien bei Tabes aufzufinden sind, ist ein solcher Zusammenhang sehr zweifelhaft wie überhaupt der Einfluss einer Netzhautanämie auf die ganze Erkrankung. Bei anderen Affectionen wurde eine andere Ursache des Scotomes bereits nachgewiesen oder doch wahrscheinlich gemacht. Die Ansicht, dass das Intoxicationsscotom von einer allgemeinen Krampfischämie der Retina abhängen soll, erwähne ich nur nebenbei. Bei retrobulbärer Neuritis hat das centrale Scotom auch dann, wenn die Netzhautarterien äusserst eng sind, am wahrscheinlichsten eine extraoculare Ursache genau so wie in den Fällen mit normalem Augenhintergrund; nur sitzt die Entzündung, welche die macularen Nervenfasern vor allen anderen beeinträchtigt, in der Nähe des Auges, also in der Umgebung der Centralgefässe. Allerdings giebt es Fälle, in denen die Netzhautanämie einen solchen Grad erreicht, dass es zur Trübung in der Gegend der Macul. lut. mit dem rothen Fleck in der Mitte kommt. Hier lässt sich ein Einfluss der Anämie auf die Bildung eines Scotomes nicht ausschliessen. Aber gerade wegen der starken Betheiligung der Centralgefässe ist zu vermuthen, dass doch derselbe Vorgang wie sonst, nur nahe dem Auge zu Grunde liegt, und soviel ich sehe, unterscheiden sich solche Fälle in ihrem Verlauf nicht von den übrigen. Dasselbe gilt für die centralen Scotome, welche bei Erysipel vorkommen. Bei Gesichtsrose kündigt sich eine ernstere Betheiligung des Auges oft unter den Zeichen einer hochgradigen Störung der Netzhautcirculation an; es entstehen selbst Bilder wie nach Embolie der Centralarterie oder nach Thrombose der Vene. Orbitalphlegmone kann dabei anscheinend fehlen. Nimmt man an, dass sich die Entzündung hauptsächlich längs der Gefässscheiden fortpflanzt, so würde die Entstehung eines centralen Defectes bei engen Arterien ganz so wie in den Fällen genuiner retrobulbärer Neuritis erklärlich sein. Auch der Umstand, dass bei Sehnervenatrophien mit auffallend dünnen Gefässen erfahrungsgemäss die Functionsstörung durch ein centrales Scotom eingeleitet wurde (Förster), deutet eher auf den Ort im Sehnerven hin, wo sich der pathologische Process am frühsten und am stärksten ausbildete, als auf eine Abhängigkeit des Scotomes von Netzhautanämie. Das Scotom endlich, welches Magnus nach einer Sehnervenblutung zurückbleiben sah, lässt sich ebenfalls gut von einer Verletzung der Maculafasern durch das Extravasat herleiten, ohne dass es nothwendig wäre, eine besondere Empfindlichkeit des Netzhautcentrums gegen Anämie vorauszusetzen. Andererseits giebt es Netzhautischämien, insbesondere nicht wenige Embolien, deren Folgen für die Function sich nicht in der Form eines centralen Scotomes äussern und überhaupt nicht daran erinnern, dass das Netzhautcentrum empfindlicher wäre als die Peripherie.

Gleichwohl bleibt in Fällen, wie dem von Schnabel, vor der Hand nichts weiter übrig, als die Annahme einer solchen „Empfindlichkeit“, die eben nur eine individuelle ist, nicht eine allgemeine. Was man etwa darunter zu verstehen hat, ist noch ganz dunkel. Die Macul. lut. ist leichter ermüdbar als die Peripherie. In Folge der Kreislaufstörung wird die Ermüdbarkeit der Retina gesteigert, was nach Embolie der Centralarterie öfters auffallend zu Tage tritt. So werden z. B. mehrmals noch Finger gezählt, sie sind jedoch nur auf ganz kurze Zeit sichtbar, ein Verhalten, das freilich auch schon durch ein minimales Gesichtsfeld bedingt sein könnte; einmal steigerten sich bei Sehversuchen die Augenschmerzen, die sich mit der Embolie eingestellt hatten; oder helles Licht verursacht bald Schmerzen und Thränen oder heftige Lichtscheu, also Ueberblendung, wie es in geringem Grade auch bei meiner Patientin am dritten Tag der Fall war. Auch das seltsame Symptom gehört wohl hierher, dass Tage lang eine Flamme von starker Helligkeit weder genau erkannt, noch localisirt werden konnte, während schwach beleuchtete Gegenstände bestimmt wahrgenommen wurden, oder dass in einem anderen Fall zu einer Zeit, wo der Patient kaum Finger zählte, z. B. das Fensterkreuz hell auf dunklem Grunde erschien. Dass aber die Zunahme der Ermüdbarkeit das Netzhautcentrum in viel höherem Grade als die Peripherie treffen und so selbst ein centrales Scotom zur Folge haben soll, ist eben nicht bewiesen. Wenn in Schön's Fall das Scotom einmal vorübergehend kaum nachweisbar war, so ist es nicht unmöglich, dass sich Ermüdung und Erholung in dem Wechsel offenbarten; daraus darf man aber noch nicht den Schluss ziehen, das Scotom sei lediglich der Ausdruck der allgemein gesteigerten Ermüdbarkeit. Nun sollen allerdings noch andere Umstände dazu beitragen, dass das Centrum der Retina stärker leidet als die Peripherie, so ein Druck auf die dünnste Stelle der Netzhaut, und zwar durch Blutüberfüllung der Chorioidea oder durch einen Bluterguss in dieselbe. In unseren Scotomfällen ist es nicht die dünnste Stelle der Retina, deren Function am meisten geschädigt wird. Bleibt doch der Fixirpunkt mehrmals ganz verschont, und in keinem Fall ist davon die Rede, dass sich das Scotom auf die Ausdehnung der Fov. centr. beschränkt oder in ihr den höchsten Grad der Sehstörung zeigt. Letztere erstreckt sich vielmehr, wie es scheint, vorwiegend auf die dicksten Netzhautpartien. Und abgesehen hiervon, üben denn die Aderhautgefässe, wenn sie nach Embolie der Centralarterie wirklich nennenswerth hyperämisch sind und wenn die Hyperämie entsprechend dem Eintritt der Ciliararterien ins Auge am hinteren Pol am stärksten ausgesprochen ist, in der That einen so verderblichen Druck auf die Netzhaut aus? Eine Blutung aus den „collateral fluxionirten“ Aderhautgefässen und noch dazu immer an demselben Ort, an dem centralen rothen Fleck und von einer auch dem grössten Scotom gleichkommenden Ausdehnung wäre ein neues Räthsel. Eher könnte man Knapp[1] beipflichten, der die Vermuthung ausspricht, dass vielleicht Ciliararterienembolie öfters zu centralen Verdunkelungen des Gesichtsfeldes Anlass giebt. Sehr gewagt erscheint es ferner, eine grössere Empfindlichkeit des Netzhautcentrums gegenüber der Peripherie mit einer unter normalen Verhältnissen bestehenden Differenz in der Blutversorgung in Zusammenhang zu bringen. Die Unsicherheit einer solchen Erklärung erhellt schon daraus, dass man bald günstige, bald ungünstige Kreislaufbedingungen in der Macul. lut. angenommen und aus diesen Voraussetzungen wieder ganz Entgegengesetztes für den Fall der Erschwerung des Blutstromes gefolgert hat. Ich selbst habe oben von einem zuweilen begünstigten Centrum gesprochen, aber dabei stets nur das Gefäss-

[1] *Archiv für Ophthalmologie.* XIV. 1868. 1. S. 237 ff.

centrum, die Papillengegend, nicht das Functionscentrum der Netzhaut im Auge gehabt.

Gestützt auf den vermeintlichen Unterschied der Blutzufuhr zur Peripherie und zum Centrum glaubt MAGNUS[1] in der Form des Gesichtsfeldes, wenigstens für einzelne Fälle, einen „recht wichtigen und belehrenden Anhaltspunkt“ für die Differentialdiagnose zwischen Embolie der Centralarterie und Apoplex. Nerv. opt. gefunden zu haben. Wenn die Netzhaut durch den plötzlichen Mangel an arteriellem Blut ihre Function einbüsst, so müsste sich nach ihm dieser Verlust gerade zu allererst in der Peripherie bemerkbar machen. Wo das Centrum erblindet, die Peripherie aber frei bleibt, würde es sich nicht um Behinderung der Netzhautcirculation, um Embolie handeln, sondern um Sehnervenblutung, um directe Zerstörungen im Nervenstamm. Hiernach dürfte man z. B. das centrale Scotom in SCHNABEL's Fall in keiner Weise mit einer Netzhautanämie in Verbindung bringen, der Fall wäre vielleicht sogar aus der Reihe der Embolien zu streichen. Doch die Behauptung von MAGNUS bezieht sich ursprünglich nicht auf derartige Beobachtungen. Er denkt dabei vielmehr an die „plötzlichen Erblindungen, welche central beginnend binnen kurzer Zeit sich über das gesammte Gesichtsfeld ausbreiten und höchstens noch eine periphere Zone desselben intact lassen,“ und an die Fälle, wo zwar die Kranken sich nicht Rechenschaft zu geben vermögen, wie und in welcher Weise sie erblindet sind, wo aber doch noch Gelegenheit geboten ist, zu constatiren, „dass bei absoluter oder hochgradiger Amblyopie der centralen Netzhautpartien noch die peripheren sich einen Rest von Sensibilität gewahrt haben.“ Dann soll nicht eine Netzhautanämie, eine Embolie, sondern nur eine Sehnervenblutung die Ursache sein können. Er führt zum Beleg folgende Fälle als Apoplex. Nerv. opt. an: 1) eine Beobachtung von JEAFFRESON,[2] „in der die acute Erblindung central beginnend binnen kürzester Zeit nach der Peripherie des Gesichtsfeldes hin sich ausdehnte und schliesslich fast das ganze Gesichtsfeld umfasste.“ In einem Bericht über denselben Fall spricht LEBER[3] genauer von einer völligen Verdunkelung des ganzen Gesichtsfeldes mit Ausnahme einer ganz kleinen Stelle, wo undeutlich Finger erkannt wurden. Handelte es sich hier vielleicht nur um jenen kleinen temporalen Gesichtsfeldrest, der nach Embolie nicht selten angetroffen wird? Dann wäre der Fall nur noch wegen der Reihenfolge, in der die verschiedenen Netzhautabschnitte erblindeten, im MAGNUS'schen Sinne zu verwenden. Allein ich glaube

[1] MAGNUS, *Sehnervenblutungen* u. s. w.

[2] *Brit. med. Journ.* 1871. II. Sept. 23. S. 351.

[3] NAGEL's *Ber.* 1871. S. 292.

nicht, dass man auf diese Art des Beginnes irgend welchen Werth legen darf; die Embolie-, also auch Anämieerblindung, ist keineswegs durch einen regelmässigen Anfang von der Peripherie her, durch eine rasch fortschreitende Einengung des Gesichtsfeldes charakterisirt. Sie kann von jeder beliebigen Stelle der Peripherie her beginnen, warum nicht auch einmal zuerst im Centrum? Darauf habe ich oben bereits hingewiesen gerade auf Grund dieses Falles. Denn JEAFFRESON beschreibt ihn als „Embolism of the artery central of the retina". Mir ist der Augenspiegelbefund unbekannt und deshalb ein sicheres Urtheil über die Richtigkeit von JEAFFRESON's eigener Diagnose nicht möglich. Aber der Annahme einer Sehnervenblutung, welch' letztere MAGNUS anscheinend nur aus denselben Gründen wie in fast sämmtlichen Emboliefällen an Stelle der Embolie diagnosticirt, vermag ich mich noch weniger anzuschliessen. Zweitens verweist MAGNUS auf seinen Fall III. Wie es hier mit der Diagnose einer „Apoplexie" aussieht, wurde schon dargelegt. Es war ein Hinderniss des Arterienstromes bei freiem Venenabfluss vorhanden, und dies war vermuthlich allein die Ursache der acuten Functionsstörung. 6 Stunden nach dem Auftreten derselben zählte das Auge nicht mehr Finger; „doch zeigte sich die Peripherie des Gesichtsfeldes noch insoweit intact, als hier Bewegungen der Hand noch erkannt wurden." Die ganze Peripherie oder nur eine kleine temporale Insel? so möchte man vor allem fragen. Endlich beruft sich MAGNUS auf einen Fall von SECONDI.[1] Bei einem 59 Jahre alten Mann, der seit vielen Jahren wiederholt an Blutbrechen und Hämorrhoidalblutungen litt und deshalb häufig eine Venaesection vornehmen liess, bildete sich vor 9 Tagen im centralen Theil des Gesichtsfeldes des rechten Auges eine dunkle Wolke, die im Verlauf des ersten Tages schon so dicht wurde, dass er eine Flamme nicht mehr wahrnahm. Excentrisch noch Bewegungen der Hand deutlich. Für 30 cm Entfernung fehlt central eine Stelle von 30 cm Durchmesser und von unregelmässiger runder Form. Dabei findet sich eine nicht sehr intensive und dem Defect nicht entsprechende Trübung der Netzhaut; dagegen Arterien und Venen ausserordentlich dünn. — Später Heilung. Nach einigen Monaten Recidiv. — Auch diesen Fall fasst MAGNUS trotz der engen Venen als Apopl. Nerv. opt. auf. Ich möchte nichts weiter für sicher halten als eine Behinderung des arteriellen Zuflusses bei freiem Venenstrom ebenso wie in dem vorhergehenden Fall. Wenn die Functionsstörung, wie es wahrscheinlich ist, allein oder vorwiegend hiervon abhängt, nämlich von der Anämie, unter deren Einwirkung sich die Netzhaut trübte, so würden die von MAGNUS angeführten Fälle, gleichviel

[1] Ref. in *Klinische Monatsblätter für Augenheilkunde.* II. 1864. S. 252.

welche Erkrankung ihnen zu Grunde liegt, gerade lehren, dass die angeblich für Sehnervenblutung charakteristische Gesichtsfeldform bei Embolie trotz aller theoretischer Gegengründe ebenfalls vorkommen kann. Rudimente einer ausschliesslich erhaltenen peripheren Gesichtsfeldzone liegen in der That bei Embolie vielleicht in jenen wirklich „weit excentrischen“ kleinen Gesichtsfeldern vor, auf die bereits hingewiesen wurde. Gegen Magnus würde auch die öfters gemachte Angabe sprechen, dass sich bei Umwandlung einer Stammembolie in die eines Astes die Amaurose vom Rande des Gesichtsfeldes her zurückbildete. Denn wie wäre dies mit der Annahme vereinbar, es müsse stets die Peripherie der Netzhaut unter der Anämie am meisten leiden? Noch wichtiger für diese Frage ist Birnbacher's Fall, da die Art der Wiederherstellung des Gesichtsfeldes nicht bloss aus der Anamnese bekannt ist, sondern direct beobachtet wurde. 3 Wochen nach der Erblindung, die bis auf ein bleibendes cilioretinales Gesichtsfeld eine vollständige war, fand sich in der Peripherie eine ringförmige Zone, innerhalb welcher die Kerzenflamme und Handbewegungen wieder wahrgenommen wurden. Später war das ganze Gesichtsfeld frei.

Aber wie der Zusammenhang kleinerer centraler Defecte lediglich mit allgemeiner Netzhautanämie vorläufig unverständlich ist, so lässt es sich zunächst auch nicht in einfacher Weise erklären, woher es kommt, dass eine schmale geschlossene Zone am Rande des Gesichtsfeldes allein erhalten bleibt oder wieder hergestellt wird. Es ist denkbar, dass öfters die Choriocapillaris in der Peripherie einen ungewöhnlich höheren Einfluss auf die Ernährung der Retina besitzt oder gewinnt, eine Möglichkeit, auf welche ich schon oben bei ganz anderer Gelegenheit Bezug genommen habe. In Folge dessen würde bei schwacher Netzhautcirculation die Function der ganzen Peripherie oder umschriebener Abschnitte derselben verhältnissmässig besser ausfallen als die des hinteren Poles, vorausgesetzt, dass der Sitz der anämischen Netzhautläsion weniger in den Nervenfasern als vielmehr weiter peripherwärts auf der Strecke von den Ganglienzellen an nach den Endapparaten hin zu suchen ist, dass also die einfachen Leitungsbahnen weniger unter einer mangelhaften Blutversorgung leiden als die Theile, welche zwischen sie und die von der Chorioidea her noch am besten ernährten Endepithelien eingeschaltet sind. Bei Besprechung der concentrisch eingeengten Gesichtsfelder habe ich zwar auf die Schädigung der Nervenfasern einiges Gewicht gelegt. Aber erstens ist nicht ausgeschlossen, dass die Gesichtsfeldform, namentlich die mehr unregelmässige Einengung, doch nur von der Ausbreitung der Netzhautcirculation abhängt. Und zweitens handelte es sich da nur um Ausnahmefälle. Gewöhnlich scheint die Störung der Leitung vorzugsweise erst jenseits der Nervenfaserschicht zu erfolgen. Alle die genannten Fälle, in denen sich die Peripherie betreffs ihrer Function irgendwie bevorzugt zeigt, erfordern eine solche Annahme. Dieselbe findet weiterhin eine Stütze in den allerdings spärlichen Fällen mit nicht centralen inselförmigen Defecten; die Nervenfasern, die über die blinden Stellen hinwegziehen, haben keine wesentliche Schädigung erfahren, sondern nur die weiter nach der Stäbchen-Zapfenschicht hin liegenden Gebilde. Ferner konnten in SAMELSOHN's Emboliefall die Druckphosphene hervorgerufen werden, obwohl nur dumpfe Lichtempfindung an einer kleinen Stelle des Gesichtsfeldes bestand; ähnliches berichtet VON OETTINGEN. Hieraus geht nach allgemeiner Anschauung hervor, dass nicht eine Störung der Leitung, also der Nervenfasern die wesentliche Ursache der Erblindung war — wodurch die soeben gemachte Voraussetzung gerechtfertigt erscheint. Andererseits würde die Richtigkeit derselben durch das Fehlen der Druckphosphene, wie es nachweislich bei vorübergehender Embolieamaurose vorgekommen ist, noch nicht erschüttert. Und zu ihr führt auch die in meinem Falle zu beobachtende Umwandlung des centralen Scotomes in ein Ringscotom.

Ringscotom. Inmitten der allein noch blinden Macul. lut. erlangte eine kleine Stelle der Netzhautgrube sehr bald wieder einiges Sehvermögen; allmählich wurde sie grösser und ihre Sehschärfe besser, schliesslich normal, während das gürtelförmige, sie einschliessende Gebiet erst später wieder zu functioniren begann und auf die Dauer in ihrer Leistungsfähigkeit weit hinter der Norm zurückblieb.

Wie ist nun die Ringform des Scotomes zu erklären?

Eine Zeit lang, vom dritten oder vierten Tag der Beobachtung an, erinnerte der Befund in Allem an eine Abhebung der Netzhaut in der Gegend des gelben Fleckes. Betrachten wir eine derartige Erkrankung, z. B. einen Fall, den MAGNUS[1] beschrieben hat. Die den gelben Fleck umgebende Netzhautzone zeigte in einer Breite von $^1/_4$ PD eine blaugrüne Färbung und inmitten dieser getrübten Partie trat die Macul. lut. selbst als hellkirschrother kreisrunder Fleck hervor. Es wurden dabei von SNELLEN II $\frac{I}{II}$ einzelne Worte gelesen. Vorher sass die Ablösung im äusseren oberen Quadranten; dann senkte sie sich und breitete sich über die Gegend des gelben Fleckes hin aus, dessen Umgebung ringsherum abgehoben wurde, während er selbst in fester Verbindung mit der Unterlage blieb oder nur durch eine ganz dünne Schicht von ihr getrennt war. Im weiteren Verlauf legte sich hier die Retina wieder an und die Ab-

[1] *Klinische Monatsblätter für Augenheilkunde.* XIV. 1876. Mai.

lösung wanderte noch mehr nach abwärts. — Mein Fall hatte nun zu der angegebenen Zeit eine überraschende Aehnlichkeit mit dem von Magnus. Die Trübung sah nicht blaugrün aus, passte aber ganz gut zu der einer abgelösten Netzhaut. Die Niveauerhebung der getrübten Stelle war nur angedeutet; aber die Ablösung konnte ja sehr flach sein und ohne irgend welche Faltenbildung bestehen. Demgemäss brauchte eine Verlaufsänderung an den ohnehin stark verschleierten Gefässen oder eine plötzliche Unterbrechung mit scheinbarer Verschiebung der Enden gar nicht sichtbar zu sein. Das rothe Centrum mit der ziemlich guten Sehschärfe lag vielleicht noch der Pigmentschicht an. Der graue Gürtel dagegen war abgelöst und stark amblyopisch, wie vermuthlich auch in dem Falle von Magnus. Und nun kam das auffallende Blausehen hinzu, ein nicht ganz seltenes Symptom der Amotio retinae. Hätte man meinen Fall zuerst in diesem Stadium, ohne Kenntniss der Entstehung und ohne Rücksichtnahme auf dieselbe zu Gesicht bekommen, so hätte man bei der Stellung der Diagnose eine Netzhautablösung mit in Erwägung ziehen müssen. Und doch handelte es sich nicht um eine solche. Die genannten Merkmale lassen sich wohl mit einer Ablatio retinae vereinigen, sie beweisen aber nicht deren Vorhandensein. Die Aehnlichkeit kann selbst noch viel weiter gehen. So sind zuweilen bei centraler Netzhautablösung in dem grauen Hof die kleinen Gefässe auffallend deutlich und in grosser Zahl sichtbar und ganz wie bei Embolie bis zu dem rothen Fleck hin zu verfolgen. Andererseits bildet sich bei Embolie manchmal eine beträchtliche Niveauerhebung der getrübten Netzhaut aus, die ausnahmsweise[1] selbst zu einer Gefässknickung führen kann, wie das allerdings ganz vereinzelt dastehende Beispiel einer angeblichen Faltenbildung am Papillenrand bekundet. Ich halte es aber nicht für richtig, unter den Ursachen der Netzhautablösung die Embolie der Centralarterie oder die Sehnervenblutung mit Gefässcompression, also überhaupt acute Netzhautanämie aufzuzählen und die ophthalmoskopischen Veränderungen nach Embolie wenigstens zum Theil auf Ablatio retinae zu beziehen. Erklären sich doch die Niveaudifferenzen nach Embolie vollkommen daraus, dass die Retina durch Quellung und namentlich durch Oedem mit Emigration anschwillt, eine Veränderung, an deren Vorkommen nach den anatomischen Befunden wie auf Grund aller sonstigen Erfahrungen nicht zu zweifeln ist, während Netzhautablösung in keinem der anatomisch untersuchten Fälle vorhanden oder angedeutet war und ebenso ophthalmoskopisch niemals wirklich nachgewiesen wurde ausser, wie es scheint, in einem einzigen Falle und auch da erst in späterer Zeit. Verwechselungen einer Embolie, auch einer

[1] Häufiger bei Oedem anderen Ursprungs.

Astembolie[1] mit Ablösung der Netzhaut sind denkbar. Die Unterscheidung wird aber im einzelnen Falle selbst ohne Rücksicht auf den Beginn und auf Nebensymptome gewöhnlich nicht schwer halten. Weniger leicht wäre dagegen wohl öfters eine Verbindung beider Affectionen, eine durch die Embolie irgendwie verursachte geringfügige Ablösung, wenn eine solche vorkäme, auszuschliessen. Bei meiner Patientin war die Niveauerhebung überhaupt zweifelhaft. Ferner habe ich niemals trotz häufiger darauf gerichteter Untersuchungen, die ich lediglich wegen der in Rede stehenden Aehnlichkeit vornahm, eine Spur von Metamorphopsie entdeckt, weder in dem sehtüchtigsten Mittelpunkt, noch am Uebergang in den Scotomgürtel, noch in diesem selbst oder gerade ausserhalb. Auch konnte, obwohl ich keine genaue Lichtsinnprüfung ausgeführt habe, von einem nennenswerthen Torpor retinae nicht die Rede sein; denn die Sehschärfe wurde durch Abnahme der Helligkeit nicht unverhältnissmässig beeinflusst, namentlich aber war die Farbensinnstörung ganz anderer Art. Eine centrale Netzhautablösung, welche die Ringform des Scotomes verständlich gemacht hätte, musste ich aber weiterhin wegen der Art und Weise der Entstehung des Ringscotomes ausschliessen. Breitet sich eine Netzhautablösung über den gelben Fleck hin aus, so kann eine Zone amblyopisch werden, die eine mehr oder weniger unversehrte, nicht mit abgelöste Stelle einfasst, und damit ist das Ringscotom fertig; gewöhnlich jedoch verfällt sehr bald auch die centrale Sehschärfe. Hier aber hellte sich die Mitte des Scotoms nachträglich auf, ein Vorgang, der sich weder bei der Entwickelung der Amotio retinae, noch bei der Wiederanlegung ungezwungen erklären liesse. Doch diese Schwierigkeit wäre zu umgehen. Die Wiederkehr des Sehvermögens in der Mitte des Scotoms kündigte sich durch lebhafte subjective Lichtempfindungen an, erst nur an einer ganz kleinen Stelle, am Fixirpunkt, dann in einem denselben umschliessenden Ring, und der Ort dieser vorausgehenden subjectiven Lichterscheinungen stimmte beide Male nahezu vollkommen mit dem der wieder erwachten objectiven Lichtempfindung überein. Es ist wohl als sicher anzusehen, dass diese Photopsien mit der Wiederherstellung einer zunächst vielleicht noch mangelhaften Circulation in den entsprechenden Netzhautabschnitten zusammenhingen. In anderen Fällen setzte die Rückbildung einer flüchtigen Embolieerblindung ebenso unter Blitzen und Flimmern

[1] Vergl. z. B. die auf beginnende Netzhautablösung sich beziehenden Angaben von Cuignet, *Recueil d'Ophth.* 1874. S. 327; nach Nagel's *Ber.* 1874. S. 409, und von Vouters, *Etude sur les décollements de la rétine.* 1876; nach Nagel's *Ber.* 1876. S. 354. Zwei zweifelhafte Fälle, die mir erst nachträglich bekannt werden, s. Schöler, *Jahresber. d. Augenkl.* 1879. S. 33.

ein. Namentlich aber sind diese durch Kreislaufstörungen bedingten Photopsien an amblyopischen Stellen von der Retinitis luet. her bekannt. Doch scheinen sich dann meist die einzelnen Lichtfiguren in lebhafter zitternder Bewegung zu befinden und sie dehnen sich über viel grössere Strecken aus; nur in einem Falle von Förster[1] sah der Kranke farbige Flecke auf einer (in 8″ Entfernung) $1^1/_2$″—2″ grossen Fläche, in deren Mitte der Fixirpunkt lag, und diese Fläche erwies sich als Defect, während das Centrum noch Buchstaben gewöhnlicher Grösse erkannte, ein Fall also, der in manchen Beziehungen meinem eigenen ähnlich war, womit ich übrigens nicht auf die Möglichkeit hinzielen will, dass etwa meine Patientin nur an einer luetischen Retinitis litt. — Die Mitte des Scotomgebietes erlangte also die Function wieder durch neuen Blutzufluss. Die Gefässe nun, welche dem Centrum das Blut zuführten, mussten erst den amblyopischen Gürtel durchsetzen und ihn dabei offenbar ebenfalls mit Blut versorgen. Man darf selbst annehmen, dass diese Zone, wenigstens der nach der Papille hin liegende Abschnitt, eine ebensogute, wenn nicht bessere Circulation hatte als die von der Quelle allseitig weiter entfernte Mitte. Gleichwohl war das Sehvermögen der Zone zwar nicht mehr ganz aufgehoben, aber sehr gering und insbesondere das des papillaren Abschnittes keineswegs höher als etwa das der jenseits der Netzhautgrube liegenden Stelle. Die Kreislaufverhältnisse, die vorherige Anämie und die neue Blutzufuhr, konnten nicht für die Differenzen in der Function verantwortlich gemacht werden, da ja an ihnen keine entsprechenden örtlichen Ungleichheiten zu Tage traten. Die stärkere Amblyopie des gürtelförmigen Gebietes hatte sonach wahrscheinlich noch einen zweiten Grund. Setzt man einmal voraus, dass in Folge der Embolie der Centralarterie von vornherein eine centrale ringförmige Netzhautabhebung vorhanden war, so konnte diese Stelle bei der Wiederkehr des Kreislaufes blind bleiben und nur in der Mitte, wo die Retina nicht abgelöst war, unter ganz denselben Erscheinungen, wie sie beschrieben sind, wieder sehkräftig werden. So einleuchtend diese Erklärung erscheinen mag, das Ringscotom entstand doch nicht in solcher Weise. Denn ganz im Anfang zeigte die Netzhaut sicher nirgends eine Spur von Niveaudifferenzen und die anämische Trübung nahm von der Peripherie nach der Macul. lut. hin allmählich und continuirlich an Dichtigkeit zu, ohne ihr Aussehen wesentlich zu verändern und ohne so ein anderes Verhalten der dann blind bleibenden Netzhautpartien auch nur anzudeuten; das Centrum begann frühzeitig zu functioniren, die partielle äussere Aehnlichkeit mit Amotio retinae dagegen kam erst im weiteren Verlaufe zum Vorschein. Die Ringscotomform war

[1] *Archiv für Ophthalmologie.* 20. 1. S. 50.

also ausgeprägt lange bevor man irgendwie an Netzhautablösung denken konnte. Nach alledem darf man, glaube ich, sagen, dass die Gründe, welche hier doch von Netzhautablösung ganz absehen lassen, so sehr auch manches Symptom daran erinnert, bei Weitem überwiegen.

Ganz auffallend war ferner eine Zeit lang die Uebereinstimmung zwischen Sehstörung und Netzhauttrübung dem Orte und dem Grade nach. Die äussere Grenze des amblyopischen Gürtels fiel mit der der Trübung zusammen, wie mittelst des Augenspiegels zu constatiren war. Der durch besonders gutes Sehvermögen ausgezeichnete Bezirk in der Mitte kam zu einer Zeit dem rothen Fleck an Grösse ungefähr gleich; denn letzterer war etwa $^1/_2$ PD breit, und der „hellen" Stelle im Scotom, welche so weit reichte wie vorher der subjective Farbenring, entsprach ein Netzhautoval von etwa 1.1 mm wagrechtem und 0·75 mm senkrechtem Durchmesser. Das Scotom selbst war nicht mehr ein absolutes; in der ganzen getrübten Zone wurde die Augenspiegelflamme bemerkt, am wenigsten jedoch nach aussen unten von der Netzhautgrube, da, wo die Trübung am dichtesten war. Ausserdem war das Scotom ein positives; die Patientin nahm es als einen tiefen Schatten wahr, der sich auf die Gegenstände lagerte und sie nur hier und da durchschimmern liess, und sie konnte seine Grenzen ohne weiteres genau aufzeichnen. Nun muss ja die Trübung der vorderen Netzhautschichten die Sehschärfe rein mechanisch, durch Abhaltung und Zerstreuung des Lichtes, stark herabsetzen. So schien es selbstverständlich zu sein, dass die Amblyopie der Zone hauptsächlich von der Trübung abhing, während eigentlich die percipirende Schicht und ebenso die Leitung bei ziemlich gleichmässiger Versorgung der ganzen Maculagegend mit Blut überall wieder, wenn auch nicht normal, functionirte; das ungetrübte Centrum musste dann die beste Sehschärfe besitzen. Indessen war die Trübung doch nicht allein die Ursache des Ringscotoms. Denn, um nur den Hauptgrund zu nennen, als die Trübung verschwand, wurde zwar die Sehstörung geringer, aber das Ringscotom blieb in seiner Form bestehen und selbst der Unterschied des Sehvermögens in seinen einzelnen Abschnitten glich sich nicht aus. Es mussten sich also parallel mit der Trübung oder aus ihr dauernde örtliche Veränderungen, welche die Function der Retina beeinträchtigen, ohne ophthalmoskopisch sichtbar zu sein, entwickelt haben. Diese betrafen, wie wir es schon von anderen Beobachtungen her kennen, anscheinend die Nervenfaserschicht am wenigsten. Denn die Fasern, die über getrübte Netzhaut hin zur freien Mitte zogen, hatten nur wenig gelitten, und die, welche den Ort der dichtesten Trübung überschritten, zeigten nicht die schlechteste Function. Von den übrigen Schichten sind die äussersten ebenfalls wenig oder gar nicht betheiligt, aus dem Grunde, weil sie vermuthlich von der Aderhaut aus ernährt werden; dasselbe ergiebt sich vielleicht direct aus einigen Symptomen, die wir noch zu besprechen haben. Die pathologischen Veränderungen wären dann also, von ihren weiteren Folgen wie Atrophie der zugehörigen Nervenfasern abgesehen, auf der Strecke von den Ganglienzellen an nach den Körnerschichten hin zu suchen. Von diesen Theilen müssten aber gerade die, welche zu den Zapfen der Netzhautgrube gehören, eine Ausnahme bilden und viel besser functionsfähig bleiben als die anderen, eine Bevorzugung, die in dem Verhalten der Trübung am centralen rothen Fleck ebenfalls zum Ausdruck kommen könnte. Dies würde zwar der oben ausgesprochenen Ansicht über die Abhängigkeit des scheinbaren Trübungsgrades von der Dicke der Netzhautschichten zuwiderlaufen, aber andererseits der Sonderstellung, die, wie es schien, den Gehirnschichtpartien am Fovearande zukam, gerade entsprechen.

Die Ursache der Ringscotomform ist so trotz des anscheinend zweifellosen Einflusses der Trübung noch keineswegs völlig klar und durchsichtig. Allgemein wiederkehrende Verhältnisse darf man vielleicht um so weniger zur Erklärung heranziehen, als ähnliche Beobachtungen wie in meinem Falle sonst nach Embolie fast gar nicht gemacht worden sind. Allerdings existirt ein Fall, in dem wenigstens eine Zeit lang ein Ringscotom vorlag, es ist der von Birnbacher. Aber hier wurde das vom Scotom umschlossene freie Gebiet einfach nur durch das cilioretinale Gesichtsfeld gebildet; wäre ein solches nicht vorhanden, so stellte der Fall lediglich ein Beispiel dafür dar, dass die Erblindung gerade von der Peripherie her zuerst schwinden kann, wie schon näher angegeben wurde. Der Umstand ferner, dass bei Embolie mit einer freigebliebenen cilioretinalen Arterie mehrmals das kleine Gesichtsfeld den Fixirpunkt mit umfasste, hat natürlich mit unserer Frage nichts zu thun. Wenn sodann bei manchen der centralen Scotome der Fixirpunkt unversehrt ist, so liegt der Grund einfach darin, dass nur auf der einen Seite der Netzhautgrube, durch Verstopfung eines einzigen Arterienzweiges, eine umschriebene Stelle längere Zeit anämisch war und blind wurde. Auch in allen anderen Fällen von Stammembolie, in denen zuletzt das Sehvermögen wieder mehr oder weniger vollkommen wurde, zeigte sich der Fixirpunkt nie besonders bevorzugt. Nur einmal, in Uhthoff's Fall, war vier Wochen nach der Embolie ein centrales Gesichtsfeld von 3° Durchmesser, also von einer wohl dem rothen Fleck ungefähr gleichkommenden Ausdehnung vorhanden, mit welchem die Patientin noch Finger in 2′ bis 3′ erkannte, während am zweiten Tage der Erkrankung Handbewegungen in 1′ unsicher wahrgenommen wurden. Und wenn sich eine Stammembolie in Astembolie verwandelte, so begann die Aufhellung, wie gesagt, in der

Regel von der Peripherie her, bis auf einen einzigen Fall[1], in welchem die Mitte des Gesichtsfeldes den Anfang machte; dieselbe erschien zuerst als ein kleiner Lichtpunkt „einer Erbse gleich", der sich allmählich vergrösserte und heller wurde, bis im Laufe von 24 Stunden die centrale Sehschärfe die normale Höhe erreichte. Aus beiden Beobachtungen, der von Nettleship wie der von Uhthoff, ist für die Erklärung meines Ringscotoms nicht viel zu entnehmen; aber sie beweisen wenigstens, dass sich die Foveagegend, die der Netzhautanämie gegenüber stets ein besonderes ophthalmoskopisches Verhalten erkennen lässt, in functioneller Beziehung ebenfalls auszeichnen kann. Insofern ist also mein Fall nicht ganz beispiellos.

Unter den Ursachen des centralen Scotomes habe ich die Embolie kleiner Opticusgefässe mit aufgezählt. Einen solchen Vorgang möchte ich aber in meinem Falle nicht gern annehmen, selbst wenn mir von der Verstopfung der beiden Maculagefässe nichts bekannt wäre. Denn das Ringscotom scheint überhaupt fast nur bei intraocularen Erkrankungen vorzukommen. Es wurde am häufigsten nachgewiesen bei Chorioretinitis, besonders der luetica, ferner bei Chorioid. dissem., bei Retin. pigment., einmal bei einer „Pigmentation miliaire"[2] der Macul. lut., einmal bei einer einseitigen Retin. albumin.,[3] ferner vielleicht bei Glaucom, auch einmal bei einer Retin. traumat. Dieser letztere Fall, den Wadsworth[4] mitgetheilt hat, scheint in naher Beziehung zu meinem eigenen zu stehen; leider ist er mir aber nur sehr unvollständig bekannt. Der Patient war überfahren worden. Am dritten Tag nach der Verletzung zeigte die Retina eine Trübung von weisslicher Farbe, besonders in der Gegend des gelben Fleckes, sowie zahlreiche kleine Blutungen daselbst und grössere in dem übrigen Theile der Retina; die Venen waren „gestaut". Es bestand ein centrales Scotom, das dann in ein bleibendes Ringscotom überging; das freie Centrum war sehr schmal, wie es scheint, nur etwa 40 Minuten breit, hatte aber eine Sehschärfe von $^{14}/_{10}$ (?). Hier lag dem Scotom vielleicht ebenfalls eine anfängliche tiefere Störung der Netzhautcirculation zu Grunde, worauf die Venenstauung, die Hämorrhagien und die weissliche Trübung, besonders an der Macul. lut., hinweisen. — Sodann konnte Burnett[5] in zwei Fällen von Ringscotom noch nach zwei Jahren keine

[1] Nettleship in *Ophth. Hosp. Rep.* VIII. S. 251; nach Nagel's *Ber.* 1875. S. 311.

[2] Galezowski, *Recueil d'Ophth.* 1874. S. 352; nach Nagel's *Ber.* 1874. S. 422.

[3] Gräfe-Sämisch. V. S. 583.

[4] *Transact. Amer. Ophth. Soc.* 1884 und 1887; nach Nagel's *Ber.* 1884. S. 691, und *Centralblatt für praktische Augenheilkunde.* X. 1887. S. 369.

[5] *Transact. Amer. Ophth. Soc.* 1887; nach Nagel's *Ber.* 1887. S. 364, *Archiv für Augenheilkunde.* 19. S. 374; *Centralblatt für prakt. Augenheilkunde.* X. S. 368.

entsprechenden Hintergrundsveränderungen entdecken und schliesst deshalb auf eine Affection der Nervenfasern; aber beidemal war den Berichten zu Folge eine Chorioretinitis (?) mit Glaskörpertrübungen, einmal nachweislich Lues vorhanden. BULL[1] sah ein Ringscotom bei einer zarten Neuroretinitis nach einer Schädeltrepanation in der Regio parietooccip.; es fehlte also auch hier die intrabulbäre Erkrankung nicht, die freilich den Zusammenhang noch nicht aufzuklären vermag. Dagegen soll sich nach einer Mittheilung VON GRÄFE's, wie LEBER[2] angiebt, ein Ringscotom bei Neuritis retrobulb. dadurch bilden können, dass sich die Mitte des gewöhnlichen centralen Scotomes aufhellt. Und in neuester Zeit berichtet UHTHOFF[3] über ein temporäres doppelseitiges centrales Ringscotom bei multipler Herdsklerose, also bei Erkrankung des Nervenstammes, das auf beiden Augen erst dann „in die Erscheinung trat, nachdem auf dem rechten Auge zuerst ein Gesichtsfelddefect für alle Farben in der ganzen oberen Gesichtsfeldhälfte bis zum Fixirpunkt bestanden hatte, der sich dann zurückbildete." Die innere Grenze des relativen Scotomes war beiderseits vom Fixirpunkt ringsherum 2° bis 3° entfernt, die äussere 7° bis 8°. — Auch durch die Form kennzeichnet sich sonach das Scotom meines Falles weniger als ein Nervenscotom denn als ein Netzhautscotom.

Die subjective Wahrnehmung des Defectes. Als ein weiteres Hülfsmittel für die Beurtheilung des Sitzes der zu Grunde liegenden Affection gilt die Beantwortung der Frage, ob sich das Scotom dem Patienten von selbst als dunkler Fleck bemerklich macht oder nicht, also die Feststellung des positiven oder negativen Charakters des Scotomes. Das negative ist im Allgemeinen ein Nervenscotom und entsteht durch Unterbrechung der Leitung; es findet sich aber auch dann, wenn die empfindende Schicht der Retina vernichtet ist. Doch selbst bei Netzhauterkrankungen, welche die Stäbchen und Zapfen verschonen und andererseits die Nervenfasern nicht zerstören, scheint es möglich zu sein. In meinem Fall war das Scotom positiv und so zunächst aus diesem Grunde ebenfalls als ein Netzhautscotom zu betrachten.

FÖRSTER erklärt die positiven Scotome aus einer Lichtsinnstörung (Hemeralopie?) und führt sie deshalb auf ein Leiden der äusseren Netzhautschichten zurück. In meinem Fall war, wie schon gesagt, kein Torpor retinae vorhanden und das Scotom trat nicht so, wie es FÖRSTER fordert, namentlich bei schwacher Beleuchtung hervor. Vielmehr war es bei gewöhnlichem Tageslicht z. B. beim Blick auf weisses Papier am deutlichsten

[1] *Transact. Amer. Ophth. Soc.* 1887.
[2] GRÄFE-SÄMISCH V. S. 833.
[3] *Berl. klin. Wochenschr.* 1889. S. 518; und *Archiv für Psychiatrie.* 21. S. 313.

und wurde bei verminderter Helligkeit unsichtbar. Es konnte sich also nicht um ein positives Scotom in Förster's Sinne handeln und eine Affection der Stäbchen-Zapfenschicht war sonach nicht wahrscheinlich.

Gerade das Verhalten des Scotomes bei wechselnder Beleuchtung war dagegen wohl erklärlich, wenn es nach Treitel's[1] Auffassung nur einen „Schatten“ darstellte, einen Schatten, welcher von einer Trübung der inneren Netzhautschichten auf die unversehrten Endepithelien geworfen wurde. Mit einem Schatten, den die Patientin durch Vorhalten der Hand auf das Papier fallen liess, verglich sie auch spontan den Eindruck, den ihr das Scotom machte. Sie sprach freilich immer nur von einem dunkeln oder schwarzen Fleck, nie von einem grauen, eine Bezeichnung, auf welche Treitel grossen Werth zu legen scheint; ich meine aber, die directe Vergleichung mit einem Schatten sagt mehr aus als die Wahl des Wortes. Mit den Grenzen des Scotomes, wie sie die Kranke jeden Augenblick aufzuzeichnen im Stande war, also mit den Grenzen des Schattens stimmte denn auch eine Zeit lang die Ausdehnung der sichtbaren Netzhauttrübung überein. Das positive Scotom blieb aber unverändert, nur weniger dunkel als bisher, bestehen, als sich die Netzhauttrübung wieder verlor. Wie kam jetzt das Scotom zu unmittelbarer Wahrnehmung?

Wäre die von manchen Seiten vertretene Ansicht richtig, dass positive Scotome, denen keine ophthalmoskopisch nachweisbaren Trübungen entsprechen, gleichwohl auf irgend welchen dioptrischen Hindernissen in der Retina beruhen, so konnte in meinem Falle das Scotom trotz des normalen Augenhintergrundes immer noch ein blosser Schatten sein. Als ich aber den Versuch machte, der Kranken das Scotom entoptisch zur Anschauung zu bringen, blieb der erwartete dunkle Fleck aus, während es Treitel gelang, in mehr als einem Fall mit sichtbarer Trübung die Schattennatur eines positiven Scotomes auf diesem Wege ebenfalls zu erhärten. Das negative Ergebniss wurde nicht etwa durch ungenügende Beobachtung von Seiten der Patientin verschuldet; denn sie sah die Aderfigur und deren gesetzmässige Bewegung bei Verschiebungen der Lichtquelle ganz bequem. Es war vielmehr zu dieser Zeit vermuthlich kein schattenwerfender Körper in den inneren Netzhautschichten vorhanden. Allerdings bemerkte die Patientin in der Umgebung des Fixirpunktes, namentlich nach oben, auch keine Gefässschatten. Aber ein Hauptgrund hiervon war wohl der, dass das Sehvermögen des Scotomgebietes zu schwach war, während sich das Verschwinden des Scotomschattens weder aus der Amblyopie, noch etwa aus veränderter Helligkeit erklären liesse. Denn was den letzteren Punkt betrifft, so ist ja gerade die angewendete Unter-

[1] *Archiv für Ophthalmologie.* 31. 1. S. 259.

suchungsmethode besonders geeignet, den Schatten undurchsichtiger Körper in den vorderen Netzhautschichten bemerkbar zu machen, und sie lässt sich in dieser Beziehung mit der „herabgesetzten Beleuchtung", bei der wir das Scotom verschwinden sahen, nicht vergleichen. Wie aber das Fehlen des Scotomschattens unter diesen günstigen Bedingungen von der Amblyopie abhängen sollte, die doch anscheinend die Wahrnehmung desselben schon bei gewöhnlicher Beleuchtung gestattete, ist mir nicht verständlich. Dass das Scotom positiv war, musste jetzt wenigstens eine andere Ursache als Schatten haben; aber welche?

Eine dritte Form des positiven Scotomes entsteht durch innere Reizung der Netzhaut, der Leitungsbahnen oder der Centren. Nicht bloss helle subjective Licht- und Farbenempfindungen sind Aeusserungen abnormer Erregungsvorgänge innerhalb des Sehapparates. Die Läsion der Nervenfasern offenbart sich öfters ebenso durch die Erscheinung eines Nebels, einer Wolke oder ähnlich. So kommt es bei Intoxicationsamblyopie vor, dass das Scotom im Anfang und namentlich bei acutem Beginn positiv ist, dass ein wallender, wogender Nebel, eine bläulich marmorirte Wolke u. s. w. die fixirten Gegenstände bedeckt. Aber auch der spätere Uebergang eines negativen Intoxicationsscotomes in ein positives ist beobachtet worden. Im Beginn der Embolieerblindung hat ein Theil der Patienten ähnliche Reizerscheinungen; diese sind aber nur von ganz kurzer Dauer. Darüber, wie sich weiterhin ein durch Embolie erworbener Defect dem Kranken darstellt, existiren nur wenige, bereits referirte Angaben. Nach diesen scheinen aber manchmal die Defecte positiv gewesen zu sein, wiewohl an Netzhauttrübung nicht mehr zu denken war. So sah der Patient Leber's mit dem centralen Scotom bei normalem Augenhintergrund noch 8 Jahre nach dem Eintritt der Embolie eine Wolke oberhalb des Fixirpunktes schweben. Ist also das Scotom meines Falles vielleicht in Folge von Reizung ein positives? Das Verhalten bei wechselnder Beleuchtung würde nicht dagegen sprechen. Denn es ist z. B. von den positiven Intoxicationsscotomen, die auf Reizung beruhen, festgestellt, dass sie meist um so deutlicher sind, je heller die Beleuchtung ist, wenn sie auch bisweilen noch im Dunkeln, selbst bei geschlossenem Auge bemerkbar werden. Die Abnahme der Beleuchtung kann also das Reizungsscotom zum Verschwinden bringen. — Eine andere Beobachtung in meinem Fall scheint sogar auf Reizung direct hinzuweisen. Bei der entoptischen Untersuchung fehlte der erwartete Schatten. Die Kranke konnte auch nicht näher beschreiben, wie ihr die ganze Scotomgegend etwa erschien; nur erstreckten sich die Gefässschatten lange nicht bis an den Fixirpunkt heran. Sie sah aber bei dem Versuch einen Kranz von Farben (oder von gewundenen Ranken), welcher den Fixirpunkt umschloss und, wie jetzt eine Vergleichung lehrt, ungefähr mit dem am 2. Beobachtungstag auftretenden Farbenring, nicht mit dem ganzen Scotom, in Lage und Grösse übereinstimmte. Die Patientin erzählte ferner, was ich damals nicht weiter beachtet habe, dass sie auch ausserhalb der entoptischen Versuche sicher noch viele Wochen nach der Embolie gelegentlich jenen Farbenring wahrnahm. In dieser Erscheinung haben wir aber ein Zeichen irgend welcher abnormer Erregungsvorgänge an Orten, die durch die Embolie geschädigt worden sind, vor uns. Es ist bekannt, dass z. B. nach der Heilung einer Retin. luet. das Flimmern selbst noch nach Jahren temporär wiederkehrt, namentlich in Folge der Einwirkung hellen Lichtes. Bei meiner Patientin konnte die ungewöhnliche Art der Beleuchtung in den entoptischen Versuchen den Anlass zu dem subjectiven Farbenspiel geben. Vielleicht bestand dasselbe aber dauernd und wurde hierbei wie bei anderen Gelegenheiten nur beträchtlich gesteigert, von dem Einfluss der Aufmerksamkeit noch ganz abgesehen. Allein trotz des Nachweises dieser Reizerscheinungen, die sich ja ebenso mit positiven Scotomen ganz anderen Ursprunges verbinden und in gleicher Weise auf einen Theil des Defectes beschränkt sein können, ist es zweifelhaft, ob man den positiven Charakter des Scotoms auf Reizung beziehen darf. Vor allem wird es nicht leicht sein, damit den Mangel eines jeden Wechsels, den gleichmässigen Fortbestand der dunkeln Wolke zu vereinigen. Die lange Dauer an sich ist kein Gegengrund, da wir sie bei anderen Reizsymptomen, so bei Photopsien wiederfinden; nur möchte man eine Ungleichmässigkeit erwarten, nicht bloss Schwankungen, wie sie wirklich beobachtet wurden, also die verschiedene Deutlichkeit des dunkeln Fleckes an verschiedenen Tagen, sein Fehlen bei der entoptischen Untersuchung und die (partielle) Umwandlung in einen Kranz von farbigen oder ungefärbten Figuren — sondern einen unaufhörlichen Wechsel der Erscheinungen, wie etwa das erwähnte Wallen und Wogen des Nebels und wie er sich bei den gewöhnlichen Photopsien in Flimmern äussert.

Es bleibt demnach vorläufig unentschieden, warum in meinem Fall das Scotom ein positives war, obwohl keine entsprechende Netzhautveränderung mehr nachgewiesen werden konnte. Das gleiche gilt für andere Fälle von Embolie und ebenso für andersartige Affectionen, so für den Fall von Treitel,[1] welcher bei einer progressiven Sehnervenatrophie 4 Jahre lang ein positives Scotom verfolgte, ohne dass eine Erkrankung der Gegend des gelben Fleckes sichtbar wurde. Die subjective Wahrnehmung eines Scotomes wird endlich sicher bald mehr, bald weniger durch andere Umstände, Aufmerksamkeit und Intelligenz der Kranken,

[1] *Archiv für Ophthalmologie.* 25. 3. S. 44.

begünstigt. Es ist aber nicht anzunehmen, dass ausschliesslich aus solchen Gründen ein echt negatives Scotom als dunkler Fleck erscheint.

Der Lichtsinn. Das soeben besprochene Merkmal meines Scotomes gewährte sonach für sich allein keinen Aufschluss über den Ort der Läsion. Nur schienen im Einklang mit den Voraussetzungen über die Blutversorgung die äusseren Netzhautschichten unversehrt zu sein, weil, falls eine solche Begründung gerechtfertigt ist, eine gröbere Alteration des Lichtsinnes oder eine Hemeralopie fehlte. Ob in dieser Hinsicht die Embolieamblyopien im Allgemeinen einander gleichen, muss bei dem Mangel darauf gerichteter Untersuchungen dahingestellt bleiben. Die einzige Mittheilung hierüber, die ich kenne, betrifft den Fall III von Schnabel nnd Sachs, welche vor der endgültigen Erblindung während des Bestandes des centralen Scotomes mit dem Förster'schen Photometer untersuchten und für das gesunde Auge „D = 1 mm", für das kranke „D = 3 mm" bei starken Schwankungen der Sehschärfe, die, wie es scheint, im besten Fall = $^6/_9$ wurde, angeben. In meinem Fall war noch dazu die Prüfung keine genaue. Sie gründete sich auf die Beeinflussung der Sehschärfe durch die Beleuchtung und auf das Verhalten des Farbensinnes.

Der Farbensinn. Ueber die Farbenempfindung nach Embolie liegen auch nur wenige thatsächliche Befunde vor. Was die Farbengrenzen des Gesichtsfeldes anlangt, wenn nach Astembolie ein partieller absoluter Defect zurückbleibt, so fallen sie am Defectrand mit diesem zusammen, werden also von der Gesichtsfeldlücke einfach durchschnitten, während sie im Uebrigen unverändert sind, wenn nicht Embolien peripherer Arterienästchen hie und da geringe Einschränkungen verursachen wie in meinem Fall nach unten zu. Ein solcher scharfer Einschnitt ist in der Gesichtsfeldzeichnung wiedergegeben, welche Hirschberg der Beschreibung des Falles Nr. 8 beifügt. Indessen werden sich die Farben nicht immer so verhalten,[1] da öfters der absolute Defect durch ein „Undeutlichkeitsgebiet" wechselnder Breite von dem freien Gesichtsfeld getrennt ist, weshalb der beliebte Vergleich der Partialatrophien mit den Astembolien nur in beschränktem Maasse zulässig erscheint. Erblindet aber die anämische Netzhautpartie nicht vollständig, so wird der Farbensinn ganz in der Weise wie bei Affectionen der Leitungsbahnen überhaupt alterirt. So sind in dem Fall von Vossius, in welchem mir freilich über die verwendeten Probeobjecte nichts Näheres bekannt ist, die Grenzen der

[1] In dem von Norris — *Amer. Journ. of the med. Sc.* N. S. 168. Oct. 1882, S. 427; nach Schmidt's *Jahrb.* 203. S. 271 — mitgetheilten Falle von Astembolie scheinen die Farbengrenzen im weiteren Verlauf, während der Gesichtsfelddefect verschwand, besondere Veränderungen durchgemacht zu haben.

Farbenfelder, wenigstens für Blau und Roth, parallel den Aussengrenzen hereingerückt und zeigen nur oben, dort ziemlich stark eingeengt, eine auffallende Abweichung von der gerade dort ungefähr normal verlaufenden Aussengrenze. Und nach BULL war in dem oben besprochenen relativen Scotom bei Sc = $^4/_{18}$ die Empfindung für alle Farben herabgesetzt, am wenigsten für Blau; sie betrug nach seinem Maassstab für Blau $^1/_4$, für die anderen Farben $^1/_9$. Allein diese Befunde sind einem vorgerückten Stadium entnommen, wo die Atrophie der Papille oder eines Sectors bereits ausgeprägt war. Bei ganz frischer Erkrankung kann die Störung nach BIRNBACHER's Beobachtung zu schliessen ebenso ausfallen. In dem kleinen cilioretinalen Gesichtsfeld, für dessen anfängliche Amblyopie ich oben eine Begründung zu geben versucht habe, wurde am ersten Tag die Farbe von „grossen rothen Pigmentflächen" und von „blauem Papier" nicht erkannt, sondern grau genannt, nicht anders lautete die Angabe, wenn Patientin durch Rubinglas in grelles Lampenlicht blickte; nur beim Vorhalten eines Kobaltglases bezeichnete sie die Flamme richtig als blau. Andererseits erschienen in SCHNABEL's Fall in dem centralen Scotom von den DAAE'schen Proben alle Muster matter und Blau selbst in grösster Sättigung grau, ohne jede Spur von Blau. Diese vorwiegende Beeinträchtigung der Blauempfindung steht mit dem, was man erwarten sollte, nicht im Einklang; sie spricht eher gegen als für eine Affection der Nervenbahnen[1] und ist vielmehr Symptom einer Erkrankung der äusseren Netzhautschichten. Dieselben waren jedoch in dem Fall kaum hervorragend betheiligt. Aber die Art der Farbensinnstörung ist ja kein untrügliches Merkmal zur Unterscheidung von Krankheiten der percipirenden und der leitenden Theile des Sehapparates. Auch Sehnervenleiden schädigen öfters am meisten die Empfindung für Blau. So berichtet FILEHNE,[2] dass in seinen Tabaksscotomen am intensivsten, extensivsten und anhaltendsten Blau gelitten hatte, wesentlich weniger dagegen Roth und Grün (Probeobjecte MARX'sches Tuch). Und Verwechselungen von Blau mit Grün, wie umgekehrt, die für Netzhautaffectionen charakteristisch sein sollen, werden bei Erkrankungen des Sehnerven, so bei Intoxicationsscotomen, ebenfalls gemacht. Andererseits gehen bisweilen reine Netzhautleiden, Erkrankungen der äusseren Schichten, mit Symptomen von Seiten des Farbensinnes einher, welche gewöhnlich auf Läsion der Leitung

[1] Nach der „wunderbaren" Hypothese, dass Krankheiten der nackten Achsencylinder (und der Endapparate) keine Störung der Farbenperception verursachen, würde das Scotom dieses Falles, da von secundärer Atrophie noch keine Rede sein kann, auf eine ausserhalb des Auges im Nerv. opt. zu suchende Ursache (embolische Anämie in der Umgebung der Centralgefässe) hinweisen.

[2] *Archiv für Ophthalmologie.* 31. 1885. 2. S. 15.

zu beziehen sind. Ein Beispiel hierfür scheint in einem Fall von Chorioretin. luet. vorzuliegen, welchen Treitel[1] mittheilt: Der Patient sah zu einer Zeit Blau in richtigem Tone, nur beschattet, Grün dagegen grau oder weisslich; Sehnervenatrophie war auszuschliessen, weil bei Rückgang der Entzündung Grün wieder erkannt wurde. Treitel ist geneigt, diese Erscheinung aus einer Absorption durch die Netzhauttrübung zu erklären. Letztere scheint die Farbenempfindung in der Regel durch Beschattung zu beeinträchtigen, so lange es noch nicht zu secundärer Atrophie gekommen ist. Der Farbenton erfährt dabei zunächst nur Veränderungen wie bei herabgesetzter Beleuchtung. Doch kann die Eigenfarbe der Trübung darauf einwirken, manchmal in so hohem Grade, dass z. B. nach Blutungen Rothsehen auftritt. In meinem Fall war das auffallendste Farbensymptom das Blausehen. Wie sich bei der Untersuchung mit der Augenspiegelflamme herausstellte, hielt sich dasselbe in einem gewissen Stadium anscheinend genau an den Ort der Netzhauttrübung und breitete sich sodann mit dieser bis an den Fovеareflex heran aus; schliesslich verschwand es mit der Trübung. Diese örtliche Uebereinstimmung machte es wahrscheinlich, dass das Blausehen, wie das Scotom überhaupt, von der Trübung abhing. Indessen erwies sich die Uebereinstimmung bei näherem Zusehen doch als viel weniger vollkommen; die eben gegebene Beschreibung passt nur für den Nachweis mittelst des Augenspiegels. Weniger hell leuchtende Objecte, weisses Papier, die Wolffberg'sche weisse Tuchscheibe nahmen Anfangs im Scotom selbst keine Blaufärbung an, sondern es schimmerte nur etwas Hell durch. Später aber, als im Scotom die Sehschärfe besser wurde, machte das Weiss dort den Eindruck eines bläulichen Weiss oder eines Weiss mit einem „Rosaschein", obwohl von Trübung nirgends mehr eine Spur vorhanden war, und ebenso war es schon vorher im freien Centrum. Hier trat übrigens das Missverhältniss zwischen Trübung und Blausehen eine Zeit lang besonders scharf zu Tage. Wenn ich die Augenspiegelflamme gerade auf die ungetrübte Mitte der Netzhautgrube einstellte oder ohne Spiegel die Mitte der Flamme fixiren liess, so färbte sich Basis und Spitze derselben blau, der mittlere Abschnitt bewahrte seine natürliche Farbe. In weiter Entfernung dagegen wurde die ganze Flamme gleichmässig blau, obwohl sie sich auf derselben Stelle der Retina abbildete, welche einen Theil der nahen Flamme ohne Farbenveränderung wahrnahm. Und in der allerersten Zeit wurde dort vom weissen Papier nur ein unbestimmtes Hell wahrgenommen, während zugleich die nahe Flamme einen bläulichen Schein hatte. — Das Blausehen zeigte sich sonach vielmehr von der Sehschärfe und von der Helligkeit

[1] *Archiv für Ophthalmologie.* 31. 1. S. 276.

des Weiss abhängig, wenn man hier zur Vereinfachung die Flamme ebenfalls als Weiss bezeichnen darf. Eine planmässige Untersuchung habe ich nicht angestellt, da ich erst ziemlich spät auf die Eigenthümlichkeit aufmerksam wurde und da dann bei der Mannigfaltigkeit der Erscheinungen ein gesetzmässiges Verhalten vorerst nicht zu erkennen war. Soweit aber die nebenbei gewonnenen Resultate nachträglich einen Schluss gestatten, lässt sich jetzt über die Bedingungen des Blausehens folgende Uebersicht geben.

Die Patientin empfand das Weiss:

| | 1. bei schwacher (Papier, ferne Flamme) | 2. bei starker Helligkeit desselben (nahe Flamme) |
|---|---|---|
| I. bei geringstem Sehvermögen | gar nicht | als hell |
| II. bei mässiger Sehschärfe | als hell | als blau |
| III. bei weiter fortgeschrittener Besserung | als blau | als weiss. |

Nicht alle drei Stadien habe ich mit Sicherheit beobachtet. Im Scotomring waren die beiden letzten sehr deutlich, vorher habe ich aber nur eine Zwischenstufe zwischen I und II angetroffen: das weisse Papier wurde bereits gesehen, aber die nahe Flamme erschien noch nicht bläulich. Doch kommt es hierauf wenig an; die Hauptsache ist, dass auf jeden Fall dem Blausehen eine Helligkeitsempfindung vorausging. Im Centrum war das erste Stadium schon ganz vorüber, als ich zum ersten Mal nach der Wiederkehr der Function untersuchte. Dagegen war das zweite wenn auch von kurzer Dauer, doch ebenso auffallend wie das dritte ausgeprägt. Uebrigens wurden hier beide Stadien, der besseren Sehschärfe entsprechend, viel früher und schneller als im Scotomgürtel durchlaufen. Das Uebergangsgebiet endlich, welches dem rothen Hof um den Foveareflex herum entsprach, machte, wie wenigstens bei starker Helligkeit des Weiss gefunden wurde, einmal sogar einen Rückschritt aus dem dritten Stadium in's zweite, welcher sich ausserdem in der gleichzeitigen Ausbreitung der Netzhauttrübung bis heran an den Foveareflex kund gab. Ich hatte dabei den Eindruck, als ob sich zugleich die Sehschärfe dieser Gegend verschlechterte, zumal da sich die innere Scotomgrenze wieder völlig verwischte und da Spitze und Basis der fixirten nahen Flamme nicht bloss bläulich erschien, sondern auch undeutlich wurde. Allein ziffermässig habe ich es nicht nachgewiesen, die Patientin glaubte sogar an fortschreitende Besserung und die Zahlen des Zifferblattes, die freilich zum grössten Theil ausserhalb der fraglichen Gesichtsfeldpartie lagen, wurden nicht wieder undeutlicher. — Das Weiss erschien also nur bei einem gewissen mittleren Grade der Erregung bläulich. Weder stärkere, noch schwächste Erregung hatte den gleichen Effect; erstere führte zur Empfindung des Weiss, letztere zu der eines unbestimmten Hell. Der Schein einer Abhängigkeit des Blausehens von der Trübung wurde nur dadurch hervorgerufen, dass die letztere eine Zeit lang der Amblyopie nahezu parallel ging. Ferner hätte, wenn Trübung die Ursache des Blausehens war, die Farbenempfindung wohl in anderer Weise gelitten als es geschah. Anfangs war das Scotom ganz farbenblind. Im weiteren Verlauf aber wurde ausser im Centrum Roth als bräunlich bis dunkelbraun, Grün als grau, Blau als blau, aber auffallend weisslich, bezeichnet. So war es nicht bloss in späteren Stadien, sondern auch schon zur Zeit der Trübung und selbst am Orte der Trübung. Diese Art der Farbensinnalteration gehört aber zu Erkrankungen der „Nervenleitung“ und zeigt, wenn Grün den schwächsten und Blau den stärksten Reiz darstellt, nur eine gleichmässige Abnahme der Erregbarkeit des Apparates an.[1] Hieraus lässt sich vielleicht das Blausehen erklären.

Nach der Dreifasertheorie müsste bei Ausfall von Grün und Roth das Weiss nicht grau, sondern blau erscheinen. Bei centralen Scotomen ist dies Verhalten in der That nicht ganz selten beobachtet worden. So berichtet Schön[2] über zwei Fälle, allerdings unter der Annahme, dass es sich nur um Contrast durch Ermüdung der roth- und grünempfindenden Fasern in Folge der vorausgegangenen Untersuchung handelt. Auf diese Fehlerquelle habe ich immer Rücksicht genommen und ich halte eine solche Entstehung des Blausehens in meinem Fall für ausgeschlossen, wenn auch in späterer Zeit ausnahmsweise der Patientin an dem einen oder anderen Tag der bläuliche Schein des Weiss im Scotomgürtel nicht ganz deutlich war, ein Wechsel, der wohl schon durch Unterschiede der Beleuchtung nach Helligkeit und Farbe bedingt wurde. Auch Sachs[3] hat dies Blausehen wiederholt bei Intoxicationsscotomen und zweimal bei Neurit. opt. gefunden. Nach ihm beruhte es nur auf einer Aenderung des Farbentones, den jedes Weiss besitzen soll. Würde daraus allein auch das Rosa des Marx'schen Tuches oder das Blau der Flamme entstehen? Sodann hat Samelsohn[4], welcher das Blausehen öfters in gutartigen und frischen Intoxicationsfällen antraf, die Beobachtung gemacht, dass mit der Besserung, mit der Wiederkehr der Roth- und Grünempfindung das Weiss den bläulichen Ton verlieren und grau aussehen kann. — Sachs erhebt gegen den hier wiederaufgenommenen Erklärungsversuch den Einwand, dass das Blausehen auch vorkommt, obwohl die Rothgrünempfindung

[1] Könnte die Veränderung des gelben, vornehmlich die blauen Strahlen absorbirenden Netzhautpigmentes irgendwie von Einfluss sein?

[2] A. a. O. S. 123. 124.

[3] *Archiv für Augenheilkunde.* 18. 1887. S. 21.

[4] *Archiv für Ophthalmologie.* 28. 1. S. 87.

nicht aufgehoben ist. Die Thatsache kann ich nur bestätigen. In meinem Fall behielten in einem gewissen Stadium trotz bläulichen Scheines des Weiss die Farben gerade im Fixirpunkt an einer kleinen Stelle ebenfalls sämmtlich angeblich den richtigen Ton. Allein die oben dargelegten näheren Bedingungen des Blausehens klären wenigstens in meinem Fall, vielleicht auch allgemeiner den scheinbaren Widerspruch auf. Das Blausehen hörte bei grösserer Helligkeit des Weiss (nahe Flamme) auf, und umgekehrt würde wahrscheinlich Grün und Roth bei geringerer Intensität (Helligkeit) nicht erkannt worden sein; und so schien es in der That häufig zu geschehen, wenigstens bei Grün, das ja am meisten gelitten hatte, weshalb übrigens vermuthlich das Weiss öfters nicht mit Blau, sondern mit Rosa oder Violett gemischt erschien. Grün wurde überhaupt nur an einer ganz winzigen Stelle des Centrums gesehen, Roth dagegen wohl immer deutlich an einer allerdings auch kleinen Stelle, Blau in einem viel grösseren Gebiet, während am äusseren Rande des Scotoms die normalen Farbenfelder nahezu gleichzeitig begannen.

Trotz der nicht geringen centralen Farbensinnschwächung erhob sich bei meiner Patientin die Sehschärfe schliesslich bis auf $^6/_6$. In diesem Missverhältniss zwischen Raum- und Farbensinn könnte man eine Bestätigung der Ansicht erblicken, dass im Gegensatz zur übrigen Netzhaut deren Centrum für den Farbensinn eine untergeordnete Bedeutung besitzt, während es die Raumempfindung vorzugsweise vermittelt. Hierbei wird aber vorausgesetzt, dass, wenn das Netzhautcentrum gleichen Werth für die Farben- und Raumempfindung hätte, beide bei einer Erkrankung des Centrums auch in gleichem Grade leiden müssten. Das Verhältniss zwischen beiden Störungen schwankt jedoch auf der ganzen Netzhaut innerhalb weiter Grenzen, was nicht überraschen kann, da es ja noch andere Beispiele ungleich starker Herabsetzung anscheinend nahe zusammengehöriger Functionen giebt. —

### 4. Gelegentliche Befunde.

Reflexempfindlichkeit. Die Verbindung zwischen dem Sehvermögen und der Reflexempfindlichkeit scheint zunächt eine sehr innige und feste zu sein. Nach Embolie der Art. centr. ret. sind beide aufgehoben oder beide in gleicher Weise herabgesetzt. Doch sind auch mehrfache Abweichungen beobachtet worden. Dreimal war die Reflexempfindlichkeit, auf welche freilich kaum unter Anwendung der stärksten Lichtcontraste geprüft wurde, gleich Null trotz vorhandenen Lichtscheines. Dieser war jedoch in dem einen Fall[1] sehr unsicher und in den beiden

[1] Schneller, *Archiv für Ophthalmologie.* VIII. 1861. 1. S. 271.

anderen nur excentrisch, einmal nur nach aussen zu (Ingenohl Fall I), einmal, wie es scheint, excentrisch nach allen Richtungen hin (Hirschberg Nr. 1), nachzuweisen. Wenn die Ansicht richtig ist, dass die Pupillenfasern im Nervenstamm nur zusammen mit den centralen Sehfasern verlaufen und sich auch nur in demselben Netzhautgebiet wie diese ausbreiten, wenn also überhaupt ausschliesslich das Netzhautcentrum Reflexempfindlichkeit besitzt, so würden die beiden letzten Fälle hierin ihre Erklärung finden. Indessen sind unter den Emboliefällen mehrere, welche dieser Annahme widersprechen. Einerseits wird in Schneller's Fall mit Reflextaubheit von der ganz schwachen Lichtempfindung ausdrücklich gesagt, dass sie in der Mitte des Gesichtsfeldes vorhanden war; doch hätte man hier vielleicht noch einen minimalen Reflex nachweisen können. Andererseits war in einer Anzahl von Fällen die Reflexempfindlichkeit nicht erloschen, obwohl von dem Gesichtsfeld nur noch eine kleine temporale Insel existirte. Um solche Beobachtungen mit jener Hypothese in Einklang zu bringen, müsste man annehmen, dass das Netzhautcentrum doch nicht ganz blind war, dass aber die periphere Lichtempfindung den Nachweis der geringen centralen Function verhinderte. Aber z. B. in meinem Fall, wo der Netzhautkreislauf vollständig unterbrochen war, würde sich dann die Schwierigkeit ergeben, dass das Netzhautcentrum ohne directen Blutzufluss zu functioniren fortfuhr, oder man müsste weiter voraussetzen, dass sich die Blutversorgung durch die Gefässverbindungen am Sehnervenkopf nicht bloss auf die nächste Umgebung der Papille, sondern bis zur Macul. lut. erstreckte. Vor allem erhebt sich jedoch die Frage, welche Ausdehnung das allein reflexempfindliche Netzhautcentrum besitzen soll und welche Lage die periphere Netzhautinsel, die Reflexempfindlichkeit bewahrt zu haben scheint, einnimmt. In meinem Falle hatte die lichtempfindende Zone am blinden Fleck nach der Netzhautgrube hin nur eine Breite von höchstens $^1/_3$ PD und hielt sich demnach mindestens $10^0$ von dieser entfernt. In Ingenohl's Fall I, in welchem die Reflexempfindlichkeit Anfangs trotz Lichtempfindung fehlte, wurde sie später wieder ganz deutlich; dabei hatte sich der temporale Gesichtsfeldquadrant in grösserer Ausdehnung wiederhergestellt und näherte sich dem Centrum bis auf etwa $8^0$. Das reflexempfindliche Gebiet müsste sonach in der Richtung nach der Papille hin weiter als 8—$10^0$ reichen. Gerade eine Prüfung der Nachbarschaft der Papille auf Reflexempfindlichkeit schien mir nun im gesunden Auge am leichtesten ausführbar zu sein. Die Untersuchung einzelner Netzhautabschnitte wird durch die Diffusion des Lichtes im Innern des Auges beträchtlich erschwert; es ist fast unmöglich, eine einzige Stelle für sich ohne Berührung der übrigen, insbesondere des gelben Fleckes mit Erfolg zu reizen, wenn man so verfährt, dass man den Zutritt des Lichtes zum Auge einmal verhindert und dann plötzlich freigiebt. Sobald das Licht eindringt, wird das ganze Augeninnere erhellt und so das Netzhautcentrum stets mit gereizt. Um dies zu vermeiden, ordnete ich den Versuch anders an. Ich liess das Bild einer kleinen hellen Lichtquelle bei Ausschluss allen anderen Lichtes in das eine Auge fallen und lenkte es abwechselnd auf den blinden Fleck und auf die angrenzenden Netzhautstellen oberhalb und unterhalb desselben. An diesen peripheren, gleichweit vom Centrum entfernten Stellen hatte ich so einen Reizwechsel, ohne dass gleichzeitig eine Aenderung der Lichtmenge im Centrum, also eine wechselnde Erregung desselben eintreten konnte. Die Wirkung beobachtete ich, indem ich nahe vor mein anderes Auge, wieder unter möglichstem Lichtabschluss, damit die Pupillen weit blieben, eine Scheibe mit zwei feinen Oeffnungen, in der Art des von Fick angegebenen Pupillometers, brachte, deren gegenseitige Entfernung so eingestellt wurde, dass sie wenig mehr als die Pupillenweite betrug; dann waren die beiden Zerstreuungskreise gerade noch durch einen schmalen Spalt getrennt, in dessen Veränderungen das Pupillenspiel sich scharf ausprägte. Ein brauchbares Ergebniss habe ich jedoch auf diesem Wege nicht erhalten, vermuthlich deshalb, weil der Reiz doch zu gering ausfiel. Manchmal schien sich in einer Reihe von Beobachtungen hinter einander die Pupille ein wenig zu verengen, wenn das Licht vom blinden Fleck herunter auf die Retina verschoben wurde, und zu erweitern bei umgekehrter Bewegung des Lichtes. Aber die Erfolge waren nicht gleichmässig und die Ausschläge der Pupille nicht grösser als Schwankungen, welche ohne den beschriebenen Lichtwechsel eintraten. Letztere schienen besonders gross zu werden, wenn ich das Licht eine Zeit lang gerade auf dem blinden Fleck liegen liess, weshalb ich daran dachte, durch unwillkürliche Bewegungen des Auges könnte das Licht zeitweise wieder auf empfindende Netzhaut gelangen und so einen Reflex auslösen. Hiernach müsste die Umgebung der Papille reflexempfindlich sein. Indessen fielen andere Versuche wieder vollkommen negativ aus, so dass, wenn Reflexempfindlichkeit in der Nähe des Sehnerven besteht, diese verhältnissmässig gering ist gegenüber der Lichtempfindlichkeit, während es im Centrum der Retina eher umgekehrt zu sein scheint. Für das Centrum war schon der Lichtzuwachs, welchen eine geringe Annäherung des Lichtbildes von der Papille her mit sich brachte, ein genügender Reiz, um eine Contraction des Sphincter iridis hervorzurufen. — Oefters verengte sich auch die Pupille plötzlich und stark, wenn das peripher gesehene Licht durch Ermüdung oder durch Wettstreit der Sehfelder verschwand, und zwar manchmal schon zu einer Zeit, wo das Licht eben erst sich zu verdunkeln begann; es kam dann zuweilen gar nicht zum Verlöschen des Lichteindruckes, es war, als würde dies durch die Pupillenverengerung verhindert. Hier ist es mir sehr wahrscheinlich, dass es sich nur um den Einfluss eines Accommodationsimpulses handelte, der sich mit der jedesmaligen erneuten Anspannung der Aufmerksamkeit verband. Ist aber diese Deutung richtig, so wird auch bei den übrigen räthselhaften Pupillenverengerungen der Wechsel der Aufmerksamkeit auf das indirect gesehene Object und damit die Accommodation eine Rolle spielen.

Nach alledem ist es noch nicht erlaubt, aus der Reflextaubheit eines peripheren Gesichtsfeldrestes wie in Ingenohl's Fall I eine physiologische Beschränkung der Reflexempfindlichkeit auf das Netzhautcentrum zu folgern, und dieser Fall dürfte, erschöpfende Untersuchung vorausgesetzt, ebenso wie andere ähnliche Beobachtungen bei Neurit. opt., bei schweren Blutverlusten u. s. w. eher durch ungleiche Schädigung der Seh- und Reflexfasern zu erklären sein. Ganz dasselbe wäre anzunehmen, wenn in Fall III, den Magnus als Apopl. nerv. opt. mittheilt, später, als bereits Atrophie eingetreten war, wirklich noch etwas Reflexempfindlichkeit in dem amaurotischen Auge nachgewiesen werden konnte.

Pupillenweite. Von dem Verhalten der Reflexempfindlichkeit des Auges hängt die Pupillenweite nur insofern ab, als nach Embolie einer Art. centr. ret. mit Reflextaubheit die Pupillen unter sonst gleichen Umständen gegen früher eine geringe Erweiterung erfahren, welche sich dem Nachweis gewöhnlich ganz entzieht. Dabei bleiben sie aber beiderseits gleich weit und frei beweglich. So ist es in der Regel. In einigen Fällen jedoch war schon in den frühesten Stadien der Erkrankung die Pupille auf der Seite der Embolie bei freier Beweglichkeit weiter als die des anderen gesunden Auges. Dabei war dreimal die Reflexempfindlichkeit erloschen und zweimal sehr schwach. Zweimal war das Auge ganz blind, zweimal besass es noch ein kleines excentrisches Gesichtsfeld mit quantitativer Lichtempfindung; im 5. Fall heisst es nur „schwacher Lichtschein." — Dass „der directe Lichtreiz gegenüber dem consensuellen den vorwiegenden Einfluss auf die Weite der Pupille ausübt", ist nicht erwiesen; gerade die Erfahrungen bei Embolie sprechen dagegen, da sich niemals nachträglich, selbst nicht nach jahrelangem Bestand der Amaurose eine einseitige Pupillenerweiterung einstellt. Nur in einem Fall Hirschberg's, Nr. 6, wird — von anderer Seite — mitgetheilt, dass in späterer Zeit, etwa nach fünf Monaten, die Pupille des blinden und reflextauben Auges etwas erweitert war.[1] Von dieser zweifelhaften Angabe abgesehen, war

[1] Nachträglich finde ich in der Krankengeschichte über Fall I von Schüller eine noch auffälligere Angabe. Etwa zehn Wochen nach der Embolie wurde, was

die Mydriasis bei Embolie eben in jenen fünf Fällen stets frühzeitig vorhanden. Wenn man nun nicht zu zufälligen individuellen Eigenthümlichkeiten seine Zuflucht nehmen will, stehen der Erklärung dieser einseitigen Mydriasis nur zwei Wege offen, Sympathicusreizung und Parese des Oculomotorius. Welcher von beiden der richtige ist, liesse sich nach dem Verhalten der Pupillen allein höchstens dann beurtheilen, wenn minimale Beleuchtung die Anisocorie ausgleicht. Da hierauf nicht untersucht wurde, kann die Entscheidung nur noch nach den übrigen Symptomen gefällt werden. Diese reichen aber dazu nicht aus; nur das eine ist unwahrscheinlich, dass etwa eine Sympathicusreizung vorliegt, welche sowohl die Mydriasis als auch die Netzhautischämie und Erblindung — diese durch Gefässkrampf — hervorrief. Der eine Fall ist zwar nicht unverdächtig, einestheils wegen der zahlreichen prodromalen Erblindungsanfälle, anderntheils wegen der Inconstanz der Pupillendifferenz im Verlauf der Beobachtung (?). Aber in einem anderen Fall ist die Centralarterienembolie anatomisch festgestellt. Kommt aber sonach hierbei wirklich einseitige Mydriasis vor, so bleibt nichts anderes übrig, als in Complicationen die Ursache derselben zu suchen, in Complicationen, welche die centrifugalen Pupillenfasern mit Einschluss ihrer Endigungen im Irisgewebe oder die Irismusculatur selbst lähmten oder reizten. Darüber, welcher Art diese sind, geben die fraglichen Krankengeschichten keine Andeutung. Mit der Embolie der Centralarterie können sich Circulationsstörungen benachbarter Arteriengebiete verbinden und mannigfache Erscheinungen hervorrufen. Möglich, dass auch die Mydriasis so entsteht, und es bedarf kaum der Erwähnung, dass sie gelegentlich auf einen weiter centralwärts zu suchenden Pfropf, auf eine Verstopfung der Ophthalm. oder der Carotis hinweisen kann, wobei ich mich jedoch nicht auf die gar nicht seltenen Beobachtungen von Pupillendifferenzen nach Carotisligatur berufen möchte.

Intraocularer Druck. Dagegen ist ein gesetzmässiger Zusammenhang der Mydriasis etwa mit erhöhter Spannung des Auges auszuschliessen. In zwei Fällen wird der intraoculare Druck gar nicht erwähnt, in zwei anderen war er jedoch nachweislich herabgesetzt, und zwar auf längere Zeit, bis 14 Tage nach dem Beginn der Erkrankung. Andererseits findet sich noch dreimal, dabei eine Astembolie, die Spannungsverminderung ohne Pupillendifferenz, und in weiteren drei Fällen war, ebenfalls ohne Einfluss auf die Pupillenweite, der Druck von Anfang an oder erst nach einer Woche auf einige Tage erhöht, während er viel häufiger normal ange-

---

bis dahin nicht aufgefallen war, bemerkt, dass die freibewegliche Pupille des Embolieauges enger war als die des gesunden. Der intraoculare Druck wird nicht erwähnt.

troffen wurde. Nur einmal fiel die Mydriasis mit der Steigerung des intraocularen Druckes zusammen. Woher die Spannungsunterschiede rühren, bleibt auch noch unaufgeklärt. Eine rein mechanische Wirkung der Störung des Netzhautkreislaufs ist ausser höchstens im ersten Augenblick nicht wahrscheinlich; bald soll sie übrigens eine Erhöhung (vermittelst der collateralen Fluxion der Aderhaut), bald eine Erniedrigung des Druckes verursachen. Man wird also wiederum an die Complication mit Embolie anderer Zweige der Ophthalm. oder auch an eine Verstopfung dieser selbst oder der Carotis denken dürfen; bei letzterer braucht die Spannung keineswegs stets fühlbar herabgesetzt zu sein, andererseits kann sie vielleicht dabei, wenn auch kaum auf directem Wege, eine Steigerung erfahren. — Selbst acutes Glaucom, wenn man so sagen darf, ist nach Embolie der Centralarterie und zwar ein bis drei Monate nach derselben vorgekommen, in dem Falle NETTLESHIP's mit dem grossen Pfropf an der Theilung der Centralarterie, in LORING's Fall I und in HAASE's Fall III. In allen drei Fällen war die Embolie Anfangs eine doppelseitige und deshalb vermuthlich von Embolien anderer Arterien begleitet. Damit ist schon Gelegenheit zu Complicationen gegeben; ausserdem war in LORING's Fall drei Wochen nach der Erblindung starke retinale Venenstauung vorhanden und HAASE's Patient litt zugleich an allgemeiner Arteriosclerose und an einer Nierenaffection. Die Entstehung des Glaucoms ist freilich so noch nicht aufgeklärt. Bemerkenswerth ist noch, dass die Iridectomie keinen dauernden Nutzen brachte; wenigstens ist dies von den beiden ersten Fällen bekannt, während im dritten über den weiteren Verlauf des Glaucomes nichts mitgetheilt wird. Ebensowenig Erfolg hatte die Operation in dem früher erwähnten Fall von WATSON und NETTLESHIP, wo sich ebenfalls acutes Glaucom entwickelte. Hier ist aber die Diagnose der Embolie überhaupt sehr fraglich. Auf ihn liesse sich vielleicht anwenden, was über die Beziehungen zwischen Embolie und Glaucom früher angedeutet wurde. Den eigentlichen Glaucomerscheinungen können glaucomatöse Veränderungen der Centralgefässe, sichtbar oder unsichtbar, zweifellos vorausgehen; klingt es da nicht ganz einfach, wenn man sagt, das glaucomatöse Gefässleiden führte einmal ausnahmsweise zu einer Thrombose der Centralarterie, bevor es einen Glaucomanfall auslöste? Allein dies ist immerhin eine ziemlich willkürliche Annahme, wiewohl es Fälle von hämorrhagischem Glaucom giebt,[1] in denen einige Zeit nach der Iridectomie ein nahezu vollkommener Schwund oder doch hochgradige Verengerung der Netzhautgefässe — also vielleicht Thrombose der Centralarterie? — nachgewiesen werden konnte. In WATSON's Falle ist zwar die Thrombose

[1] *Archiv für Augenheilkunde.* 7. S. 464.

nicht unwahrscheinlich, aber man wird dafür andere Gründe als glaucomatöse Gefässerkrankung auffinden, wenn man sich des anatomischen Befundes erinnert. — „Reizung der Chorioidea durch Nekrose der Netzhaut“ endlich vermag den Zusammenhang des Glaucomes mit der Embolie der Centralarterie, schon wegen der Seltenheit des Zusammentreffens, auch nicht aufzuklären.

---

## IV. Prognose und Behandlung der Embol. Art. centr. ret.

Die Symptome einer Embolie der Art. centr. ret. unterliegen, wie wir sahen, einem vielfachen Wechsel. Die einzelnen Fälle gehen in manchen Punkten oft weit auseinander, obwohl ihnen eine einheitliche und anscheinend einfach wirkende Ursache zu Grunde liegt. Schliesslich aber kommen sie einander wiederum sehr nahe; das Ende ist gewöhnlich völlige Erblindung mit den ophthalmoskopischen Zeichen der Sehnervenatrophie und des hochgradigen Gefässschwundes. So wurde wenigstens häufig angegeben. Allein eine genauere Betrachtung lehrt, dass die Embolie nicht immer so schlimme Folgen nach sich zieht. Obwohl sie nicht ganz selten beide Augen betrifft, ist sie bisher in der Aetiologie der (doppelseitigen) Blindheit noch gar nicht vertreten. MAGNUS[1] führt zwar in seiner Uebersicht über 2528 Blinde einen Fall von angeblich doppelseitiger Embolieerblindung, „bei Endocarditis während eines acuten Gelenkrheumatismus entstanden,“ an, den LANDESBERG[2] beobachtet haben soll. Allein ich glaube, diesen Fall streichen zu dürfen. LANDESBERG bespricht in dem von MAGNUS citirten Aufsatz aus dem Jahre 1877 die Aetiologie der endgültigen Amaurosen, der einseitigen wie der doppelseitigen, welche er unter 8767 Augenkranken, die ihm während eines 7jährigen Zeitraumes in Elberfeld zur Beobachtung kamen, vorfand, und berichtet, dass ein Herzleiden in 4 Fällen zur Erblindung Veranlassung gab. „In allen 4 Fällen war das Krankheitsbild des Auges das einer Embolia art. centr. ret.“ Die sonstigen Mittheilungen hierüber beschränken sich auf Folgendes: „1) Riemendreher, 67 J. alt, rechtes Auge. 2) Kaufmann, 65 J. alt, rechtes Auge. 3) Kaufmann, 47 J. alt, rechtes Auge. 4) Schneider, 45 J. alt, beide Augen.

In den 3 Fällen einseitiger Erblindung bestand Insufficienz der Semilunarklappen und Stenose am Ostium der Aorta, verbunden in 2 Fällen mit

[1] MAGNUS, *Die Blindheit* u. s. w. 1883. S. 214.

[2] *Archiv für Augenheilkunde.* 6. 1877. S. 438.

atheromatöser Entartung der Arterien. Im Falle der beiderseitigen Erblindung handelte es sich um eine Endocarditis in Folge von acutem Gelenkrheumatismus." — Sollte Fall 4 nicht derselbe sein, den er bereits 1874[1] ausführlicher veröffentlicht hat? Auch dieser betraf einen Schneider „H. S.", der seit Jahren von rheumatischen Leiden geplagt war und nach Mittheilung des Hausarztes vor Jahren an Endocarditis litt und der ihm nun am 7. Dec. 1872 früh Morgens blind zugeführt wurde. Das eine Auge war vor 2 Jahren durch Embolie der Centralarterie erblindet, das zweite zeigte eine ganz frische Embolie, die über Nacht eingetreten war. Allerdings fehlt es nicht an Differenzen; doch sehen wir zu, was sie zu bedeuten haben. Ueber das Herzleiden des H. S. wird näher — nicht nach eigener Untersuchung, nur nach Angabe des Hausarztes — berichtet, es sei Insufficienz der Valv. mitr. zurückgeblieben mit compensatorischer Hypertrophie des rechten Ventrikels. Die späteren Mittheilungen würden damit nicht gerade im Widerspruch stehen, sie wären nur weniger vollständig und genau. Jedenfalls brauchen sie nicht den Sinn zu haben, den ihnen Magnus beizulegen scheint, wenn er von einer Entstehung der doppelseitigen Embolie bei Endocarditis während eines acuten Gelenkrheumatismus spricht. Dass ferner das Alter des H. S. nicht mit 45, sondern mit 60 Jahren angegeben wird, könnte wohl ein Versehen sein; enthält doch die Krankengeschichte auch insofern einen offenbaren Widerspruch, als das zuerst erblindete Auge einmal als das linke und dann als das rechte bezeichnet wird. Nun aber die Hauptsache. Bei H. S. war schon bei der ersten Untersuchung das zweite Auge nicht mehr ganz blind und später erlangte es ein solches Sehvermögen wieder, dass nur ein Sector der oberen Gesichtsfeldhälfte fehlte und die centrale Sehschärfe $^5/_{15}$ betrug. Soll man dem gegenüber die beiderseitige „Erblindung" in Fall 4 streng wörtlich nehmen? Vor allem müsste man dann wenigstens, was nicht der Fall, den 60jährigen Schneider H. S. mit der alten einseitigen Embolieamaurose unter den Erblindungen bei Herzleiden wiederfinden, ebensogut wie ein anderer im gleichen Jahre wie H. S. beobachteter und veröffentlichter Fall[2] von einseitiger Amaurose durch Embolie (eine Diagnose, die ich hier nicht anerkenne) in der Statistik offenbar als Nr. 1 aufgeführt ist. Wahrscheinlich sind also jene beiden Fälle identisch und der Ausdruck „beiderseitige Erblindung" wäre, wie einiges andere, nur ungenau. Ich glaube auch nicht, dass man annehmen darf, das zu zweit erkrankte Auge des H. S., das bald wieder ziemlich sehkräftig wurde, sei nachträglich nur in Folge der Embolie noch vollständig erblindet. Denn allem Anschein nach hatte sich die Stammembolie in eine Astembolie umgewandelt

[1] *Archiv für Augenheilkunde.* 4. S. 109. [2] *Ebenda.* S. 108.

und die Centralarterie wurde mit dem grösseren Theil ihrer Netzhautzweige wieder vollkommen wegsam. War das so, so bestand kaum mehr die Gefahr eines späteren Verlustes der wiedergewonnenen Gesichtsfeldpartien; wenigstens wurde bisher etwas derartiges bei Astembolie nicht beobachtet. Und thatsächlich hat Landesberg selbst noch lange Zeit nach der zweiten Embolie, wahrscheinlich ungefähr ein Jahr danach (kaum vor Ende October 1873), das unveränderte Verhalten des Sehvermögens constatirt. — Trotz der Magnus'schen Angabe bleibe ich also dabei, dass bis jetzt kein Beispiel[1] dafür vorliegt, dass blande Embolie der Centralarterie die Ursache der Blindheit war. In den 8—11 Fällen von gleichzeitiger Embolieerblindung beider Augen wurde ja das eine Auge immer rasch wieder vollkommen hergestellt und bis auf 1—4 Fälle auch das andere ganz oder doch zum Theil, Dank den besonderen Eigenschaften der Pfropfmasse, ohne welche die Embolie beider Centralarterien auf einmal kaum denkbar war. Aber auch da, wo die Embolie, nicht gebunden an eine ungewöhnlich lockere Beschaffenheit des Pfropfes, auf der einen Seite später erfolgte als auf der anderen, erblindeten niemals beide Augen und es blieb, ungerechnet den einen Fall, in welchem der Patient 4 Tage nach der zweiten Embolie starb, von den 16 Augen gerade die Hälfte auf die Dauer gebrauchsfähig. Dasselbe Verhältniss ergiebt sich, wenn ich alle übrigen Embolieerblindungen, soweit es die Angaben gestatten, in vorübergehende (bez. unvollständige) und bleibende (totale) eintheile. Die letztere Gruppe umfasst 79 Fälle. Zur ersteren gehören

1. 16 Fälle mit schnellstem und vollkommenem Verschwinden der Erblindung — die 14 „prodromalen" Embolien, wiederholte Anfälle nur einfach gezählt, und noch 2 andere flüchtige Embolien.
2. 9 Fälle mit allmählicher Heilung und zwar 4 mit vollständiger Herstellung, 5 mit unvollständiger (S > $^{15}/_{70}$); sämmtlich beobachtet.
3. 6 Fälle mit Zurückbleiben eines centralen Scotomes; 2 weitere Fälle endeten nachträglich in Amaurose und einer ist unter 4) mit gerechnet.
4. 40 Fälle mit Zurückbleiben anderer Gesichtsfelddefecte, durch Astembolien, und zwar 15, in denen die Entstehung aus Stammembolie nachgewiesen, und 25, in denen sie fraglich oder ausgeschlossen ist; nicht mitgerechnet sind natürlich die 5 zur doppelseitigen Embolie gehörenden Astembolien.
5. 8 Fälle mit cilioretinalem Gesichtsfeld und Sc = $^{15}/_{100}$ bis $^{20}/_{20}$. —

[1] Luciani's doppelseitige „Embolieerblindung" nach einer sehr heftigen Magenblutung dürfte eine ganz andere Bedeutung haben. *Riv. clin.* V. 1869. S. 138; nach Schmidt's *Jahrb.* 145. S. 74.

Ein anderer Fall erblindete nachträglich vollständig, einer hatte nur $S = {}^{8}/_{200}$ und einmal wurden nur Finger in 4 m gezählt. Fall II und IV von SCHÜLLER sind überhaupt nicht mit aufgenommen, Nr. IV wegen der Venenfüllung. — In 2 von den gezählten 8 Fällen stellte sich das ganze Gesichtsfeld fast völlig wieder her.

Es sind dies zufällig ebenfalls genau 79 Fälle. Ausserdem giebt es aber
6. noch eine Reihe von Fällen, mindestens 12, in denen das erkrankte Auge nur eine sehr mässige Sehschärfe besitzt, ohne dass man es schon als blind bezeichnen darf, und zwar werden Finger in 6′—15′ gezählt. Indessen will ich auf die angegebenen Zahlen keinen Werth legen, da sie sich nur auf einen sehr kleinen und bis zu einem gewissen Grade ausgewählten Theil der beobachteten Embolien gründen. Denn nach den Statistiken grösserer Kliniken kommt im Durchschnitt vielleicht schon auf 4—5000 Augenkranke eine Embolie, wohl am häufigsten eine Stammembolie mit Amaurose, wobei freilich die einzelnen Angaben ausserordentlich von einander abweichen; so war z. B. in der einen Klinik mit nahezu 120 000 Kranken das Verhältniss 1 : 14 000, in einer anderen mit 36 000 Patienten 1 : 1400. Doch selbst eine Statistik sämmtlicher beobachteter Fälle würde kein richtiges Bild davon liefern, in welchem Maasse das Auge durch blande Embolie der Centralarterie gefährdet ist, weil gerade von den glücklich verlaufenden Fällen, namentlich von den flüchtigen Embolien eine nicht zu taxirende Zahl begreiflicherweise gar nicht mit darin enthalten wäre. Nur das kann man behaupten, dass die Embolie, auch die beobachtete, bei weitem nicht immer den Ausgang in Erblindung nimmt.

Wie sich die Prognose im einzelnen Fall gestaltet, wurde bei Besprechung der Gesichtsfeldform mehrfach nebenbei erwähnt. Zusammenfassend bemerke ich hier, dass wohl selbst mehrtägige Amaurose noch einem leidlichen Sehvermögen Platz machen kann, dass aber bei unvollständiger Stammembolie die Netzhautfunction, die von vornherein vorhanden war oder später wiederkehrte, noch lange Zeit, wie es scheint, selbst Monate lang gefährdet ist. Was die Astembolien anlangt, so geben dieselben kaum zu nachträglicher Erblindung des ganzen Gesichtsfeldes Anlass, auch wenn sie aus Stammembolien hervorgegangen sind; nur die verwandten Fälle von Stammembolie mit cilioretinalem Gesichtsfeld können schliesslich in Amaurose ausgehen, ein Unterschied, der zum Theil vielleicht von den anderen Caliberverhältnissen und den damit gegebenen Bedingungen der fortgepflanzten Thrombose (am centralen Pfropfende) abhängt, falls das cilioretinale Gefäss ein Ast der Centralarterie ist, zum Theil aber darin begründet sein könnte, dass hier eine Läsion der papillomacularen Nervenfasern auch ausserhalb der Netzhaut möglich ist.

Selbstverständlich hat die Centralarterienembolie ihrerseits einige prognostische Bedeutung, insofern als ihr neue Embolien nachfolgen können, die, wie wir sahen, theils ohne allen Nachtheil bleiben, theils zu Erblindungen führen, theils ernstere Störungen, Hemiplegien etc. verursachen oder sogar das Leben bedrohen; und sodann ist sie schon als Zeichen einer Erkrankung im Circulationsapparat überhaupt wichtig.

Nach Embolie der Centralarterie verdanken nun der Netzhautkreislauf und das Sehvermögen ihre Wiederherstellung am häufigsten der Verkleinerung und Fortbewegung oder der völligen Beseitigung des Stromhindernisses, der gegenüber andere Einflüsse wie Collateralbahnen, Organisation des Pfropfes u. s. w. in den Hintergrund treten. Die zur Heilung führenden Vorgänge an dem Embolus vollziehen sich meist spontan, d. h. vorzugsweise unter der Einwirkung des Blutdruckes, der auf der einen Seite des Embolus lastet. Allein in einigen Fällen ist auch die Behandlung von Nutzen gewesen.

Medicamentöse Therapie giebt natürlich keine Hoffnung auf Erfolg; nicht einmal Amylnitrit, das sonst bei Amblyopien mit engen Netzhautgefässen zuweilen von Vortheil zu sein scheint, möchte ich anwenden, da es gelegentlich zur weiteren Ablösung von Thrombusmassen und zu neuen folgeschweren Embolien Anlass geben könnte. Aus dem gleichen Grunde halte ich es nicht für richtig, dass ohne Wahl Digitalis verordnet wird, falls man keinen anderen Zweck damit verfolgt, als „die Herzaction zu verstärken und so den Embolus fortzutreiben.“ Warum man bei Astembolie eine Erhöhung des intraocularen Druckes und zwar durch Einträufelung einer Physostigminlösung (?) angestrebt hat, ist mir unverständlich. Genützt hat das Medicament gewiss so wenig wie die übrigen. Strychnininjectionen endlich kommen selbstverständlich ebenso wie Electricität, und wohl nicht ohne Nutzen, nur zur Wiederbelebung der temporär anämischen oder dauernd schwach ernährten Netzhaut zur Anwendung, nicht zur Erfüllung der Indicatio causalis.

Rationell erscheinen dagegen unter Umständen gewisse Operationen. Bereits in dem ersten als Embolie der Art. centr. ret. beschriebenen Fall schritt von Gräfe[1] zur Iridectomie in der Absicht, den intraocularen Druck und damit den Widerstand, den einströmendes Blut finden würde, herabzusetzen und so die Entwickelung eines Collateralkreislaufes zu erleichtern. Das vorhandene geringe Sehvermögen nahm danach etwas zu, ebenso wie die Gefässfüllung. Aber das Auge wurde hinterher doch amaurotisch. Einen ähnlichen Verlauf hatten die meisten Fälle, in denen eine Iridectomie oder Punction der vorderen Kammer vorgenommen wurde,

[1] *Archiv für Ophthalmologie.* V. 1859. 1. S. 136.

wenn überhaupt die Operation eine Aenderung erzielte.[1] Nur in sehr wenigen kam es zu völliger oder partieller Heilung, bald wohl durch Auflösung des Pfropfes (Fall I von Helmkampff?), bald durch den Uebergang eines Embolus aus dem Stamm in einen Ast (Mauthner 1883[2]?). Dass aber der Embolus durch die Iridectomie selbst sofort aus dem Wege geräumt wurde und nicht erst später spontan verschwand oder wanderte wie in anderen, nicht operirten Fällen, ist nicht einmal erwiesen. Man hat nach solchen Erfahrungen Operationen der gedachten Art für überflüssig und nutzlos erklärt und für manche Fälle selbst vor ihnen gewarnt. Wenn nämlich der Embolus die Gefässlichtung zunächst nur unvollständig verstopft und noch genug Blut zur Retina gelangen lässt, um deren Function theilweise zu unterhalten, so kann die operative Verminderung des intraocularen Druckes auch eine so unglückliche Drehung des Pfropfes zur Folge haben, dass nun die Centralarterie obturirt und jeder Lichtschein vernichtet wird. In der That wäre dies ein Grund, die Operation zu unterlassen, falls die Amblyopie mässig ist und Neigung verräth, zurückzugehen. Hat aber die Function sehr stark gelitten oder verfällt sie sogar mehr und mehr, so brauchte man, glaube ich, jene Gefahr nicht zu scheuen, da wohl die Mehrzahl solcher Fälle ohnedies mit Erblindung endet, sei es, dass die Blutzufuhr an sich zu schwach ist, sei es, dass sie in Folge von Thrombusbildung um den Pfropf herum aufhört. Nach Mauthner[3] soll die Sclerotomie wenigstens in der ersten Stunde nach der Embolie überflüssig, ja contraindicirt sein, während er sie für die Folgezeit zum Zweck der Umwandlung der Stammembolie in Astembolie empfiehlt. Seiner Auffassung nach, der wir nur eine sehr beschränkte Geltung zuerkennen durften, geschieht die spontane Lösung einer Embolie in der Weise, dass ein Pfropf, der an der Ursprungsstelle der Centralarterie, mit dem einen Ende in dieser, mit dem anderen in der Ophthalmica, sitzt, durch den in der Ophthalm. weiter gehenden Blutstrom aus der Centralarterie wieder herausgerissen wird. Die Herabsetzung des intraocularen Druckes durch eine Punctio corneae und damit die Abnahme der Widerstände im Centralgefässsystem könnte daher den Embolus erst recht fest in die Centralarterie hineintreiben und so eine spontane Heilung vereiteln. Warum sollte aber die Sclerotomie nur in der allerersten Stunde so schädlich sein? Mauthner hielt es, wie es scheint, damals noch für unmöglich, dass nach dieser Zeit die Netzhautcirculation von selbst wieder in Gang kommen kann. Später wurde er anderer Ansicht. Einem in neuerer Zeit gehaltenen Vortrag[2] zu Folge

[1] Einmal traten danach zahlreiche Netzhautblutungen auf.

[2] *Allgem. Wiener med. Bl.* VI. 1883. S. 258.

[3] Nagel's *Ber.* 1873. S. 337.

will er wenigstens viel länger, bis 12 Stunden nach der Embolie mit der Sclerotomie warten und sie erst vornehmen, wenn die Behandlung versagt, die er bei ganz frischer Erkrankung anräth. Man soll nämlich nach ihm stark und stetig[1] auf den Bulbus drücken[2], „damit in dem Falle als der Embolus nur zum Theil im Rohr der Centralis steckt und noch etwas Blut in das Gefäss eindringt, der Eintritt des Blutes in das Augeninnere behindert werde, das Blut sich so in dem extraocularen Stücke der Centralis ansammle, wodurch ein weiteres Fortschwemmen des Embolus in das Innere der Centralarterie unmöglich gemacht und die Lockerung des Embolus durch Rückstoss des in dem Arterienrohre gestauten Blutes erleichtert wird.“ Würde aber dies Verfahren nicht dieselbe Gefahr wie die frühzeitige Sclerotomie in sich bergen? Lässt man mit dem Fingerdruck zu einer Zeit nach, wo der Pfropf, wenn auch vielleicht gelockert, doch noch in die Centralarterie hineinragt, was man nie wissen kann, so würde nun der Embolus wieder um so tiefer und fester in die Centralarterie eingekeilt. Doch kämen diese Bedenken nur dann in Betracht, wenn MAUTHNER's Theorie über die spontane Heilung einer Embolie allein richtig wäre. Thatsächlich kann Druck aufs Auge von dem gewünschten Erfolg begleitet sein. Bei einem 31jährigen Mann, dessen rechtes Auge anscheinend erst wenige Stunden vorher durch Embolie vollkommen erblindet war, übte WOOD-WHITE[3] einen leichten Druck auf den Bulbus aus, um auf Pulsation der Netzhautgefässe zu prüfen, indess ohne Resultat. „Bei nochmals wiederholtem Fingerdruck war er erstaunt, plötzlich die Circulation wieder hergestellt zu sehen,“ und zwar füllten sich die Zweige des oberen Hauptastes sogleich, die des unteren nach 2—3 Minuten. Nach 2 Tagen war die Netzhauttrübung nicht mehr vorhanden und S = $^{20}/_{20}$; im Anfang zeigte das Gesichtsfeld bei S = $^{20}/_{40}$ noch eine leichte Einengung von oben her. — Vermuthlich wurde hier der Pfropf zertrümmert, als plötzlich der äussere Druck aufhörte, als so mit einem Schlage der Unterschied des Druckes vor und hinter dem Embolus ein ganz bedeutender wurde, nachdem er vorübergehend, so lange der Fingerdruck währte, vermindert war oder sogar eine Umkehrung erfahren hatte, ein Vorgang, der vielleicht bereits durch Lockerung des Pfropfes dem nachfolgenden Anprall des Blutstromes vorarbeitete; ein grösseres Bruchstück verstopfte Anfangs noch auf kurze Zeit die untere Hauptarterie. So kann man sich die Wirkung des äusseren Druckes auf einen in der Centralarterie ausserhalb des Auges sitzenden Pfropf vor-

[1] Ber. in *Archiv für Augenheilkunde.* 13. S. 115.

[2] NAGEL's *Bericht.* 1883. S. 455.

[3] *The ophth. rev.* I. Jan. 1882; nach *Centralblatt für prakt. Augenheilkunde.* VI. 1882. S. 303; und *Archiv für Augenheilkunde.* 11. S. 499.

stellen. In etwas anderer Weise dagegen wird er zur Lösung eines Embolus im Auge selbst beitragen, indirect, indem mit dem Aufhören des Druckes das Blut von neuem in das leergedrückte centrale Gefässstück, falls ein solches vorhanden ist, hereinstürzt und mit Gewalt gegen das Stromhinderniss stösst, direct, indem er auf weniger klar zu Tage liegenden Wegen (s. z. B. oben S. 49 und 68), aber anscheinend mit nicht geringer Kraft den Pfropf selbst lockert, verschiebt und zerbröckelt. Wahrscheinlich war gerade eine unmittelbare Einwirkung in jenen Fällen die Hauptsache, welche durch Reiben des Auges geheilt wurden, wo also der Angriffspunkt des äusseren Druckes wechselte. Mules hat bei einer Embolie des unteren Hauptastes mit Ausfall der oberen Gesichtsfeldhälfte den sichtbaren Embolus eine Stunde nach dem Eintritt der Sehstörung durch Massage beseitigt. Der Gesichtsfelddefect bildete sich erst nach einiger Zeit bis auf eine kleine Stelle oberhalb des Fixirpunktes, das oben besprochene centrale Scotom, vollständig zurück. Ferner beobachtete Hirschberg bei einer wenige Stunden alten Embolie der Art. temp. inf. (Nr. 16) mit sichtbarem Pfropf und mit Defect fast des ganzen inneren oberen Quadranten, wie sich bald nach „kräftigen Reibungen auf dem hinteren Schläfentheil des nasenwärts blickenden Augapfels", in der Dauer von etwa einer Minute, die Sehkraft besserte und dann nach kurzer Zeit normal wurde. Weiterhin berichtet Hilbert[1] einen analogen Fall von durch Massage rasch geheilter Embolie der Temp. inf. Der Gesichtsfelddefect, der anscheinend erst seit wenigen Minuten bestand, war am nächsten Tag vollkommen verschwunden; das Sehvermögen besserte sich aber schon in der ersten Sitzung erheblich. Den Embolus hat Hilbert nicht gesehen. Wie sich endlich in meinem Fall die Erblindung, welche bis auf den temporalen Gesichtsfeldrest eine vollständige war, unter fortgesetztem Reiben des Auges allmählich wieder verlor, wurde ausführlich beschrieben. Das Endergebniss war normale Sehschärfe und freies Gesichtsfeld, aber ein kleines Ringscotom. In diesen Fällen, besonders deutlich in dem von mir beobachteten, wurde das Stromhinderniss bei der Massage des Auges und, man müsste denn das zeitliche Zusammentreffen als rein zufällig ansehen, durch die Massage beseitigt. Eine spontane Heilung war allerdings wie in allen anderen Fällen vielleicht auch noch möglich, wiewohl in Mules' Fall und in meinem eigenen wegen der beträchtlichen Grösse des Pfropfes sehr wenig wahrscheinlich, während bei dem Patienten Hirschberg's nach dem Befund bei der ersten Untersuchung der Embolus, vielleicht im Augenblick der „Feuerwerk" ähnlichen Lichterscheinungen, entschieden bereits von dem ursprünglichen Sitz weg

[1] Betz' *Memorabilien.* 1889. 33. Jahrg. 8. H. S. 457.

weiter nach der Peripherie hin gewandert war, da ja das anämische Gebiet lange nicht mehr soweit reichte wie die Functions- und Ernährungsstörung; dann hätte aber die Massage wenigstens die Dauer der Netzhautanämie soviel als möglich abgekürzt, was für die Vollkommenheit der Heilung immerhin von Wichtigkeit ist.

Im Hinblick auf diese Erfolge bedarf eine Empfehlung der Massage keiner näheren Begründung. Schädlich könnte sie genau so wie die Operationen in gewissen Fällen unvollständiger Embolie werden. Sonst aber hat sie, soviel bis jetzt zu erkennen, an sich keine Nachtheile. In Hirschberg's Fall traten sehr bald Reizungen, Schmerzen, Thränen und Lichterscheinungen (Wiederkehr der Function?) auf. Daran war aber vielleicht neben einer ungewöhnlichen Empfindlichkeit des Auges die Art der Massage Schuld. Meine Patientin vertrug sie sehr gut und lange Zeit; in der ersten Sitzung kann über dem abwechselnden Massiren und Ophthalmoskopiren wohl fast eine halbe Stunde verflossen sein, ehe ich den Versuch, auch die letzten Pfropfreste zu entfernen, aufgab. Es kamen allerdings am ersten Tage mehrere kleine Blutungen der Regenbogenhaut zum Vorschein, die vermuthlich nur eine Folge der Therapie waren; ein Schaden erwuchs aber nicht daraus. Später machten sich an der Papille vorübergehend ebenfalls Spuren winziger Extravasate bemerklich, wenn anders die temporäre röthlichbraune Färbung der Papille wirklich von einer Durchtränkung mit Blutfarbstoff, von einer Diapedesis herrührte, welche in Folge zu häufiger Wiederholung der Massage aus der jedesmal nachfolgenden Hyperämie des Sehnerven hervorgegangen war. Ebenso wurde vielleicht die nachträgliche Ausbreitung der Trübung bis zum Fovеareflex und ihre relativ lange Dauer durch das Massiren begünstigt. Ich hätte dasselbe viel früher unterlassen, wären mir die näheren Bedingungen der Trübung damals bereits klar gewesen, wäre ich nicht von der falschen Voraussetzung ausgegangen, dass die Trübung lediglich ein directes Zeichen der Anämie sei, während sie doch sehr bald nicht mehr eine „Nekrosentrübung", sondern in der Hauptsache eine von der Gefässwandalteration abhängige „Oedemtrübung" darstellte. Zu deren Heilung war aber die Massage mit ihrem Einfluss auf die Bulbusspannung und den weiteren Folgen natürlich nicht geeignet, dieselbe Massage, deren vortheilhafte Wirkung sich noch in den ersten Tagen ganz auffällig in der raschen Beseitigung der subjectiven Licht- und Farbenempfindung in dem Fixirpunkt und dann in dessen Nachbarschaft, sowie in der Wiederbelebung des Sehvermögens daselbst zu offenbaren schien.

Ob man sich nun von der Massage mehr Erfolg als von der Punction der vorderen Kammer versprechen darf, muss ich dahingestellt sein lassen, wenn ich es auch, trotzdem bereits von vergeblichen Versuchen berichtet wird, hoffen möchte. Die Aussichten hängen von der Beschaffenheit des Pfropfes, von seinem Sitz und von der Dauer der Erkrankung ab. In Betreff des Sitzes ist bemerkenswerth, dass in den vier geheilten Fällen der Embolus im Auge selbst sass und wenigstens dreimal gesehen wurde. Jedoch wird die Massage auch in den zahlreicheren Emboliefällen von Nutzen sein können, wo sich das Stromhinderniss im Stamm der Centralarterie weiter rückwärts ausserhalb des Auges befindet; da sie hier aber weniger direct und deshalb vielleicht schwächer auf den Pfropf einwirkt, würden ausser ihr und zu ihrer Unterstützung, falls sie erfolglos bleibt, noch andere mechanische Maassnahmen, Eindrücken des Bulbus in die Orbita, forcirte Augenbewegungen u. s. w. (oder selbst operative Eingriffe, um den Nerv. opt. zugänglich zu machen, ähnlich wie zur Sehnervendehnung —?) in Frage kommen. Es giebt hoffentlich nicht zu Missverständnissen Anlass, wenn ich hier erwähne, dass nach einer mündlichen Mittheilung bei einem Patienten mit ärztlicherseits diagnosticirter Embolie der Centralarterie das Sehvermögen — bis zu welchem Grade? und wie lange nach der Embolie? — wiederkehrte, als er über einen Graben sprang, und dass in einem anderen Falle von erfolgreichem „Percutiren“ der Schläfengegend erzählt wird. — Eine Hauptbedingung des Erfolges besteht sodann darin, dass der Pfropf locker genug ist, um sich verkleinern und zertrümmern zu lassen. Die früheren Erörterungen berechtigen zu einigen wenigen Aussagen über diesen Punkt. Günstig werden besonders die Fälle sein, in welchen beide Augen gleichzeitig von der Embolie betroffen sind. Auch bei Astembolien, die ursprünglich Embolien des Stammes waren, darf man vielleicht eher auf eine weiche als auf eine feste Pfropfmasse rechnen. Dasselbe gilt da, wo sich in den letzten Stunden vor der Embolie kurz hintereinander mehrmals flüchtige Erblindungen wiederholten. Dagegen gestattet das Aussehen eines Embolus an sich keinen Schluss auf seine Consistenz. Ein constanter Einfluss der Art des ursächlichen Herz- oder Gefässleidens auf die Beschaffenheit des Embolus ist aus den Krankengeschichten ebenfalls nicht ersichtlich, nur zuweilen angedeutet. Der Erfolg wird endlich um so geringer ausfallen, je länger die Anämie dauert; so darf man vermuthen, trotzdem dass das Abhängigkeitsverhältniss vor der Hand nicht näher zu bestimmen ist. Aber selbst unter günstigen Bedingungen braucht die Wiederherstellung nicht eine vollkommene zu werden, da ja der Pfropf nicht immer so zerfallen wird, dass seine Bruchstücke keinen weiteren Schaden in der Retina anrichten. In meinem Fall und in dem von Mules blieben denn auch in Folge von secundären Embolien kleinerer Arterienzweige geringfügige Störungen zurück. Doch schon die Umwandlung einer Stammembolie in die eines Hauptastes wäre ein grosser Gewinn.

**Braune, Dr. Wilhelm,** Professor der topographischen Anatomie zu Leipzig, **Der männliche und weibliche Körper im Sagittalschnitte.** Separat-Abdruck aus des Verfassers topograph.-anatom. Atlas. 2 lithogr. Tafeln (schwarz). Text in gr. 8 mit 10 Holzschnitten. 1872. Imp.-Fol. in Mappe. *M* 10. —

——— **Das Venensystem des menschlichen Körpers.** Atlas in Imperial-Folio-Format, Text in gr. 8.

Erste Lieferung: **Die Venen der vorderen Rumpfwand des Menschen.** Vier Tafeln in Buntdruck mit erläuterndem Text (mit 13 Holzschn.). 1884. *M* 45. —

Zweite Lieferung: **Die Venen des Fusses und Unterschenkels.** Vier Tafeln in Buntdruck mit erläuterndem Text. 1889. *M* 30. —

**Braune, W.,** und **W. His, Leitfaden für die Präparanten** der anatomischen Anstalt zu Leipzig. gr. 8. 1883. geh. *M* 1. 20

**Braune, W.,** und **P. Zweifel, Gefrierdurchschnitte, in systematischer Anordnung durch den Körper einer Hochschwangeren geführt.** Zwölf Tafeln in natürlicher Grösse mit erläuterndem Text. Imp.-Folio. 1890. in Mappe. *M* 40. —

**Cornet, Dr. Georg, Über Tuberculose.** Die Verbreitung der Tuberkelbacillen ausserhalb des Körpers. Die Sterblichkeitsverhältnisse in den Krankenpflegeorden. Mit einem Anhange: Die von Behörden, Kurorten u. s. w. erlassenen Verordnungen in Bezug auf die Prophylaxis der Tuberculose. Mit vier Figuren im Text. gr. 8. 1890. geh. *M* 4. —

**Criegern-Thumitz, Friedr. v., Lehrbuch der freiwilligen Kriegs-Krankenpflege beim Heere des Deutschen Reiches.** Mit einer Karte. Bearbeitet und herausgegeben im Auftrage des Centralkomitees der Deutschen Vereine vom roten Kreuz. gr. 8. 1890. geh. *M* 5. —; geb. in Ganzl. *M* 6. —

**du Bois-Reymond, Dr. Emil,** Geh. Medicinalrath und Professor der Physiologie zu Berlin, **Gesammelte Abhandlungen zur allgemeinen Muskel- und Nervenphysik.** Zwei Bände. Mit 50 in den Text gedruckten Holzschnitten, 2 Tabellenbogen und 7 Tafeln. Lex.-8. 1875—1877. geh. *M* 40. —

——— **Dr. Carl Sachs' Untersuchungen am Zitteraal** (Gymnotus electricus). Nach seinem Tode bearbeitet. Mit 2 Abhandlungen von Gust. Fritsch. Mit 49 Abbild. im Text u. 8 Tafeln. Lex.-8. 1881. geh. *M* 26. —

——— **Culturgeschichte und Naturwissenschaft.** Vortrag, gehalten am 24. März 1877 im Verein für wissenschaftliche Vorlesungen zu Köln. Erster u. zweiter unveränderter Abdruck. gr. 8. 1878. geh. *M* 1. 60

——— **Über die Grenzen des Naturerkennens. Die sieben Welträthsel.** Zwei Vorträge. Des ersten Vortrags sechste, des zweiten Vortrags zweite Auflage. gr. 8. 1884. geh. 2 *M*.

In dem auf der Leipziger Versammlung der Naturforscher und Ärzte gehaltenen Vortrage „Über die Grenzen des Naturerkennens" zieht der Verfasser die Summe des gegenwärtigen Standes naturwissenschaftlicher Erkenntnis dem Welträtsel gegenüber und bezeichnet die Grenzen, an welche die Wissenschaft für alle Zeiten gebannt sein wird. Mit dem Wort „Ignorabimus", in welchem die Untersuchung gipfelt, schließt der Vortrag. Der zweite, neun Jahre später in der Berliner Akademie der Wissenschaften gehaltene Vortrag bespricht Einwände und berichtigt Mißverständnisse, welche der Leipziger Vortrag veranlaßte, und gipfelt in „Dubitemus".

**du Bois-Reymond, Dr. Emil,** Geh. Medicinalrath und Professor der Physiologie zu Berlin, **Reden.** Erste Folge: Litteratur, Philosophie, Zeitgeschichte. gr. 8. 1886. geh. ℳ 8.—; eleg. geb. ℳ 10.— Zweite Folge: Biographie, Wissenschaft, Ansprachen. gr. 8. 1887. geh. ℳ 9. —; eleg. geb. ℳ 11. —

Inhalt der ersten Folge: Voltaire als Naturforscher. — Leibnizische Gedanken in der neueren Naturwissenschaft. — Aus den Tagen des norddeutschen Bundes. — Der deutsche Krieg. — Das Kaiserreich und der Friede. — Über die Grenzen des Naturerkennens. — Über eine kaiserliche Akademie der deutschen Sprache. — La Mettrie. — Darwin versus Galiani. — Culturgeschichte und Naturwissenschaft. — Über das Nationalgefühl. — Friedrich II. und Rousseau. — Die sieben Welträtsel. — Friedrich II. in englischen Urteilen. — Die Humboldtdenkmäler vor der Berliner Universität. — Diderot.

Inhalt der zweiten Folge: Über die Lebenskraft. — Über thierische Bewegung. — Gedächtnissrede auf Erman. — Eduard Hallmann's Leben. — Über lebend nach Berlin gebrachte Zitterwelse aus Westafrika. — Gedächtnissrede auf Johannes Müller — Über Universitätseinrichtungen. — Über Geschichte der Wissenschaft. — Der physiologische Unterricht sonst und jetzt. — 'Aus den Llanos'. — Über die Übung. — Über die wissenschaftlichen Zustände der Gegenwart. — Die Britische Naturforscherversammlung zu Southampton im Jahre 1882. — Darwin und Kopernicus. — Die Berliner Französische Colonie in der Akademie der Wissenschaften. — Akademische Ansprachen.

Die Reden von Emil du Bois-Reymond eignen sich auch in hervorragender Weise zu Fest- und Gelegenheitsgeschenken.

---

**Eichhorst, Dr. Hermann,** Professor der Medicin zu Zürich, **Die progressive perniciöse Anämie.** Eine klinische und kritische Untersuchung. Mit 3 lithograph. Tafeln und mehreren Holzschnitten. gr. 8. 1878. geh. ℳ 10. —

---

**Erhard, Dr. Julius, Vorträge über die Krankheiten des Ohres.** Gehalten an der Friedrich-Wilhelms-Universität zu Berlin. Mit in den Text gedruckten Holzschn. gr. 8. 1875. geh. ℳ 4. 80

---

**d'Espine, A., u. C. Picot, Grundriss der Kinderkrankheiten für praktische Aerzte u. Studirende.** Deutsche, v. d. Verfassern durchgesehene Ausgabe von Dr. S. Ehrenhaus. gr. 8. 1878. geh. ℳ 9. —

---

**Falckenberg, Dr. R.,** o. ö. Professor zu Erlangen, **Geschichte der neueren Philosophie** von Nikolaus von Kues bis zur Gegenwart. Im Grundriß dargestellt. gr. 8. 1886. geh. ℳ 6. —; geb. ℳ 7. —

Dieser Grundriß bietet ein vorzügliches Orientierungsmittel über die neuere Philosophie des In- und Auslandes und wird durch seine knappe Form und geschmackvolle Darstellung nicht nur Studierenden willkommen sein, sondern auch allen denen, die sich die für jeden Gebildeten unentbehrliche Kenntnis der verschiedenen philosophischen Systeme aneignen wollen.

---

**Falk, Dr. Friedr., Galen's Lehre vom gesunden und kranken Nervensysteme.** gr. 8. 1871. geh. ℳ 1. 20

——— **Die sanitätspolizeiliche Ueberwachung höherer u. niederer Schulen u. ihre Aufgaben.** Zweite, vermehrte Ausg. gr. 8. 1871. geh. ℳ 2. 40

---

**Fischer, Dr. R., Ueber die Embolie der Arteria centralis retinae.** gr. 8. 1891. geh. ℳ 6. 40

---

**Flechsig, Prof. Dr. Paul, Die körperlichen Grundlagen der Geistesstörungen.** Vortrag gehalten beim Antritt des Lehramtes an der Universität Leipzig am 4. März 1882. gr. 8. 1882. geh. ℳ 1. 20

**Flechsig, Prof. Dr. Paul, Plan des menschlichen Gehirns.** Auf Grund eigener Untersuchungen entworfen. Zweite, gänzl. umgearb. Aufl. 3 Tafeln. Mit erläuterndem Texte. 1891. geh. ca. ℳ 3 — 4.—
Erscheint demnächst.

Dieser *„Plan“* will den praktischen Arzt und den Studierenden mit der systematischen Gliederung des menschlichen Gehirns, die kennen zu lernen bisher nur mittels eingehender Spezialstudien möglich war, vertraut machen. — Der erläuternde Text enthält die auf Grund exakter Untersuchungen festgestellten Thatsachen in Bezug auf den inneren Zusammenhang der das Gehirn (und Rückenmark) zusammensetzenden Einzelapparate.

——— **Die Irrenklinik der Universität Leipzig** und ihre Wirksamkeit in den Jahren 1882—1886. Mit 2 Plänen. gr. 8. 1888. geh. ℳ 2. 40

**Flügge, Prof. Dr. C.,** Director des hygienischen Instituts der Universität Breslau, **Beiträge zur Hygiene.** Inhalt: I. Das Wohnungsklima zur Zeit des Hochsommers. II. Die Porosität des Bodens. III. Die Verunreinigung des städtischen Bodens. IV. Zur Kenntniss der Kost in öffentlichen Anstalten. Mit 2 Holzschnitten im Text und 5 Tafeln. gr. 8. 1879. geh. ℳ 5. —

——— **Grundriss der Hygiene.** Für Studirende und Ärzte. Mit Figuren im Text u. 2 Taf. gr. 8. 1889. geh. ℳ 11.—; geb. in Ganzl. ℳ 12.—

„Zur Herausgabe des vorliegenden Buches haben mich die wiederholten und dringenden Bitten mehrerer Kollegen veranlaßt, denen gleich mir der Unterricht und die Prüfung in der Hygiene dadurch erschwert wurde, daß bisher kein für Studierende brauchbares kurzes Lehrbuch der Hygiene existierte.“ (Aus der Vorrede.)

——— **Lehrbuch der hygienischen Untersuchungsmethoden.** Eine Anleitung zur Anstellung hygienischer Untersuchungen und Begutachtung hygienischer Fragen. Für Aerzte und Chemiker, Sanitäts- und Verwaltungsbeamte, sowie Studirende. Mit 88 Abbild. im Text, 17 Tabellen u. 4 lithogr. Tafeln. gr. 8. 1881. geh. ℳ 16. —

Vorliegendes Lehrbuch gehört zu den besten Büchern, die in letzter Zeit auf dem Gebiete der Hygiene erschienen sind. Die Fragen, welche die Hygiene zu erörtern hat, sind äußerst mannigfaltig. Bald schlagen dieselben in das Gebiet des Chemikers, bald in die des Arztes, bald in die des Ingenieurs ein. In allen diesen Fächern gleich bewandert zu sein, ist nur Wenigen gegeben. Dazu kommt noch, daß die strikte Beantwortung vieler hygienischer Fragen die Erledigung mancherlei Vorfragen zur Voraussetzung hat, die nicht immer in entsprechender Weise vorbereitet und gelöst sind. Das Flügge'sche Lehrbuch bietet nun eine vorzügliche Basis, auf der immer ein eigenes Urteil gewonnen werden kann, indem alle Versuchsmethoden, welche in der Hygiene Verwendung finden, ausführlich und klar beschrieben sind.
Gscheidlen (Breslauer ärztl. Zeitschr.)

**Francotte, Dr. X., Die Diphtherie.** Ihre Ursachen, ihre Natur und Behandlung. *Gekrönte Preisschrift.* Mit 10 Abbildungen im Text u. 3 Tafeln. Deutsch von Dr. M. Spengler. gr. 8. 1886. geh. ℳ 6.—

**Franke, Ad., Die Reptilien und Amphibien Deutschlands.** Nach eigenen Beobachtungen geschildert. Mit einem Vorwort von Geh. Hofrath Dr. Rud. Leuckart. 8. 1881. geh. ℳ 2.—

**Fritsch, Dr. Gustav,** Professor a. d. Univers. Berlin, **Die elektrischen Fische.** Zwei Abtheilungen. I. Malopterurus electricus. II. Die Torpedineen. Mit zahlreichen Holzstichen im Text und 32 lithogr. Tafeln. gr. Folio. 1887—1890. kart. ℳ 60. —

**Fuchs, Prof. Dr. Chr. J., Pathologische Anatomie der Haussäugethiere.** gr. 8. 1859. geh. ℳ 7. 20

**Fuchs, Prof. Dr. Chr. J., Die schädlichen Einflüsse der Bleibergwerke auf die Gesundheit der Hausthiere,** insbesondere des Rindviehes. gr. 8. 1842. geh. ℳ 1. —

——— **Handbuch der allgemeinen Pathologie der Haussäugethiere.** gr. 8. 1843. geh. ℳ 8. 25. Herabgesetzter Preis ℳ 4. 20

——— **Der Kampf mit der Lungenseuche des Rindviehes.** Ein Wort zur Beachtung für die Regierungen u. s. w. gr. 8. 1861. geh. ℳ —. 60

——— **Allgemeine Lehre der Seuchen und ansteckenden Krankheiten der Haussäugethiere.** Vorlesungen mit ergänzenden und rechtfertigenden Beilagen. gr. 8. 1862. geh. ℳ 4. 50

——— **Das Pferdefleischessen.** Eine historische, diätetische, volkswirthschaftliche und ethische Untersuchung in einer Vorlesung. gr. 8. 1859. geh. ℳ —. 80

——— **Wegweiser in die Thierheilkunde.** Vorlesungen. gr. 8. 1850. geh. ℳ 1. —

---

**Fürst, Dozent Dr. L., Die Maass- und Neigungs-Verhältnisse des Beckens.** Nach Profil-Durchschnitten gefrorener Leichen. Mit 7 lithograph. Tafeln. 4. 1875. cart. ℳ 10. —

---

**Gaule, Prof. Dr. Justus, Die Stellung des Forschers** gegenüber dem Problem des Lebens. Rede zum Antritt des Lehramts der Physiologie an der Hochschule zu Zürich. 8. 1887. geh. ℳ —. 60

---

**Hagen, Prof. Dr. Richard, Anleitung zur klinischen Untersuchung und Diagnose.** Ein Leitfaden für angehende Kliniker. Fünfte, vermehrte und umgearbeitete Auflage. Mit 23 Abbildungen im Text und 1 Tafel. 8. 1887. geb. in Ganzleinw. ℳ 3. 50

Der Zweck dieses Büchleins ist, den angehenden Mediziner vor dem Besuch der inneren Klinik in knapper Form über das Verhalten am Krankenbett und die technischen Manipulationen, welche daselbst von ihm verlangt werden, zu unterrichten und ihn auf die hauptsächlichsten Erscheinungen, auf welche es bei Konstatierung einer Krankheit ankommt, aufmerksam zu machen. Auch praktischen Aerzten wird das Büchlein willkommen sein.

——— **Praktische Beiträge zur Ohrenheilkunde.** Sechs Hefte. gr. 8. 1866—1869. geh. ℳ 6. —

---

**Hartmann, Dr. Arthur, Experimentelle Studien über die Funktion der Eustachischen Röhre.** gr. 8. 1879. geh. ℳ 2. —

---

**Hartmann, Prof. Dr. Rob., Der Gorilla.** Zoologisch-zootomische Untersuchungen. Mit 13 in den Text gedruckten Holzschnitten und 21 Tafeln. gr. 4. 1880. geh. ℳ 30. —

---

**Heinze, Dr. Osc., Die Kehlkopfschwindsucht.** Nach Untersuchungen im pathologischen Institute der Universität Leipzig. Mit 4 Tafeln, nach den mikroskopischen Präparaten gezeichn. von Dr. Sänger. gr. 8. 1879. geh. ℳ 8. —

---

**Heubner, Prof. Dr. med. O., Die experimentelle Diphtherie.** Mit einer Tafel in Farbendruck. Gekrönte Preisschrift. gr. 8. 1883. geh. ℳ 2. 40

**Hirschberg, Dr. J.**, Professor der Augenheilkunde zu Berlin, **Beiträge zur praktischen Augenheilkunde.** Zweites u. drittes Heft. Mit Holzschnitten. gr. 8. 1877—1878. geh. ℳ 4. 40

——— **Die mathematischen Grundlagen der medicinischen Statistik** elementar dargestellt. gr. 8. 1874. geh. ℳ 2. 40

——— **Der Electromagnet in der Augenheilkunde.** Eine Monographie. Mit 17 Abbildungen im Text. gr. 8. 1885. geh. ℳ 4. —

——— **Von New York nach San Francisco.** Tagebuchblätter. gr. 8. 1888. geh. ℳ 4. —

——— **Eine Woche in Tunis.** Tagebuchblätter. gr. 8. 1885. geh. ℳ 2. —

——— **Wörterbuch der Augenheilkunde.** gr. 8. 1887. geh. ℳ 5. —

**Huenefeld, Prof. Dr. F. L.**, **Die Blutproben vor Gericht** und das Kohlenoxyd-Blut in Bezug auf die Asphyxie durch Kohlendunst. gr. 8. 1875. geh. ℳ 1. 20

——— **Diaetetik.** gr. 8. 1875. geh. ℳ 4. —

**Jürgensen, Dr. Th. von**, Professor der Medizin an der Universität Tübingen, **Lehrbuch der speziellen Pathologie und Therapie mit besonderer Berücksichtigung der Therapie.** Für Studierende und praktische Ärzte. Zweite, verbesserte und vermehrte Auflage. gr. 8. 1889. geh. ℳ 15. —; geb. ℳ 17. —

— — — „Ich schließe, indem ich meiner Überzeugung Ausdruck gebe, daß wir um ein vorzügliches Lehrbuch reicher geworden sind, jeder Arzt wird es gern in die Hand nehmen, die jungen Mediziner aber sind von Jürgensen zu ganz besonderem Dank verpflichtet."
Prof. *F. A. Hoffmann* (C. f. k. M. 1886. Nr. 31).

— — — „Aber der Schüler und der Arzt, welche über irgend einen Gegenstand der inneren Medizin sich belehren wollen, finden in diesem Buche die präzis formulierte Meinung eines unsrer hervorragendsten Kliniker und Forscher, und das ist hundertmal mehr wert, als die weitläufige, sterile Objektivität so mancher dickleibiger Kompilationen. Bei aller Knappheit und Kürze, die sich der Autor auferlegte, hat er die Grenzen seines Buches sehr weit gesteckt. Wir finden außer allem Dem, was man unbestritten dem Gebiet der inneren Medizin zurechnet, noch die Syphilis und die Hautkrankheiten abgehandelt." — — — —
*H. Curschmann* (Ziemssen's Archiv).

**Kalisch, Dr. M.**, **Medicinisch-gerichtliche Gutachten** der königlichen Preussischen wissenschaftlichen Deputation für das Medicinalwesen aus d. Jahren 1840—1850. gr. 8. 1859. geh. ℳ 9. —

——— **Die Kunstfehler der Aerzte.** gr. 8. 1860. geh. ℳ 6. —

**Köhler, Prof. Dr. Hermann**, **Grundriss der Materia medica** für prakt. Aerzte u. Studirende. Mit besonderer Rücksichtnahme auf die Pharmacopoea Germanica bearbeitet. gr. 8. 1878. geh. ℳ 10. —

**Kollmann, Dr. J.**, Professor der Anatomie zu Basel, **Plastische Anatomie des menschlichen Körpers.** Ein Handbuch für Künstler und Kunstfreunde. Mit zahlreichen Abbildungen im Text. Roy. 8. 1886. geh. ℳ 14. —; eleg. geb. ℳ 17. —

Der Verfasser hatte während seiner langjährigen Lehrthätigkeit an der Königl. Akademie der bildenden Künste zu München Gelegenheit, die Bedürfnisse der Künstler kennen zu lernen, und bietet in der plastischen Anatomie ein Werk, wie es lange gewünscht, aber bis jetzt noch nicht in unserer Litteratur vorhanden war.

**Kries, Dr. Johannes v.,** Professor der Physiologie zu Freiburg, **Die Gesichtsempfindungen und ihre Analyse.** Mit 22 Abbildungen im Text. gr. 8. 1882. geh. ℳ 5. —

**Kühne, Prof. Dr. Willie, Myologische Untersuchungen.** Mit in den Text gedruckt. Holzschn. u. 1 Kupfertaf. gr. 8. 1860. geh. ℳ 4. —

**Kunze, Dr. C. F., Grundriss der praktischen Medicin.** Dritte, gänzlich umgearbeitete u. vermehrte Aufl. gr. 8. 1886. geb. ℳ 6. —

Der „Grundriß der praktischen Medicin" giebt die wesentlichsten anatomischen Befunde, Aetiologie, Symptomatologie, Diagnose und Behandlung der inneren Krankheiten in denkbarst konzinner Form. Der „Grundriß" ist ein vorzügliches Orientierungsmittel über den neuesten Stand der klinischen Medizin.

——— **Der Kindermord.** Historisch und kritisch dargestellt. gr. 8. 1860. geh. ℳ 5. —

——— **Lehrbuch der praktischen Medicin** mit besonderer Rücksicht auf pathologische Anatomie u. Histologie. Dritte, mehrfach veränderte u. vermehrte Auflage. Zwei Bände. gr. 8. 1878. geh. ℳ 25. —

**Langendorff, Prof. Dr. Osc., Studien über Rhythmik und Automatie des Froschherzens.** Mit 22 Abbildungen im Text und 2 Tafeln. gr. 8. 1884. geh. ℳ 5. 60

**Laube, Dr. Gust. C.,** Prof. d. Geologie zu Prag, **Geologische Excursionen im Thermalgebiet des nordwestlichen Böhmens,** Teplitz, Carlsbad, Eger-Franzensbad, Marienbad. Mit 2 Taf. in Farbendruck, geolog. Profile darstellend. gr. 8. 1884. geh. ℳ 3. 60; geb. ℳ 4. 20

Die berühmten Thermen des nordwestlichen Böhmens sind in Bezug auf ihre Verbreitung und Lage durch den geologischen Aufbau dieses Landstriches bestimmt. Das Laubesche Büchlein schildert die allgemeinen geologischen Verhältnisse Nordwestböhmens mit besonderer Rücksicht auf seine Heilquellen und hat dadurch auch für die Ärzte großes Interesse.

**Lebert, Prof. Dr. Hermann, Abhandlungen aus dem Gebiete der praktischen Chirurgie und der pathologischen Physiologie** nach eigenen Untersuchungen u. Erfahrungen u. mit besond. Rücksicht auf die Dieffenbach'sche Klinik in Berlin. gr. 8. 1848. geh. ℳ 10. —

**Lender, Dr. Constantin, Die points douloureux Valleix's und ihre Ursachen.** gr. 8. 1869. geh. ℳ 1. 60

**Der Lister'sche Verband.** Mit Bewilligung des Verfassers aus dem Englischen übertragen von Dr. O. Thamhayn. gr. 8. 1875. geh. ℳ 4. 80

**Lorent, Dr. E., Die Aufgabe der Gesundheitspflege** in Bezug auf die atmosphärische Luft. gr. 8. 1873. geh. ℳ 1. 20

**Ludwig, Dr. Carl,** Professor der Physiologie zu Leipzig, **Rede zum Gedächtniss an Ernst Heinrich Weber.** Gehalten im Namen der medicinischen Facultät am 24. Februar 1878 in der akademischen Aula zu Leipzig. gr. 8. 1878. geh. ℳ 1. —

**Lukjanow, Dr. S.,** Prof. der allgem. Pathologie a. d. Univ. Warschau, **Grundzüge einer allgemeinen Pathologie der Zelle.** Vorlesungen, gehalten an der Univ. Warschau. gr. 8. 1891. geh. ca. ℳ 5. —

---

**Magnus, Prof. Dr. Hugo, Die Anatomie des Auges** bei den Griechen und Römern. gr. 8. 1878. geh. ℳ 2. 40

——— **Die geschichtliche Entwickelung des Farbensinnes.** gr. 8. 1877. geh. ℳ 1. 40

——— **Geschichte des grauen Staares.** Mit 1 lithographirten Tafel. gr. 8. 1876. geh. ℳ 8. —

---

**Marmé, Prof. Dr. Wilh.,** Director des pharmacol. Instituts zu Göttingen, **Lehrbuch der Pharmacognosie des Pflanzen- und Thierreichs.** Im Anschluss an die zweite Ausgabe der Pharmacopoea Germanica. Für Studirende der Pharmacie, Apotheker und Medicinalbeamte. gr. 8. 1886. geh. ℳ 14. —

---

**Meyer, Dr. E. von,** Professor an der Univ. Leipzig, **Geschichte der Chemie von den ältesten Zeiten bis zur Gegenwart.** *Zugleich Einführung in das Studium der Chemie.* gr. 8. 1889. geh. ℳ 9. —

---

**Moser, Prof. Dr. Ludwig, Die Gesetze der Lebensdauer.** Nebst Untersuchungen über Dauer, Fruchtbarkeit der Ehen, über Tödtlichkeit der Krankheiten, Verhältniss der Geschlechter bei der Geburt, über Einfluss der Witterung und einem Anhang, enthaltend die Berechnung der Leibrenten, Lebensversicherungen, Wittwenpensionen und Tontinen. Ein Lehrbuch. Mit 2 Steindrucktafeln. gr. 8. 1839. geh. ℳ 7. —. Herabgesetzter Preis ℳ 4. —

---

**Mosso, Dr. A.,** Professor der Physiologie zu Turin, **Die Diagnostik des Pulses in Bezug auf die localen Veränderungen desselben.** Mit 15 Holzschn. im Text u. 8 Tafeln. gr. 8. 1879. geh. ℳ 6. —

——— **Ueber den Kreislauf des Blutes im menschlichen Gehirn.** Untersuchungen. Mit 87 Abbildungen im Text und 9 Tafeln. gr. 8. 1881. geh. ℳ 10. —

---

**Müller, Dr. Friedr. Wilh., Grundriss der Pathologie und Therapie der venerischen Krankheiten** für praktische Aerzte und Studirende. Mit 3 lith. Tafeln. gr. 8. 1884. geh. ℳ 4. 60

---

**Munk, Prof. Dr. Hermann, Die elektrischen und Bewegungs-Erscheinungen am Blatte der Dionaea muscipula.** Mit der anatomischen Untersuchung des Dionaea-Blattes von F. Kurtz. Mit 3 Tafeln. gr. 8. 1876. geh. ℳ 6. —

---

**Naundorff, Dr. A. J., Unter dem rothen Kreuz.** Fremde und eigene Erfahrungen auf Böhmischer Erde und den Schlachtfeldern der Neuzeit gesammelt. gr. 8. 1867. geh. ℳ 4. 50

---

**Oldendorff, Dr. A., Ueber die ärztlichen Atteste bestimmt zum Gebrauche vor Behörden.** Vortrag. 8. 1877. geh. ℳ —. 80

---

**Pfeiffer, Dr. R., Zur Behandlung der Kehlkopf- und Lungentuberculose** mittelst parenchymatöser Injectionen. Nebst einer neuen Hypothese über die tuberculöse Lungenspitzenerkrankung. gr. 8. 1890. geh. ℳ 1. 80

---

**Ploss, Dr. H. H., Ueber die Lage und Stellung der Frau während der Geburt bei verschiedenen Völkern.** Eine anthropologische Studie. Mit 6 Holzschnitten. gr. 8. 1872. geh. ℳ 1. 50

**Puschmann, Dr. Th.,** Professor a. d. Universität Wien, **Geschichte des medizinischen Unterrichts** von den ältesten Zeiten bis zur Gegenwart. gr. 8. 1889. geh. ℳ 11. —

**Ravoth, Dr. F. W. Th., Grundriss der Akiurgie.** Zweite, vermehrte Auflage. Mit 82 Holzschn. Zugleich 5. Auflage von Schlemm's Operations-Uebungen am Cadaver. gr. 8. 1868. geh. ℳ 8. —

——— **Darstellung der wichtigsten chirurgischen Instrumente.** 16 Taf. Abbildungen mit erläuternd. Texte. Zugleich als Anhang zu Ravoth, Grundriss der Akiurgie, zweite Auflage. gr. 8. 1869. cart. ℳ 3. 60

——— **Prolegomena** zur rationellen medicin. Diagnostik u. Semiotik für Kliniker u. Klinicisten. 8. 1851. geh. ℳ 1. 60

**Ribot, Th., Die Erblichkeit.** Eine psychologische Untersuchung ihrer Erscheinungen, Gesetze, Ursachen und Folgen. Deutsch von Dr. med. Otto Hotzen. gr. 8. 1876. geh. ℳ 7. —

Eine umfassende Darstellung und Verarbeitung der wichtigsten über die Vererbung bekannten Thatsachen. Die körperliche Vererbung wird, als Grundlage des ganzen Gebietes, in der Einleitung behandelt, das Werk selbst ist dagegen hauptsächlich den hierher gehörigen psychologischen Erscheinungen gewidmet. Der erste Abschnitt enthält eine Zusammenstellung des Thatsächlichen, der zweite die Gesetze der Vererbung, der dritte deren Ursachen und der vierte deren Folgen.

**Roser, Prof. Dr. W., Chirurgisch-anatomisches Vademecum für Studierende und Aerzte.** Achte, gänzlich umgearbeitete Auflage. Mit 139 Holzschnitten. 8. 1890. geb. in Ganzleinwand. ℳ 6. —

Das Vademecum hat den Zweck, zu chirurgisch-anatomischen Übungen am Kadaver anzuleiten. Die Methode, nach welcher der Verfasser in die topographische Auffassung der Anatomie einführt, ist die der Fensterschnitte, welche fast sämtlichen Abbildungen des Büchleins zu Grunde gelegt ist.

**Samson-Himmelstiern, Dr. G. von, Beobachtungen über den Scorbut** vorzüglich in pathologisch-anatomischer Beziehung. gr. 8. 1843. geh. ℳ 3. —

**Schildbach, Dr. C. H., Orthopädische Klinik.** Mittheilungen aus der gymnast.-orthopäd. Heilanstalt zu Leipzig. gr. 8. 1877. geh. ℳ 2. —

——— **Die Skoliose.** Anleitung zur Beurtheilung und Behandlung der Rückgratsverkrümmungen für praktische Aerzte. Mit 8 Holzschnitten. gr. 8. 1872. geh. ℳ 3. —

——— **Kinderstuben-Gymnastik.** Eine Anleitung zur körperlichen Ausbildung der Kinder in den ersten Lebensjahren. Für Aeltern, Lehrer u. Kindergärtnerinnen. Mit 48 Abbild. 12. 1880. geh. ℳ 1. 60

**Schlemm, Prof. Dr. Friedrich, Arteriarum capitis superficialium icon nova.** Accedunt tabulae duae. gr. Fol. 1830. geh. ℳ 4. 50

**Schmidt, Dr. E.,** Professor a. d. Univ. Leipzig, **Anthropologische Methoden.** Anleitung zum Beobachten und Sammeln für Laboratorium und Reise. Mit zahlreichen Abbildungen im Text. 8. 1888. geh. ℳ 6. —

**Schmidt-Mülheim, Dr. Ad.,** Grundriss der speciellen Physiologie der Haussäugethiere. Für Thierärzte u. Landwirthe. Mit 52 Abbild. im Text. gr. 8. 1879. geh. ℳ 9. —

**Schoenlein's Klinische Vorträge** in dem Charité-Krankenhause zu Berlin. Redigirt und herausgegeben von Dr. L. Güterbock. Dritte Auflage. gr. 8. 1843. geh. *M* 8. —. Herabges. Pr. *M* 4. —

**Stannius, Prof. Dr. Herm., Handbuch der Anatomie der Wirbelthiere.** Zweite Auflage. gr. 8. geh. *M* 12. —
Einzeln:
Erstes Heft: Zootomie der Fische. 1854. geh. *M* 6. —
Zweites Heft: Zootomie der Amphibien. 1856. geh. *M* 6. —

**Steiner, Prof. Dr. J., Grundriss der Physiologie des Menschen** für Studirende und Aerzte. Fünfte, verbesserte Auflage. Mit zahlreichen in den Text eingedruckten Holzschnitten. gr 8. 1890. geh. *M* 9. — geb. *M* 10. —

Steiner's Grundriß der Physiologie hat sich durch klare und präzise Darstellungsweise in knapper Form, ohne dabei schematisch zu werden, bald zahlreiche Freunde erworben, wie die rasch aufeinander folgenden Auflagen beweisen.

——— **Das amerikanische Pfeilgift Curare.** Mit 3 Holzschnitten. gr. 8. 1877. geh. *M* 1. 60

**Steinhaus, Julius** (Warschau), **Die Aetiologie der acuten Eiterungen.** Litterarisch-kritische, experimentelle und klinische Studien. *Gekrönte Preisschrift.* gr. 8. 1889. geh. *M* 6. —

——— **Menstruation und Ovulation** in ihren gegenseitigen Beziehungen. *Gekrönte Preisschrift.* gr. 8. 1890. geh. *M* 3. 50

**Streubel, Prof. Dr. C. W., Ueber die Scheinreductionen bei Hernien u. insbesondere bei eingeklemmten Hernien.** gr. 8. 1864. geh. *M* 4. —

**Tillmanns, Dr. Herm.,** Professor an der Univ. Leipzig, **Lehrbuch der allgemeinen und speciellen Chirurgie** einschliesslich der modernen Operations- u. Verbandlehre. Zwei Bände. Roy.-8. geh. *M* 37. —
Erster Band. **Lehrbuch der allgemeinen Chirurgie.** Allgemeine Operations- und Verband-Technik. Allgemeine Pathologie und Therapie. Mit 337 Abbildungen im Text. 1888. geh. *M* 12. —; geb. in Halbfr. *M* 14. 50
Zweiter Band. **Lehrbuch der speciellen Chirurgie.** Mit 790 Abbildungen im Text. 1891. geh. *M* 25. —; geb. in Halbfr. *M* 28. —

**Verhandlungen der medicinischen Gesellschaft zu Leipzig.** Erster Band. 1863—1864. Lex.-8. 1864. geh. *M* 8. —

**Vierteljahrschrift für Klimatologie mit besonderer Rücksicht auf klimatische Kurorte.** In Verbindung mit Prof. Dr. Carl von Sigmund in Wien herausgegeben von Dr. Hermann Reimer. Erster Jahrg. Mit 1 Tafel u. 6 meteorol. Tab. gr. 8. 1876. geh. *M* 12. —

**Voigt, Dr. Wold.,** o. ö. Professor der Physik an der Univ. Göttingen, **Elementare Mechanik als Einleitung in das Studium der theoretischen Physik.** gr. 8. 1889. geh. *M* 12. —

Das Werk ist zunächst dazu bestimmt, die Studierenden der Mathematik und Physik in die Grundlehren und Methoden der allgemeinen Mechanik einzuführen. Aber auch dem *Mediziner*, den *Physiologen* u. s. w. wird ein Buch willkommen sein, welches die analytische Mechanik nicht nach ihren mathematischen, sondern nach ihren physikalischen Beziehungen behandelt und nur geringe mathematische Kenntnisse voraussetzt.

**Wagner, Prof. Dr. E. L., Die Fettmetamorphose des Herzfleisches in Beziehung zu deren ursächlichen Krankheiten.** Lex.-8. 1864. geh. *M* 3. —

**Winckel, Dr. F.,** Geh. Medicinalrat u. o. ö. Professor an der Universität München, **Lehrbuch der Geburtshülfe einschliesslich der Pathologie und Therapie des Wochenbettes.** Für praktische Ärzte und Studirende. Mit 188 Holzschnitten im Text. gr. 8. 1889. geh. *M* 22. —; geb. in Halbfr. *M* 24. 50

Das Winckel'sche „Lehrbuch der Geburtshülfe" ist die *hervorragendste Erscheinung*, welche die letzten Jahre auf diesem Gebiete gezeitigt haben. Es ist nicht nur für den Studierenden, sondern auch für den praktischen Arzt von hohem Wert, weil es der Therapie eine ganz besondere Beachtung schenkt. Einzelne Abschnitte, wie die „Pathologie und Therapie der Neugeborenen", finden sich in anderen Werken gleicher Richtung überhaupt nicht behandelt. Die vorzüglichen Abbildungen sind sämtlich neu hergestellt.

**Wooldridge, C. L., Die Gerinnung des Blutes.** Deutsche, durch Zusätze bereicherte Ausgabe von Dr. M. von Frey. gr. 8. 1890. geh. *M* 1. 60

**Zopf, Dr. W., Zur Morphologie der Spaltpflanzen** (Spaltpilze und Spaltalgen). Mit 7 lithogr. Tafeln. gr. 4. 1882. geh. *M* 10. —

Die Botaniker, Mediziner und Physiologen gleichmäßig interessierende Frage nach dem gegenseitigen morphologischen Verhältnis der zahlreichen heterogenen Spaltpilzformen wird durch diese Untersuchungen zu einem entscheidenden Resultat geführt.

——— **Zur Morphologie und Biologie der niederen Pilzthiere** (Monadinen), zugleich ein Beitrag zur Phytopathologie. Mit 5 lithogr. Tafeln in Farbendruck. gr. 4. 1885. geh. *M* 9. —

Diese Abhandlung behandelt neue, den Botaniker wie den Zoologen interessierende Pilztiere und enthält gleichzeitig eine Widerlegung der Haeckelschen Monerentheorie.

## Zeitschriften.

# Centralblatt
für praktische
# AUGENHEILKUNDE.

Herausgegeben von

**Prof. Dr. J. Hirschberg in Berlin.**

**Preis des Jahrganges (12 Hefte) 12 *M*; bei Zusendung unter Streifband direkt von der Verlagsbuchhandlung 12 *M* 80.**

Das „*Centralblatt für praktische Augenheilkunde*" vertritt auf das nachdrücklichste alle Interessen des Augenarztes in Wissenschaft, Lehre und Praxis, vermittelt den Zusammenhang mit der allgemeinen Medizin und deren Hilfswissenschaften und giebt jedem praktischen Arzte Gelegenheit, stets auf der Höhe der rüstig fortschreitenden Disziplin sich zu erhalten.

Druck von Metzger & Wittig in Leipzig.

FSC
www.fsc.org
MIX
Papier | Fördert gute Waldnutzung
FSC® C083411

Zeitfracht Medien GmbH
Ferdinand-Jühlke-Straße 7
99095 Erfurt, Deutschland
produktsicherheit@kolibri360.de